Arbeitsbuch

Abrechnung für Zahnmedizinische Fachangestellte

Band 1

Kariestherapie, Endodontie und Chirurgie

von Sabine Monka-Lammering

3., überarbeitete Auflage

Handwerk und Technik • Hamburg

ISBN 978-3-582-44654-1 Best.-Nr. 58615

Verlag Handwerk und Technik GmbH,
Lademannbogen 135, 22339 Hamburg; Postfach 63 05 00, 22331 Hamburg – 2024
E-Mail: info@handwerk-technik.de – Internet: www.handwerk-technik.de

Satz und Layout: KCS GmbH · Verlagsservice & Medienproduktion, 21435 Stelle
Umschlagmotiv: Antonio Guillem / Shutterstock Images LLC, New York, USA
Druck: mediaprint solutions GmbH, 33100 Paderborn

Vorwort

Liebe Auszubildenden zur zahnmedizinischen Fachangestellten und zum zahnmedizinischen Fachangestellten,
vor Ihnen liegt das durchgängig aktualisierte Arbeitsbuch für das Prüfungsfach „Leistungsabrechnung". Band 1 enthält die Lernfelder 4, 5 und 6 mit den Themen Kariestherapie, Endodontie und Chirurgie.

Das Buch ist ein Lern- und Übungsbuch in einem, da es die Theorie mit der Praxis optimal verknüpft:
- kurze Leistungsbeschreibungen der wesentlichen BEMA- und GOZ/GOÄ-Gebühren
- Erläuterungen zur Umsetzung anhand konkreter Beispiele
- vielseitige Aufgaben in Form von Behandlungsfällen aus der Praxis

Zur Förderung des selbstbestimmten Lernens und für eine einfache Selbstüberprüfung stehen alle Lösungen zu den Aufgaben und Behandlungsfällen zum kostenlosen Download zur Verfügung.

Das Buch bietet hinter jedem Lernfeld einen **Abrechnungs-Check**, mit dem Sie selbstständig Ihr Wissen überprüfen können. Die Abrechnungs-Checks enthalten Multiple-Choice-Fragen sowie Zuordnungsfragen und sind somit ähnlich wie die Zwischenprüfung aufgebaut.

Der Umfang und die Komplexität der Behandlungsfälle nimmt von Lernfeld zu Lernfeld kontinuierlich zu. Die Behandlungsfälle sind den praxisnahen Behandlungssituationen angeglichen und erleichtern das Übertragen der Theorie in die praktische Leistungsabrechnung. Dabei wird das handlungsorientierte und selbst gesteuerte Lernen bis hin zum Prüfungsniveau gefördert.

Die Eintragungsart der Abrechnungsziffern erfragen Sie bitte bei Ihrem Fachlehrer, da jede Landeszahnärztekammer unterschiedliche Vorgaben hat, z. B.:
Nr. 46 – XN, Nr. 46/XN, Nr. 46 (XN), XN/46.

Die Gebühren der Kassen- und Privatabrechnung sind nach gesetzlichen Bestimmungen geregelt und müssen daher präzise umgesetzt werden. Aufgrund der zahnärztlichen Leistungsvielfalt ist die Leistungsabrechnung ein sehr komplexes Thema. Das vorliegende Buch ist ein schülergerechtes Lern- und Übungsbuch, das die theoretischen Abrechnungsbestimmungen Schritt für Schritt praxisnah vermittelt. Bilder, Zeichnungen und Übersichten verdeutlichen die Sachverhalte.

Das Schul- und Übungsbuch befindet sich auf dem aktuellen Stand. Erfahrungsgemäß können Anpassungen durch eine geänderte Rechtsprechung erfolgen. Diese erfahren Sie durch Ihre Lehrkraft bzw. durch die GOZ-Abteilung Ihrer Zahnärztekammer.

Dieses Buch ist auch für Zahnmedizinische Fachangestellte geeignet, die nach einer Pause wieder in das Berufsleben zurückkehren möchten und das vorhandene Basiswissen systematisch aktualisieren möchten.

Viel Erfolg und Spaß in Ihrer Ausbildung wünschen Ihnen

Sabine Monka-Lammering und der Verlag

Hinweis: Wegen der deutlich einfacheren Lesbarkeit verwenden wir im Buch meist nur eine der möglichen Geschlechtsbezeichnungen bei der Nennung von Personen, also z. B. der Patient oder die Ärztin. Selbstverständlich sprechen wir aber immer alle Geschlechter (m/w/d) gleichermaßen an.

Inhalt

Lernfeld 4 Kariestherapie begleiten

Lernfeld 6 Chirurgische Behandlungen begleiten

Zielformulierung des Rahmenlehrplans – Lernfeld 4

Kariestherapie begleiten LF 4
1. Ausbildungsjahr

Die Schülerinnen und Schüler verfügen über die Kompetenz, Patientinnen und Patienten bei einer Kariestherapie zu begleiten, bei der Behandlung zu assistieren und diese zu dokumentieren.

Die Schülerinnen und Schüler **machen sich** mit den Aufgaben der Patientenbegleitung bei der Kariestherapie **vertraut**.

Die Schülerinnen und Schüler **informieren** sich über den Aufbau des Zahnes (Schmelz, Dentin, Wurzelzement, Pulpa) und über die beeinflussenden Faktoren einer Kariesentstehung, über den Verlauf einer Karies sowie über die Kariesdiagnostik. Sie informieren sich über die Abrechnungsbestimmungen zur Füllungstherapie mit den jeweiligen Kostenträgern. Sie verschaffen sich einen Überblick über die Instrumente für die Füllungstherapie (Übertragungsinstrumente, rotierende Instrumente, Handinstrumente), die Hilfsmittel zur Trockenlegung und Formgebung sowie die Füllungsmaterialien (provisorisch und definitiv, plastisch
und starr).

Die Schülerinnen und Schüler **bereiten** das Legen einer Füllung **vor**, indem sie die benötigten Instrumente und Materialien auswählen und bereitstellen.

Unter Beachtung hygienischer Grundsätze **assistieren** die Schülerinnen und Schüler bei einer Füllungstherapie, handeln vorausschauend und situationsgerecht. Sie erläutern patientenbezogen, auch in einer Fremdsprache, die Abläufe bei der Füllungstherapie. Außerdem dokumentieren sie den Behandlungsablauf und bereiten die Leistungsabrechnung mit den jeweiligen Kostenträgern vor. Dabei nutzen sie unterschiedliche Abrechnungshilfen auch in digitaler Form.

Die Schülerinnen und Schüler **holen** Rückmeldungen zu ihrem Kommunikationsverhalten und zu ihrer Arbeitsweise **ein** und gehen konstruktiv damit um. Sie **werten** die aus der Patientenbegleitung gewonnenen Erfahrungen **aus** und optimieren ihre Arbeitsweise und die Zusammenarbeit im Team.

1. Allgemeine Leistungen

BEMA-Nr.	**01 - U**
BEMA-Text	eingehende Untersuchung

Leistungsinhalt
- zur Feststellung von Zahn-, Mund- und Kieferkrankheiten
- einschließlich der zahnärztlichen Beratung
- in der Regel die erste Leistung im Behandlungsfall, Ausnahme: Schmerzfall
- Ablauf: Befunderhebung, Diagnose, Therapievorschlag.

abrechenbar:

- für eine eingehende Untersuchung
- 1x im Kalenderhalbjahr, frühestens nach Ablauf von vier Monaten
- die festgestellten Zahnbefunde sind mit folgenden Mindestangaben in der Karteikarte zu dokumentieren
  - kariöse Zähne = c
  - fehlende Zähne = f
  - zerstörte Zähne = z
- Zahnstein, Mundkrankheit, sonstiger Befund.

nicht abrechenbar:

- zusammen mit BEMA-Nr. Ä1
- neben BEMA-Nr. 01k
- im selben Kalenderhalbjahr wie FU 1 oder FU 2 nicht möglich
- im folgenden Kalenderhalbjahr frühestens nach Ablauf von 4 Monaten nach FU 1 und FU 2
- zusammen mit einer KFO-Behandlung.

BEMA-Nr.	**Ä1 - Ber**
BEMA-Text	Beratung

Begriffserklärung

Sitzung:	Patient wird in der Zahnarztpraxis beraten/untersucht/behandelt.
Behandlungsfall:	Alle Behandlungen, die an einem Patienten, in einem Quartal, von einem Zahnarzt durchgeführt werden.
Krankheitsfall:	Eine einzelne Behandlung, die sich bis zur vollständigen Heilung auch über ein Quartal hinziehen kann.
alleinige Leistung:	In der Behandlungssitzung erfolgt keine andere Leistung, als nur die Beratung.

Leistungsinhalt
- Beratung eines Kranken durch den Zahnarzt
- Beratung kann auch per Telefon erfolgen
- Beratung im Zusammenhang mit der Ausstellung eines Rezeptes oder einer Überweisung.

abrechenbar:

- neben der ersten zahnärztlichen Leistung (Sonderleistung) im Quartal
- als alleinige Leistung immer, auch mehrfach im Quartal
- zusammen mit BEMA-Nr. 03 - Zu
- neben BEMA-Nr. IP 1 - IP 5.

nicht abrechenbar:

- neben BEMA-Nr. 01, BEMA-Nr. 02 - Ohn
- zusammen mit Besuchen
- zusammen mit einer KFO-Behandlung, es sei denn, sie dient einem anderen Zweck
- anstelle einer anderen zahnärztlichen Leistung
- zum Abschluss einer Behandlung, wenn keine Leistungen angefallen sind.

Quartalswechsel – 18-Tage-Frist

1. Wenn der gleiche Krankheitsfall (Endodontie oder Chirurgie) über den Quartalswechsel verläuft, müssen zur letzten BEMA-Nr. 01 oder BEMA-Nr. Ä1 aus dem Vorquartal 18 Tage vergangen sein.
2. Wenn sich zu Beginn des neuen Quartals ein neuer Behandlungsfall ergibt, muss die 18-Tage-Frist nicht eingehalten werden.

Übersicht BEMA-Nr. Ä1 – Beratung

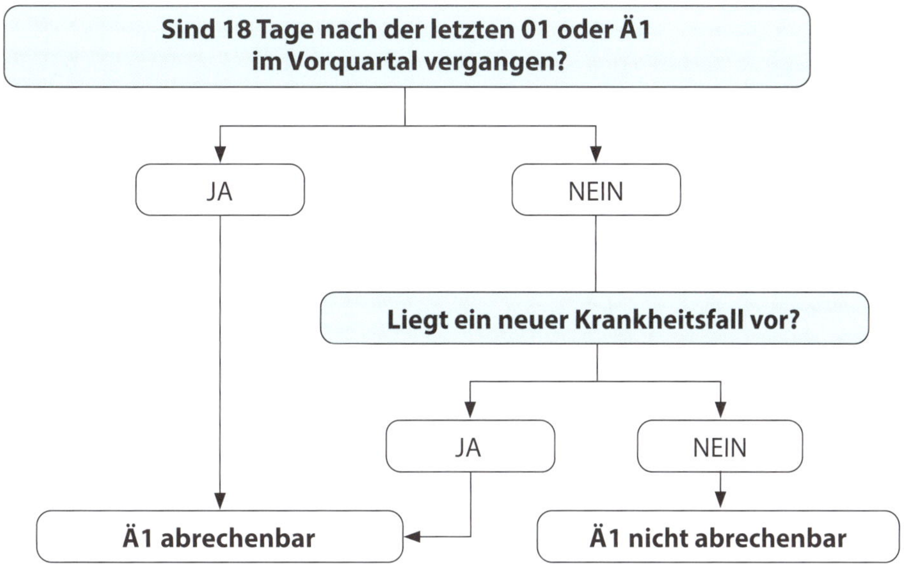

BEMA-Nr.	**02 - Ohn**
BEMA-Text	Ohnmacht

Leistungsinhalt

- Hilfeleistung bei einer Ohnmacht oder Kollaps
- Betreuung des Patienten durch den Zahnarzt
- Überwachung der Vitalfunktionen
- evtl. Blutdruckmessung.

abrechenbar:

- 1x je Sitzung
- nur, wenn durch den Notfall ein zusätzlicher zeitlicher Mehraufwand für den Zahnarzt entsteht
- neben BEMA-Nr. 03 - Zu
- neben BEMA-Nr. 01.

nicht abrechenbar:

- neben BEMA-Nr. Ä1.

BEMA-Nr.	**03 - Zu**
BEMA-Text	Zuschlag

Leistungsinhalt

- BEMA-Nr. 03 - Zu ist ein Zuschlag und keine zahnärztliche Leistung
- wird eine dringende zahnärztliche Leistung außerhalb der Sprechzeiten ausgeführt, so erhält der Zahnarzt einen Zuschlag
- zusätzlich zu allen Leistungen, die in den eigenen Praxisräumen erbracht werden.

abrechenbar:

- 1x je Sitzung, ggf. mehrfach am Tag
- zusätzlich zu den Behandlungen außerhalb der eigenen Sprechstunde
- im offiziellen Notdienst
- zusätzlich zur BEMA-Nr. Ä1 (persönlich, wie auch telefonisch)
- mit Dokumentation der Uhrzeit tagsüber (8:01 - 19:59 Uhr)
- ohne Dokumentation der Uhrzeit zwischen 20:00 - 8:00 Uhr und an Sonn- und Feiertagen
- Uhrzeit unter Bemerkung laut Abrechnungsbestimmungen eintragen.

nicht abrechenbar:

- Patient war außerhalb der Sprechstunde bestellt
- Patient war vor Ablauf der Sprechstunde anwesend, wurde aber erst nach Ablauf der Sprechstunde behandelt.

Übersicht zu BEMA-Nr. 03 – Zuschläge

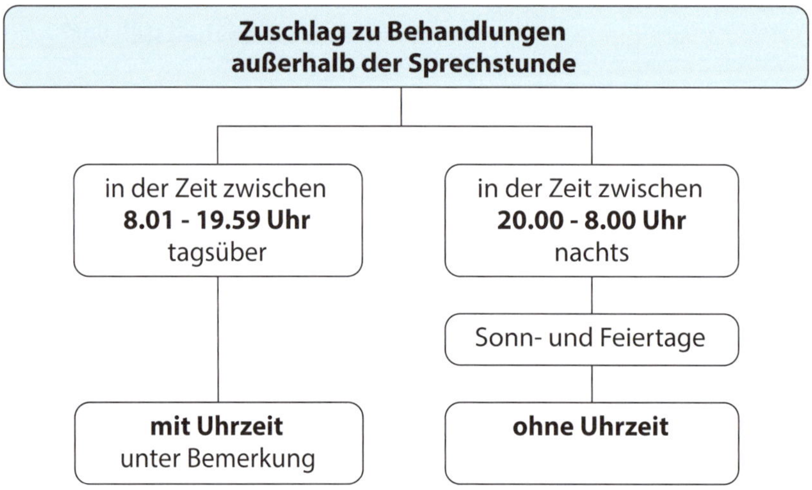

BEMA-Nr.	**04**
BEMA-Text	PSI-Code

Leistungsinhalt

- Ermittlung des PSI-Code mit einer Parodontalsonde
- Code-Einteilung
  - 0 = Parodontium gesund, kein Zst
  - 1 = leichte Blutung, kein Zst
  - 2 = leichte Blutung, Zst/Plaque/überstehende Kronen- und/oder Füllungsränder vorhanden
  - 3 = Sondierungstiefe 3,5 - 5,5 mm
  - 4 = Sondierungstiefe von 6 mm und mehr.

PSI – der Parodontale Screening Index

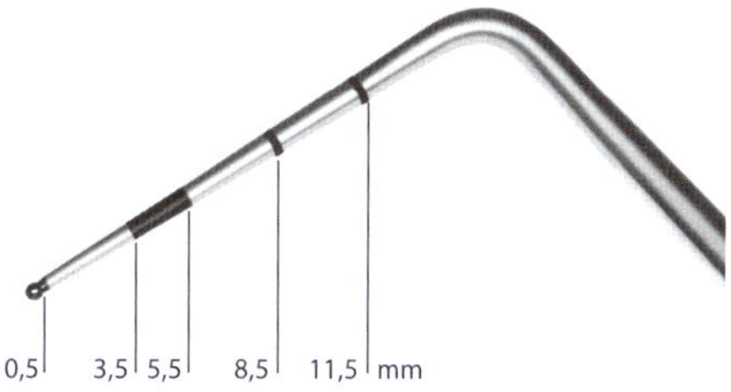

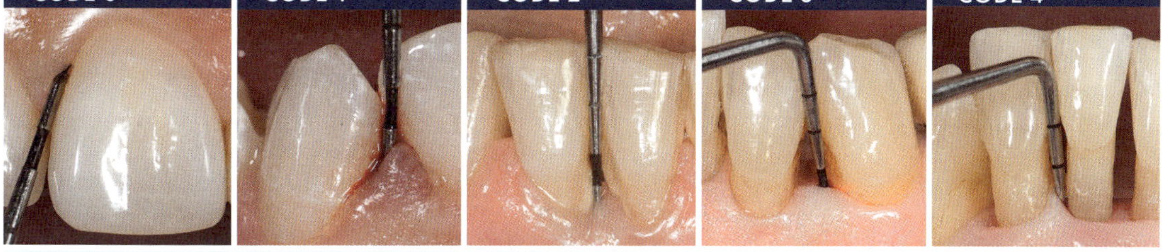

CODE 0	CODE 1	CODE 2	CODE 3	CODE 4
schwarzes Band bleibt vollständig sichtbar (ST < 3,5 mm)			schwarzes Band bleibt teilweise sichtbar (ST 3,5 mm – 5,5 mm)	schwarzes Band verschwindet ganz (ST > 5,5 mm)
keine Blutung	Blutung auf Sondieren			
kein Zahnstein und keine defekten Restaurationsränder	kein Zahnstein und keine defekten Restaurationsränder	Zahnstein und / oder defekte Restaurationsränder		
MÖGLICHE DIAGNOSEN UND HANDLUNGSEMPFEHLUNGEN				
gesund	Gingivitis	Gingivitis	Parodontitis	Parodontitis
• keine Therapie notwendig • weitere präventive Betreuung	• Instruktionen zur Verbesserung der individuellen Mundhygiene • professionelle Entfernung supragingivaler / gingivaler Beläge auf Zahn- und Wurzeloberfläche (PZR) kann hilfreich sein	• professionelle Entfernung supragingivaler / gingivaler Beläge auf Zahn- und Wurzeloberfläche (PZR) • Instruktionen zur Verbesserung der individuellen Mundhygiene • Korrektur plaque-retentiver Restaurationsränder	• professionelle Entfernung supragingivaler / gingivaler Beläge auf Zahn- und Wurzeloberfläche (PZR) • Instruktionen zur Verbesserung der individuellen Mundhygiene • vollständige parodontale Befunderhebung, wenn 2 oder mehr der Sextanten einen Code 3 zugewiesen bekommen haben als Basis der weiteren Therapieplanung	• vollständige parodontale Befunderhebung als Basis der weiteren Therapieplanung

- ST = Sondierungstiefe
- klinische Abnormitäten (z.B. Furkationsbeteiligung, mukogingivale Probleme, Rezessionen ≥ 3,5 mm, Zahnbeweglichkeit etc.) werden mit einem Stern * gekennzeichnet
- Sextanten ohne oder mit weniger als zwei Zähnen werden mit einem X kenntlich gemacht
- Bei Kindern und Jugendlichen wird der PSI bis zum vollendeten 18. Lebensjahr an den Indexzähnen 16, 11, 26, 36, 31, 46 bzw. bei deren Fehlen an den benachbarten bleibenden Zähnen erhoben. Der Durchbruch der Zähne sollte abgeschlossen sein.

DG PARO

Der PSI wurde auf der Basis des PSR (Periodontal Screening & Recording) entwickelt:
Periodontal Screening & Recording: An Early Detection System. American Dental Association and The American Academy of Periodontology.

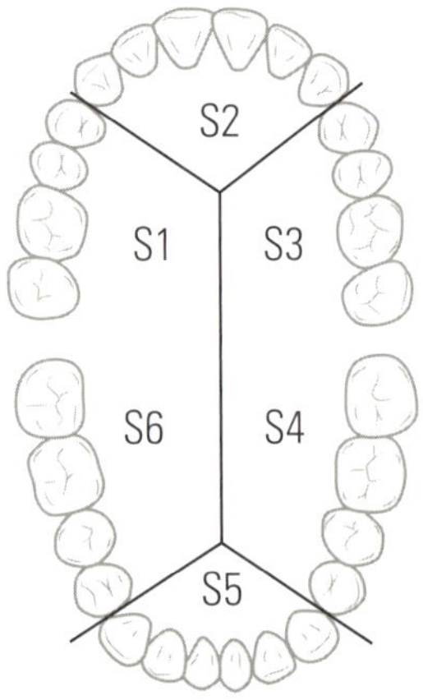

Kinder	16	11	26	36	31	46
Datum						
Erw.	S1	S2	S3	S4	S5	S6
Datum						

abrechenbar:

- 1x je Sitzung
- 1x nach sieben Leerquartalen
- vor einer systematischen PAR-Behandlung
- bei Code 3 und 4 ist eine PAR-Behandlung nach BEMA abrechnungsfähig
- bei Kindern bis zum vollendeten 18. Lebensjahr
- neben BEMA-Nr. 01 oder BEMA-Nr. Ä1.

nicht abrechenbar:

- für die Erhebung anderer Indizes.

BEMA-Nr.	**105 - Mu**
BEMA-Text	Mundschleimhautbehandlung

Leistungsinhalt

- lokales Auftragen von auf der Schleimhaut haftenden Medikamenten zur Behandlung von Aphthen, Raghaden, Herpes.

abrechenbar:

- 1x je Sitzung
- bei einer Dentitio difficilis (erschwerter Zahndurchbruch)
- bei Eingliederung von KFO-Geräten ohne 3-Monats-Frist
- Behandlung von Prothesendruckstellen nach Ersteingliederung oder nach Wiederherstellung erst drei Monate nach Eingliederung.

nicht abrechenbar:

- für die Erhebung anderer Indizes
- neben BEMA-Nr. 38 - N an derselben Stelle
- während einer PAR-Behandlung.

BEMA-Nr.	**106 - sK**
BEMA-Text	scharfe Zahnkanten/Prothesenränder

abrechenbar:

- 1x je Sitzung
- für das Beseitigen von scharfen Zahnkanten, störenden Prothesenrändern, überstehenden Füllungsrändern
- Beseitigung von Prothesendruckstellen nach Ersteingliederung oder nach Wiederherstellung erst drei Monate nach Eingliederung
- Politur alter Füllungen.

nicht abrechenbar:

- Füllungspolitur
- Einschleifmaßnahmen innerhalb einer PAR-Behandlung
- neben BEMA-Nr. 89.

BEMA-Nr.	**107 - Zst**
BEMA-Text	Zahnsteinentfernung

abrechenbar:

- Entfernung harter Zahnbeläge
- 1x je Sitzung
- 1x je Kalenderjahr.

nicht abrechenbar:

- Prothesenreinigung
- Entfernung von Raucherbelägen oder sonstigen Verfärbungen
- während einer PAR-Behandlung
- Entfernung weicher Beläge
- anstelle einer PZR (professionelle Zahnreinigung).

BEMA-Nr.	**8 - ViPr**
BEMA-Text	Vitalitätsprüfung/Sensibilitätsprüfung

Leistungsinhalt:

- Überprüfung der Vitalität mittels elektrischer oder thermischer Methoden.

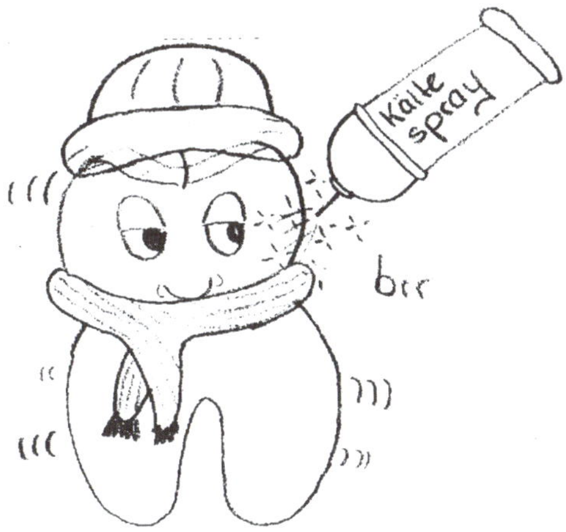

abrechenbar:

- 1x je Sitzung unabhängig von der Anzahl der getesteten Zähne.

nicht abrechenbar:

- mehrfach je Sitzung.

BEMA-Nr.	**10 - üZ**
BEMA-Text	überempfindliche Zahnflächen

abrechenbar:

- 1x je Sitzung, auch wenn mehrere Zähne behandelt werden
- Behandlung von überempfindlichen Zahnflächen
- Behandlung von überempfindlichen präparierten Stümpfen
- Behandlung nach Einschleifmaßnahmen nach BEMA-Nr. 89/BEMA-Nr. 108/BEMA-Nr. 106 - sK.

nicht abrechenbar:

- anstelle von Fluoridierungs- oder Prophylaxemaßnahmen.

BEMA-Nr.	**11 - pV**
BEMA-Text	provisorischer Verschluss/unvollendete Füllung

abrechenbar:

- 1x je Kavität
- als alleinige Leistung
- unvollendete Füllungen sind nach BEMA-Nr. 11 - pV im folgenden Quartal abzurechnen
- im laufenden Quartal können unvollendete Füllungen nur dann abgerechnet werden, wenn eindeutig feststeht, dass sie nicht mehr vollendet werden, z. B. Patient ist auf der Durchreise, Behandlung im Notdienst, Behandlung als Vertretungszahnarzt, Patient erscheint nicht mehr zur Weiterbehandlung.

nicht abrechenbar:

- neben BEMA-Nr. 25 - Cp - BEMA-Nr. 35 - Wf
- wenn der Zahn durch den gleichen Behandler zu einem späteren Zeitpunkt definitiv versorgt wird.

GOÄ-Nr.	**70**
GOÄ-Text	Arbeitsunfähigkeitsbescheinigung

abrechenbar:

- Ausstellen einer Arbeitsunfähigkeitsbescheinigung
- kurze Bescheinigung, Berichte o. Ä.
- Ä 70 für Privatpatienten
- 7700 für Kassenpatienten.

BEMA-Nr.	107a - PBZst
BEMA-Text	Entfernung harter Zahnbeläge bei Versicherten mit Pflegegrad

Besonderheiten
- gilt nur für Versicherte, die einem Pflegegrad nach § 15 SGB XI zugeordnet sind
- oder eine Eingliederungshilfe nach § 53 SGB XII erhalten.

abrechenbar:
- 1x je Kalenderhalbjahr
- für die Entfernung harter Zahnbeläge
- zusätzlich zu den BEMA-Nr. 174a - PBa und 174b - PBb
- neben IP1-IP5 möglich.

nicht abrechenbar:
- in demselben Kalenderhalbjahr mit BEMA-Nr. 107 - Zst.

BEMA-Nr.	174a - PBa
BEMA-Text	Mundgesundheitsstatus und individueller Mundgesundheitsplan

Besonderheiten
- Präventive zahnärztliche Leistungen nach § 22a SGB V zur Verhütung von Zahnerkrankungen bei einer speziellen Versichertengruppe
- unabhängig davon, ob die Patienten vom Zahnarzt in einer stationären Einrichtung oder zu Hause besucht werden oder selbst in die Praxis kommen.

Gilt nur für Versicherte,
- die einem Pflegegrad nach § 15 SGB XI zugeordnet sind
- oder die eine Eingliederungshilfe nach § 53 SGB XII erhalten.

Leistungsinhalt
Die Erhebung des Mundgesundheitsstatus umfasst die Beurteilung des Pflegezustands der Zähne, des Zahnfleischs, der Mundschleimhaut sowie des Zahnersatzes, einschließlich Dokumentation anhand des Vordrucks gemäß § 8 der Richtlinie des Gemeinsamen Bundesausschusses nach § 22a SGB V.

Der individuelle Mundgesundheitsplan umfasst insbesondere die Angabe:
- der gegenüber dem Versicherten und ggf. der Pflege- oder Unterstützungspersonen zur Anwendung empfohlenen Maßnahmen und Mittel zur Förderung der Mundgesundheit einschließlich der täglichen Mund- und Prothesenhygiene, der Fluoridanwendung, der zahngesunden Ernährung (insbesondere des verringerten Konsums zuckerhaltiger Speisen und Getränke) sowie der Verhinderung bzw. Linderung von Mundtrockenheit (Xerostomie)
- der empfohlenen Durchführungs- bzw. Anwendungsfrequenz dieser Maßnahmen und Mittel
- ob die Maßnahmen von dem Versicherten selbst, mit Unterstützung durch die Pflege- oder Unterstützungsperson oder vollständig durch diese durchzuführen sind
- zur Notwendigkeit von Rücksprachen mit weiteren an der Behandlung Beteiligten sowie zum vorgesehenen Ort der Behandlung.

abrechenbar:
- 1x je Kalenderhalbjahr
- die Anspruchsberechtigung ist in der Karteikarte zu dokumentieren
- Erbringung der Leistung kann in der Praxis, der stationären Einrichtung oder zu Hause beim Patienten berechnet werden.

nicht abrechenbar:
- neben BEMA-Nr. IP1, IP2, FU1 und FU2 an demselben Tag.

BEMA-Nr. **174b - PBb**
BEMA-Text Mundgesundheitsaufklärung

Besonderheiten

- Präventive zahnärztliche Leistungen nach § 22a SGB V zur Verhütung von Zahnerkrankungen bei einer speziellen Versichertengruppe
- unabhängig davon, ob die Patienten vom Zahnarzt in einer stationären Einrichtung oder zu Hause besucht werden oder selbst in die Praxis kommen

Gilt nur für Versicherte,

- die einem Pflegegrad nach § 15 SGB XI zugeordnet sind
- oder die eine Eingliederungshilfe nach § 53 SGB XII erhalten.

Leistungsinhalt

Die Mundgesundheitsaufklärung umfasst die folgenden Leistungen:

- Aufklärung über die Inhalte des Mundgesundheitsplans nach Nr. 174a – Demonstration und ggf. praktische Anleitung zur Reinigung der Zähne und des festsitzenden Zahnersatzes, des Zahnfleischs sowie der Mundschleimhaut
- Demonstration und ggf. praktische Unterweisung zur Prothesenreinigung und zur Handhabung des herausnehmbaren Zahnersatzes
- Erläuterung des Nutzens der vorstehenden Maßnahmen, Anregen und Ermutigen des Versicherten sowie dessen Pflege- oder Unterstützungspersonen, die jeweils empfohlenen Maßnahmen durchzuführen und in den Alltag zu integrieren.

abrechenbar:

- 1x je Kalenderhalbjahr
- die Anspruchsberechtigung ist in der Karteikarte zu dokumentieren
- Erbringung der Leistung kann in der Praxis, der stationären Einrichtung oder zu Hause beim Patienten berechnet werden.

nicht abrechenbar:

- neben BEMA-Nr. IP1, IP2, FU1 und FU2 an demselben Tag.

Zahnärztliche Information, Pflegeanleitung und Empfehlungen für Versicherte und Pflege- oder Unterstützungspersonen
(auch als Beitrag zum Pflegeplan sowie für die vertragszahnärztliche Dokumentation)

Vorname, Nachname | Ausgehändigt an | Datum der Untersuchung

Status

Befund/Versorgung

Oberkiefer rechts links
Totalprothese ☐
Teilprothese ☐
____
Beläge rechts ☐
Beläge links ☐

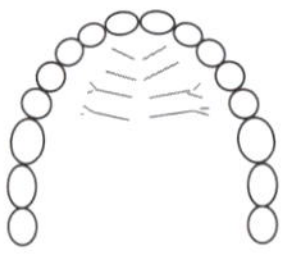

Unterkiefer
Totalprothese ☐
Teilprothese ☐
____
Beläge rechts ☐
Beläge links ☐

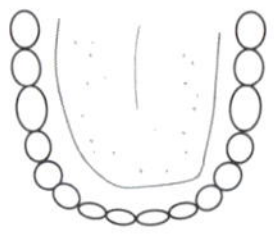

rechts links
Bitte zeichnen Sie die Prothesenbasis ein

Zustand Pflege
Zähne ☺ 😐 ☹
Schleimhaut/ Zunge/Zahnfleisch ☺ 😐 ☹
Zahnersatz ☺ 😐 ☹

Mundgesundheitsplan

Unterstützung bei Mund-, Zahn- und Prothesenpflege
Keine ☐ Teilweise ☐ Vollständig ☐

Persönlicher Plan zur Mund- und Prothesenpflege und Empfehlungen zur Vorbeugung von Erkrankungen*
Zähne reinigen (2-mal am Tag) ☐
Bürste Hand ☐
Bürste elektrisch ☐
Dreikopfbürste ☐
Fluoridzahnpaste (2-mal am Tag) ☐
Fluoridgel (1-mal je Woche) ☐
Zahnzwischenräume reinigen (1-mal am Tag) ☐
Mundschleimhaut reinigen (1-mal am Tag) ☐
Zunge reinigen (1-mal am Tag) ☐
Prothese(n) reinigen (2-mal am Tag) ☐
Speichelfluss fördern ☐
Spüllösung ______________ ___ -mal am Tag
Ernährung ______________
Sonstiges ______________

Behandlungsbedarf
Füllung ☐
Zahnfleisch/Mundschleimhaut ☐
Zahnentfernung ☐
Zahnersatz ☐
Sonstiges ______________ ☐

Koordination

Rücksprache Zahnarzt erforderlich mit
Patient ☐ Rechtl. Betreuer ☐
Angehörige ☐ Hausarzt ☐
Pflege-/Unterstützungspers. ☐ Anderer Zahnarzt ☐
Apotheker ☐
Sonstige ______________

Wo soll Behandlung erfolgen
Zahnarztpraxis ______________ ☐
Pflegeeinrichtung ☐
Andernorts ______________
Behandlung in Narkose ☐
Krankenfahrt/-transport erforderlich ☐

Behandlungseinwilligung ist erfolgt
Ja ☐ Nein ☐

Besonderheiten/Anmerkungen
____
____
____
____

Unterschrift Zahnarzt ______________

* Empfehlung zur effektiven und effizienten Umsetzung. Bestehende Regelungen zur Kostentragung der Maßnahmen bleiben unberührt

BEMA-Nr.	**FU 1a – 6. bis 9. Lebensmonat** **FU 1b – 10. bis 20. Lebensmonat** **FU 1c – 21. bis 33. Lebensmonat**
BEMA-Text	Früherkennungsuntersuchung

Besonderheiten

- Kinder unter drei Jahren werden zum ersten Mal in das zahnärztliche Präventionsangebot mit einbezogen
- gilt für Kinder zwischen dem 6. und 33. Lebensmonat
- drei zahnärztlichen Früherkennungsuntersuchungen sollen insbesondere das Auftreten frühkindlicher Karies – auch „Nuckelflaschenkaries" genannt – vermeiden
- Frühkindliche Karies (Early Childhood Caries, kurz ECC) gilt als häufigste chronische Krankheit bei Kindern im Vorschulalter
- viele Kinder haben kariöse Zähne, wenn sie die zahnärztliche Gruppen- und Individualprophylaxe erreichen, diese Defekte entstehen in den ersten drei Lebensjahren.

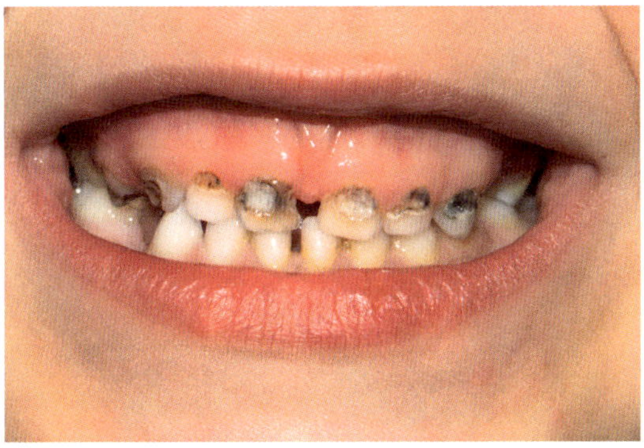

kariöses Kindergebiss

Leistungsinhalt

- eingehende Untersuchung, einschließlich Beratung
- Erhebung der Anamnese zum Ernährungsverhalten, insbesondere zum Nuckelflaschengebrauch
- Erhebung zum Zahnpflegeverhalten durch die Betreuungsperson
- Ernährungs- und Mundhygieneberatung der Betreuungsperson zum Ziel der Keimzahlsenkung
- Aufklärung über orale Erkrankungen
- Erhebung der Fluoridierungsmaßnahmen und -empfehlungen.

abrechenbar:

- drei Früherkennungsuntersuchungen, jeweils eine im angegebenen Lebensalter
- der Abstand zwischen den Früherkennungsuntersuchungen beträgt mindestens vier Monate
- für eine Einzeluntersuchung.

nicht abrechenbar:

- neben BEMA-Nr. 01 in demselben Kalenderhalbjahr, im folgenden Kalenderhalbjahr kann die BEMA-Nr. 01 frühestens nach Ablauf von vier Monaten berechnet werden
- neben BEMA-Nr. Ä1.

Kariestherapie begleiten

BEMA-Nr.	**FU Pr – Praktische Anleitung der Betreuungsperson**
BEMA-Text	Praktische Anleitung der Betreuungsperson zur Mundhygiene beim Kind

Leistungsinhalt
- Einzelunterweisung
- praktisches Training zur Anleitung und Demonstration der Mundhygiene für die Betreuungsperson des Kindes

abrechenbar:

- nur im Zusammenhang mit der BEMA-Nr. FU 1a-c
- für eine Einzeluntersuchung.

nicht abrechenbar:

- neben allen anderen Leistungen.

BEMA-Nr.	**FU 2 – 34. bis 72. Lebensmonat**
BEMA-Text	Früherkennungsuntersuchung

Leistungsinhalt
- eingehende Untersuchung
- Einschätzung des Kariesrisikos mit dem dmft-Index
- Ernährungs- und Mundhygieneberatung der Betreuungsperson
- Empfehlung von Fluoridierungsmittel, ggf. Verordnung.

abrechenbar:

- drei Früherkennungsuntersuchungen im Alter vom 34. bis 72. Lebensmonat
- der Abstand zwischen den Früherkennungsuntersuchungen beträgt mindestens zwölf Monate
- der Abstand zwischen FU 1 und FU 2 beträgt mindestens vier Monate
- für eine Einzeluntersuchung.

nicht abrechenbar:

- neben BEMA-Nr. 01 in demselben Kalenderhalbjahr, im folgenden Kalenderhalbjahr kann die BEMA-Nr. 01 frühestens nach Ablauf von vier Monaten berechnet werden
- neben BEMA-Nr. Ä1.

BEMA-Nr.	**FLA – Fluoridlackanwendung zur Zahnschmelzhärtung**
BEMA-Text	Fluoridlackanwendung

Leistungsinhalt
- Anwendung von Fluoridlack zur Zahnschmelzhärtung
- Beseitigung von sichtbaren weichen Zahnbelägen
- relative Trockenlegung der Zähne.

abrechenbar:

- bei Versicherten zwischen dem 6. und 72. Lebensmonat
- 2x je Kalenderhalbjahr
- für eine Einzeluntersuchung.

nicht abrechenbar:

- neben BEMA-Nr. 01 in demselben Kalenderhalbjahr, im folgenden Kalenderhalbjahr kann die BEMA-Nr. 01 frühestens nach Ablauf von vier Monaten berechnet werden
- neben BEMA-Nr. Ä1.

2. Füllungstherapie und Begleitleistungen

Lage- und Richtungsbezeichnungen

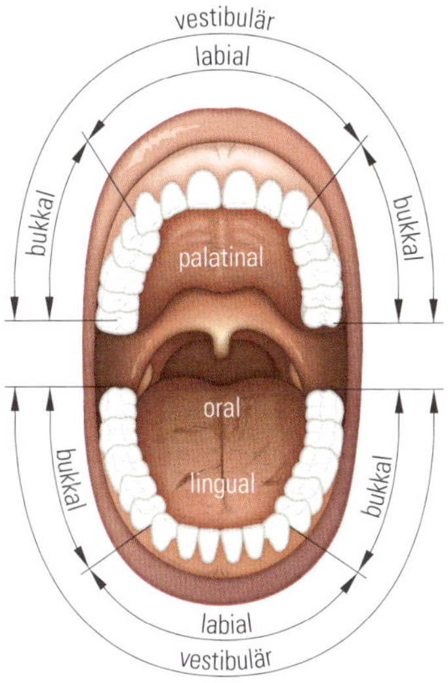

b	bukkal	li	lingual
d	distal	m	mesial
i	inzisal	o	okklusal
la	labial	p	palatinal

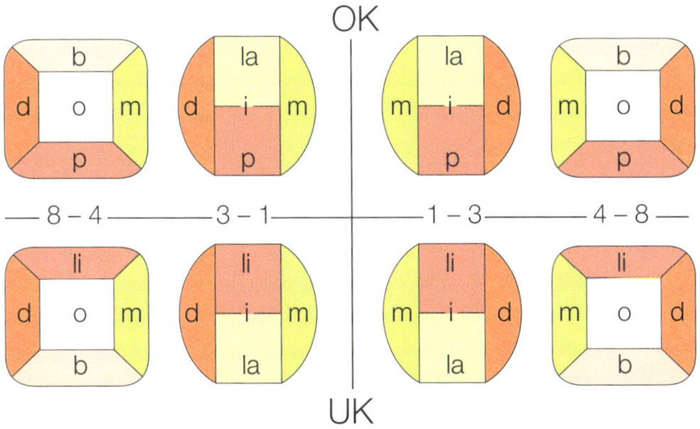

- apikal – im Wurzelspitzenbereich
- bukkal – zur Wange (nur im Seitenzahnbereich)
- distal – von der Zahnbogen-/Kiefermitte weg
- gingival – im Zahnfleischbereich
- interdental – zwischen den Zähnen
- inzisal – zur Schneidekante (nur bei Frontzähnen)
- koronal – im Zahnkronenbereich
- labial – zur Lippe (nur im Frontzahnbereich)
- lingual – zur Zunge
- mesial – zur Zahnbogen-/Kiefermitte
- okklusal – auf der Kaufläche (nur bei Seitenzähnen)
- oral – zur Mundhöhle
- palatinal – zum Gaumen
- radikulär – im Wurzelbereich
- sub-gingival – unter dem Zahnfleischsaum
- sublingual – unter der Zunge
- supra-gingival – oberhalb des Zahnfleisches
- vertikal – senkrecht
- vestibulär – zum Mundvorhof
- zervikal – im Zahnhalsbereich

Kariestherapie begleiten

BEMA-Nr.	**13a - F1 – einflächige Füllung** **13b - F2 – zweiflächige Füllung** **13c - F3 – dreiflächige Füllung** **13d - F4 – mehr als dreiflächige Füllung oder Eckenaufbau unter Einbeziehung der Schneidekante**
BEMA-Text	plastische Füllung

Hinweis zur BEMA 13a-h
Anfang März 2024 entschieden das EU-Parlament, der Europäische Rat und die Europäische Kommission endgültig ein Amalgamverbot ab Januar 2025.
Die gesetzlichen Krankenkassen und die Berufsverbände der Zahnärzteschaft werden daher in die Verhandlung gehen, um eine zuzahlungsfreie Alternative für die gesetzlich versicherten Patienten im Bereich der plastischen Füllungenmaterialien auszuhandeln.

Eine Änderung der BEMA 13a-h ist zu erwarten. Bitte schauen Sie hierzu in 2025 auch auf unsere Linkseite handwerk-technik.de/links/58615

Leistungsinhalt
- Präparieren einer Kavität
- Füllen mit plastischem Füllmaterial einschließlich Unterfüllung
- Anlegen einer Matrize oder die Benutzung anderer Hilfsmittel zur Formung der Füllung und Polieren
- Ätztechnik und Lichtaushärtung.

Besonderheiten
- Verwendung von anerkannten und erprobten plastischen Füllungsmaterialien
- Kassenleistung im Frontzahnbereich sind einfarbige, adhäsiv befestigte Füllungen
- zwei Jahre Gewährleistung bei Füllungen gemäß § 136b Abs. 2 SGB V
- Wiederholungsfüllungen (auch Teilwiederholungen) sind kostenfrei Ausnahmen:
  - Milchzahnfüllungen
  - Zahnhalsfüllungen
  - mehr als dreiflächige Füllungen
  - Eckenaufbauten im Frontzahnbereich
  - besondere Umstände, z. B. Knirschen.
- Austausch von intakten Amalgam-Füllungen auf Wunsch des Patienten ist eine Privatleistung
- Beim Austausch von insuffizienten Amalgam-Füllungen gegen Komposit, sind die notwendigen Füllungen und die Begleitmaßnahmen über die eGK abzurechnen und die Differenz nach GOZ dem Patienten in Rechnung zu stellen.

abrechenbar:

- je nach Kavitätengröße und je Kavität
- Amalgam im Seitenzahnbereich und einfarbige Kompositfüllung im Frontzahnbereich
- neben BEMA-Nr. 13c - F3 und BEMA-Nr. 13d - F4 darf die BEMA-Nr. 16 - St abgerechnet werden
- plastische Aufbaufüllung nur nach BEMA-Nr. 13a - F1 oder BEMA-Nr. 13b - F2
- Flächenangaben in Ziffern oder Abkürzungen unter Bemerkung
  - 1 - mesial (m)
  - 2 - okklusal (o) bzw. inzisal (inz)
  - 3 - distal (d)
  - 4 - vestibulär (v) bzw. bukkal, labial
  - 5 - palatinal (pal) bzw. lingual (li)
  - 7 - zervikal (z).

nicht abrechenbar:

- Politur in Folgesitzung
- BEMA-Nr. 13c - F3 und BEMA-Nr. 13d - F4 für eine Aufbaufüllung
- BEMA-Nr. 13a - F1 und BEMA-Nr. 13b - F2 in Verbindung mit BEMA-Nr. 16 - St
- Austauschfüllungen auf Wunsch des Patienten, z. B. Komposit für Amalgam.

BEMA-Nr.	**13a - F1 – plastische Aufbaufüllung, einflächig** **13b - F2 – plastische Aufbaufüllung, zwei- oder mehrflächig**
BEMA-Text	plastische Aufbaufüllung

Leistungsinhalt
- ein- bis mehrflächige Füllung aus plastischem Füllungsmaterial
- als Vorbereitung eines kariösen Zahnes zur Aufnahme einer Krone.

abrechenbar:
- 1x je Zahn
- Angabe aller Füllungsflächen unter Bemerkung
- im Zusammenhang mit einer parapulpären Stiftverankerung sind die tatsächlichen Materialkosten der Stifte unter der Ordnungszahl Nr. 601 einzutragen.

nicht abrechenbar:
- BEMA-Nr. 16 -St.

Beispiel

1. Zahn 46 Aufbaufüllung m-o-d mit zwei parapulpären Stiftverankerungen (Stiftkosten je Stift 1,80 €)

Zahn	BEMA-Leistung	Anzahl	Bemerkung
46	13b - F2	1	123/mod
46	601	1	360

2. Zahn 26 Aufbaufüllung pal-o mit einer parapulpären Stiftverankerung (Stiftkosten je Stift 1,80 €)

Zahn	BEMA-Leistung	Anzahl	Bemerkung
26	13b - F2	1	25/op
26	601	1	180

BEMA-Nr.	**13e – einflächige Kompositfüllung** **13f – zweiflächige Kompositfüllung** **13g – dreiflächige Kompositfüllung** **13h – mehr als dreiflächige Kompositfüllung**
BEMA-Text	Kompositfüllung im Seitenzahnbereich

Leistungsinhalt
- Kompositfüllungen im Seitenzahnbereich mit Adhäsivtechnik
- wenn eine Amalgamfüllung absolut kontraindiziert ist
- bei Patienten mit nachgewiesener Amalgamallergie
- bei Patienten mit schwerer Niereninsuffizienz
- bei Kindern bis zur Vollendung des 15. Lebensjahres
- bei schwangeren Patientinnen
- bei stillenden Patientinnen
- Füllen mit Kompositmaterial und Anwendung der Ätztechnik im Seitenzahnbereich einschließlich Unterfüllung.

Besonderheiten
- Verwendung von anerkannten und erprobten plastischen Füllungsmaterialien
- einschließlich Anwendung der Ätztechnik und der Lichtaushärtung
- eine Zuzahlung durch den Versicherten ist nicht zulässig

- Austausch von intakten Amalgam-Füllungen auf Wunsch des Patienten ist eine Privatleistung
- beim Austausch von insuffizienten Amalgam-Füllungen gegen Komposit sind die notwendigen Füllungen und die Begleitmaßnahmen als Sachleistung über die eGK abzurechnen und die Differenz nach GOZ dem Patienten in Rechnung zu stellen.

abrechenbar:

- je nach Kavitätengröße und je Kavität
- neben BEMA-Nr. 13g und BEMA-Nr. 13h darf die Nr. 16 - St abgerechnet werden
- Flächenangaben in Ziffern oder Abkürzungen unter Bemerkung
  - 1 – mesial (m)
  - 2 – okklusal (o), bzw. inzisal (inz)
  - 3 – distal (d)
  - 4 – vestibulär (v), bzw. bukkal, labial
  - 5 – palatinal (pal), bzw. lingual (li)
  - 7 – zervikal (z)

nicht abrechenbar:

- Politur in Folgesitzung
- BEMA-Nr. 13g und BEMA-Nr. 13h für eine Aufbaufüllung
- BEMA-Nr. 13e und BEMA-Nr. 13f in Verbindung mit BEMA-Nr. 16 - St
- Kompositfüllung im Frontzahnbereich
- Austauschfüllungen auf Wunsch des Patienten, z. B. Komposite für Amalgam.

Geben Sie die Abkürzung, BEMA-Nr. und Bemerkung an.

Zahn	Leistung	Abkürzung	BEMA	Bemerkung
12	Füllung labial	F1	13a	la / 4
14	Füllung mesial-palatinal			
15	Füllung mesial-okklusal-distal			
17	Füllung mesial-okklusal und distal-bukkal			
18	Füllung mesial-okklusal-distal-palatinal			
16	Füllung mesial-okklusal-distal-bukkal-palatinal			
11	mesialer Eckenaufbau unter Einbeziehung der Schneidekante			
21	mesialer und distaler Eckenaufbau unter Einbeziehung der Schneidekanten			
23	Füllung palatinal und mesialer Eckenaufbau unter Einbeziehung der Schneidekante			
26	Füllung mesial-palatinal-vestibulär			
32	Füllung lingual			
33	mesialer Eckenaufbau unter Einbeziehung …			
36	Füllung zervikal/bukkal			
46	Füllung mesial-okklusal und distal-lingual			
24	Füllung mesial und okklusal			
27	Füllung vestibulär-okklusal und palatinal			
28	Füllung okklusal			
31	mesialer Eckenaufbau …			
34	Füllung lingual und mesial-okklusal			
12	Füllung palatinal			
13	Füllung zervikal/labial			
22	Füllung labial und inzisal			
18	Füllung okklusal und mesial-bukkal			

Behandlungsfall Nr. 2

Herr Oskar Kettler kommt am 02.02. zur eingehenden Untersuchung.

Datum	Zahn	Behandlung	BEMA	Bemerkung
02.02.		eingehende Untersuchung und Beratung		
		Befund: 18, 28, 48 fehlen; 15, 12, 11, 21, 22, 23, 26, 27, 47, 45, 43, 33, 35, 36, 37, 38 kariös		
	15	Füllung mesial und bukkal		
	12	mesialer Eckenaufbau unter Einbeziehung der Schneidekante		
	11	mesialer und distaler Eckenaufbau unter Einbeziehung der Schneidekante		
		Zahnsteinentfernung erstmalig im Kalenderjahr		
		Mundschleimhautbehandlung		
05.02.	27	Füllung mesial-okklusal-distal		
	26	Füllung distal-okklusal-palatinal		
	26	Füllung bukkal		
	23	Füllung labial		
	22	mesialer Eckenaufbau unter Einbeziehung der Schneidekante		
	21	distaler Eckenaufbau unter Einbeziehung der Schneidekante		
10.02.	47	Füllung okklusal-lingual		
	47	Füllung vestibulär		
	45	Füllung okklusal und bukkal		
	43	Füllung lingual		
15.02.	35	Füllung lingual und bukkal		
	36	Füllung mesial-okklusal-distal und Füllung bukkal		
	37	Füllung vestibulär		
	37	Füllung okklusal-distal		
	38	Füllung mesial-okklusal		
	38	Füllung bukkal		
17.02.	33	Füllung zervikal/labial		
20.02.		Politur aller Füllungen		

1. Frau Elke Schneider war am 21.04. in der Praxis zur eingehenden Untersuchung.
Frau Schneider ist schon lange nicht mehr bei einem Zahnarzt gewesen. Bei der Befundaufnahme wurden folgende kariöse Zähne festgestellt:

- 17, 16, 15, 13, 11, 21, 24, 25, 26, 27, 46, 45, 44, 43, 31, 32, 34, 35
- die Zähne 36, 37 sind zerstört
- die Zähne 18, 28, 38, 48 fehlen.

Heute am 28.04. hat Frau Schneider einen längeren Termin zur Füllungstherapie.
Der Zahnarzt berät Frau Schneider über die verschiedenen Füllungsmaterialien, die in seiner Praxis verwendet werden.
Frau Schneider wünscht eine Behandlung nach Kassenrichtlinien.

Datum	Zahn	Behandlung	BEMA	Bemerkung
28.04.		Aufklärungsgespräch durch den Zahnarzt, Inhalt: Füllungsmaterial in der Praxis, Füllungsalternativen aufgezeigt, Patientin wünscht Kassenleistung		
	15	Füllung okklusal		
	17	Füllung mesial-okklusal-distal		
	16	Füllung okklusal und palatinal		
	11	mesialer Eckenaufbau unter Einbeziehung der Schneidekante		
	13	distaler Eckenaufbau unter Einbeziehung der Schneidekante		
	21	mesialer Eckenaufbau unter Einbeziehung der Schneidekante		
03.05.	26	Füllung okklusal und bukkal		
	24	Füllung palatinal und distal		
	25	Füllung mesial-okklusal-distal		
	27	Füllung palatinal		
05.05.	44	Füllung mesial-okklusal und lingual		
	45	Füllung lingual-okklusal		
	46	Füllung okklusal-lingual und vestibulär		
	43	mesialer Eckenaufbau unter Einbeziehung der Schneidekante		
07.05.	31, 32	je mesialer Eckenaufbau unter Einbeziehung der Schneidekante		
	34, 35	Füllungen je okklusal		
15.05.		Aufklärungsgespräch über PAR- und ZE-Behandlung		

Behandlungsfall Nr. 3

2. Heute kommt die gesetzlich versicherte Patientin zur eingehenden Untersuchung.

09.05.	Eingehende Untersuchung: Befund: 18, 28, 38, 48 – fehlen;
	16, 15, 13, 11, 12, 24, 27, 46, 45, 43, 42, 34, 35, 37 – kariös
	Zahnstein und Mundkrankheit vorhanden
	Patientin über Füllungstherapie aufgeklärt

Datum	Zahn	BEMA	Anzahl	Bemerkung

3. Bei der gesetzlich versicherten Patientin wird eine Zahnsteinentfernung durchgeführt.

15.05.	an allen Zähnen Vitalitätsprüfung, Befund: alle Zähne reagieren positiv
	an allen Zähnen im OK und UK Zahnstein entfernt, medikamentöse Behandlung der Mundschleimhaut im UK

Datum	Zahn	BEMA	Anzahl	Bemerkung

4. Bei der gesetzlich versicherten Patientin wird eine Füllungstherapie durchgeführt.

16.05.	16 Füllung m-o-pal und bukkal, Matrize angelegt und verkeilt
	15 Füllung okklusal
	13 Füllung palatinal
	11 und 12 je distale Eckenaufbauten, 11 separiert
	Patientin fällt in Ohnmacht, erheblicher zusätzlicher Zeitaufwand für den Zahnarzt

Datum	Zahn	BEMA	Anzahl	Bemerkung

5. Bei der gesetzlich versicherten Patientin wird eine konservierende Behandlung durchgeführt.

18.05.	24 Füllung palatinal-okklusal und mesial
	27 mesial-okklusal-palatinal
	24, 27 Spanngummi gelegt
	Zahnsteinentfernung (erstmalig im Kalenderjahr)
	medikamentöse Behandlung einer Gingivitis marginalis

Datum	Zahn	BEMA	Anzahl	Bemerkung

6. Bei der gesetzlich versicherten Patientin wird der PSI-Code erhoben.

21.05.	Zahn 11, 21 Entfernung einer scharfen Zahnkante Zahn 11, 21 überempfindliche Zahnflächen touchiert
	Vitalitätsprüfung an Zahn 16
	Erhebung des Parodontal-Screening-Index, Code 2 in allen Sextanten

Datum	Zahn	BEMA	Anzahl	Bemerkung

7. Die gesetzlich versicherte Patientin bekommt eine umfangreiche Füllungstherapie.

24.05.	46, 45 je Füllung distal-okklusal-vestibulär, separiert durch Holzkeil
	43 Füllung zervikal/lingual
	42 mesialer und distaler Eckenaufbau unter Einbeziehung der Schneidekante
	42, 43 Kofferdam gelegt
26.05.	34 Füllung lingual-okklusal-mesial und bukkal
	37 Füllung mesial-vestibulär-distal, Matrize angelegt und verkeilt
30.05.	Beratung über weitere Behandlungsmöglichkeiten

Datum	Zahn	BEMA	Anzahl	Bemerkung

Behandlungsfall Nr. 4

Heute kommt Herr Klaus Schnellball zu Ihnen in die Praxis. Herr Schnellball ist schon sehr lange in Ihrer Praxis in Behandlung. Vor ein paar Tagen hat der Dermatologe bei Herrn Schnellball eine Amalgam-Inhaltsstoff-Allergie festgestellt. Jetzt sollen alle defekten Amalgamfüllungen gegen neue Füllungen ausgetauscht werden.

Datum	Zahn	Behandlung
05.10.		eingehende Untersuchung und Beratung
		Befund: 18, 28, 38, 48: fehlen; 46, 45, 44, 42, 37, 21, 26, 27: kariös
		Amalgamfüllungen müssen ausgetauscht werden, Zahnstein vorhanden
	OK, UK	OPG liegt aus dem Vorquartal vor: 38, 48 verlagert
		14, 16: Sekundärkaries
		Patient über Füllungsmöglichkeiten aufgeklärt
		Patient entscheidet sich für die Kassenleistung
06.10.		Aufklärungsgespräch für Ost an 38 und 48
		Aufklärungsbogen von Patient unterschrieben
		Zahnsteinentfernung, erstmalig in diesem Kalenderjahr
		medikamentöse Behandlung der Mundschleimhaut
15.11.	21	mesialer Eckenaufbau unter Einbeziehung der Schneidekante
	14	Aufbaufüllung mesial-okklusal-distal, verwendet wird ein Kassenkomposit
		Zahn soll später überkront werden
	16	Füllung mesial-okklusal
20.11.	46	Füllungen okklusal-approximal
	45	Füllungen okklusal-approximal
	44	Füllung okklusal-lingual-mesial
	42	distaler Eckenaufbau unter Einbeziehung der Schneidekante
01.12.	26	Füllung mesial-okklusal-distal
	27	Füllung okklusal, HKP für Krone an 14 mitgegeben
03.12.		HKP genehmigt, Termine vereinbart
13.12.		19:00 Uhr außerhalb der Sprechstunde, telefonische Beratung durch Zahnarzt: leichte Schmerzen, Patient soll morgen in die Praxis kommen
14.12	26	medikamentöse Behandlung einer Gingivitis
24.12.		keine Schmerzen mehr, alles ohne Befund

BEMA-Nr.	**12 – bMF**
BEMA-Text	besondere Maßnahmen beim Präparieren oder Füllen

Leistungsinhalt

- besondere Leistungen im Zusammenhang mit der Füllungstherapie
  - Anlegen von Kofferdam (Spanngummi)
  - Separieren von Zähnen mithilfe von Interdentalkeilen (Auseinanderdrängen)
  - Stillung einer **übermäßigen** Papillenblutung.
- besondere Leistungen im Zusammenhang mit der Präparation von Zähnen
  - Legen von Retraktionsfäden zur Darstellung der subgingivalen Stufenpräparation
  - Verdrängen von störendem Zahnfleisch zur Darstellung von unter sich gehenden Stellen
- Anlegen von Kofferdam im Zusammenhang mit der Fissurenversiegelung.

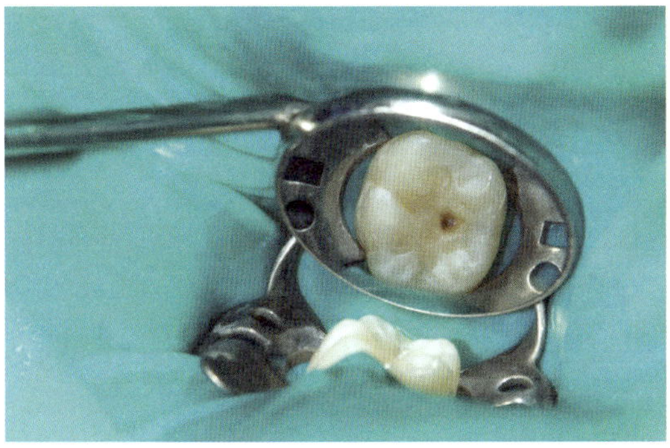

Kofferdam an einem Molaren

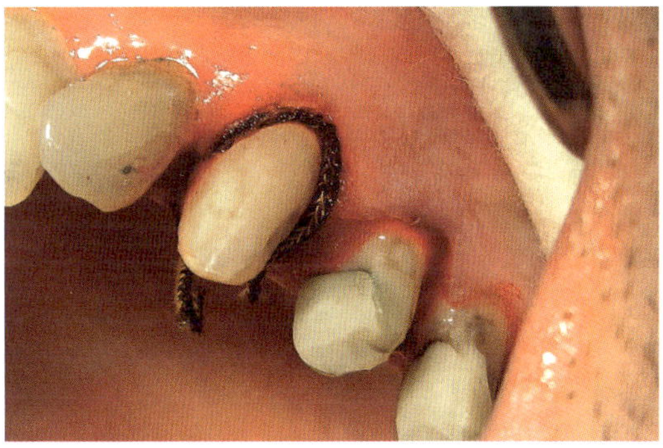

Retraktionsfaden zur Darstellung der Präparationsgrenze

abrechenbar:

- 1x je Kieferhälfte oder Frontzahnbereich
- 1x je Sitzung an derselben Stelle.

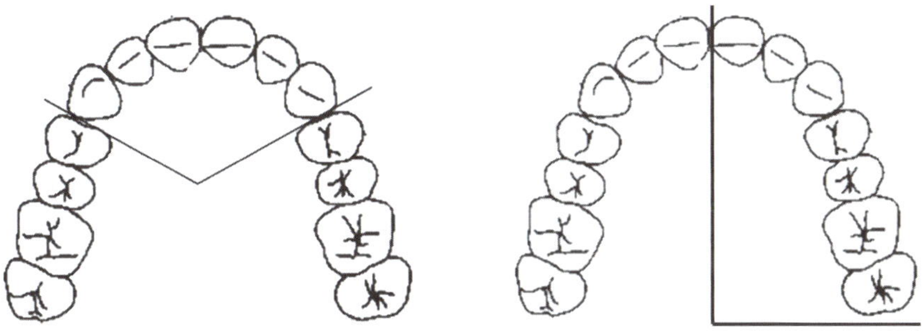

Darstellung von Frontzahnbereich und Kieferhälfte

nicht abrechenbar:

- Anlegen einer Matrize oder eines Zelluloidstreifens
- Verkeilen einer Matrize
- im Rahmen der Ätztechnik
- Durchtrennen oder Beseitigen von Zahnfleischfasern BEMA-Nr. 49
- alleiniges Verdrängen von Zahnfleisch zum Zweck der Abformung.

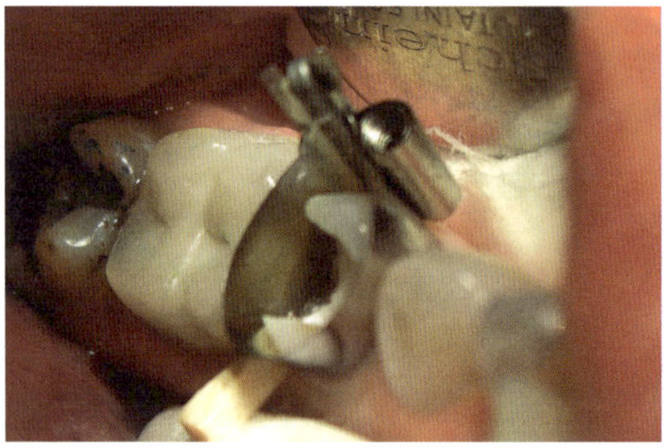

Verkeilen einer Matrize

BEMA-Nr.	**16 - St**
BEMA-Text	parapulpäre Stiftverankerung

Leistungsinhalt

- parapulpäre Stiftverankerung in der Füllungstherapie
- ein parapulpärer Stift wird neben der Pulpa eingesetzt, dies bedeutet, der Zahn ist vital
- besserer Halt bei großflächigen Füllungen.

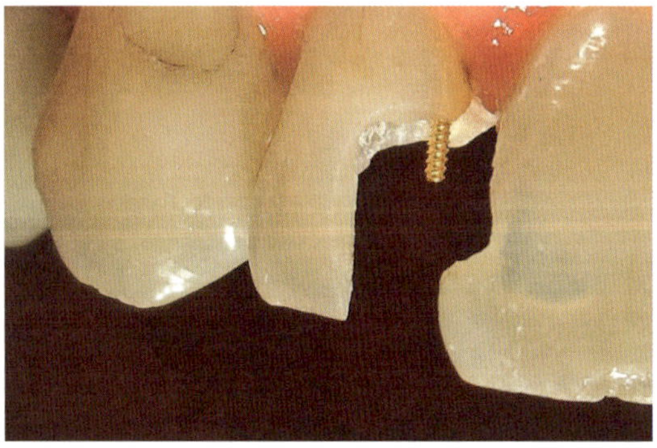

Parapulpäre Stiftverankerung

abrechenbar:

- nur in Verbindung mit BEMA-Nr. 13c - F3, BEMA-Nr. 13d - F4, BEMA-Nr. 13g, BEMA-Nr. 13h
- 1x je Zahn, unabhängig von der Anzahl der gesetzten Stifte
- bei einer Aufbaufüllung nach BEMA-Nr. 13a - F1 oder BEMA-Nr. 13b - F2 sind die Materialkosten unter der Ordnungszahl Nr. 601 in Cent-Betrag unter Bemerkung einzutragen.

nicht abrechenbar:

- bei einer ein- oder zweiflächigen Füllung nach BEMA-Nr. 13a - F1, BEMA-Nr. 13b - F2, BEMA-Nr. 13e oder BEMA-Nr. 13f sind die Materialkosten unter der Ordnungszahl Nr. 601 in Cent-Betrag unter Bemerkung einzutragen
- zusammen mit Ordnungszahl Nr. 601 für den gleichen Stift
- gesonderte Materialkosten.

Beispiel

1. Zahn 11 mesialer Eckenaufbau mit einer parapulpären Stiftverankerung

Zahn	BEMA-Leistung	Anzahl	Bemerkung
11	13d - F4	1	1245/mivp
11	16 - St	1	

2. Zahn 26 Füllung mesial-okklusal-distal mit zwei parapulpären Stiftverankerungen

Zahn	BEMA-Leistung	Anzahl	Bemerkung
26	13c - F3	1	123/mod
26	16 - St	1	

3. Zahn 21 mesialer und distaler Eckenaufbau mit zwei parapulpären Stiftverankerungen

Zahn	BEMA-Leistung	Anzahl	Bemerkung
21	13d - F4	1	1245/mivp
21	13d - F4	1	2345/divp
21	16 - St	1	

4. Zahn 45 Füllung mesial-okklusal mit einer parapulpären Stiftverankerung (Stiftkosten je Stift 1,80 €)

Zahn	BEMA-Leistung	Anzahl	Bemerkung
45	13b - F2	1	12/mo
45	601	1	180

5. Zahn 36 Aufbaufüllung mesial-okklusal-distal mit zwei parapulpären Stiftverankerungen (Stiftkosten je Stift 1,80 €)

Zahn	BEMA-Leistung	Anzahl	Bemerkung
36	13b - F2	1	123/mod
36	601	1	360

Übersicht zu BEMA-Nr. 16 – parapulpäre Stiftverankerung

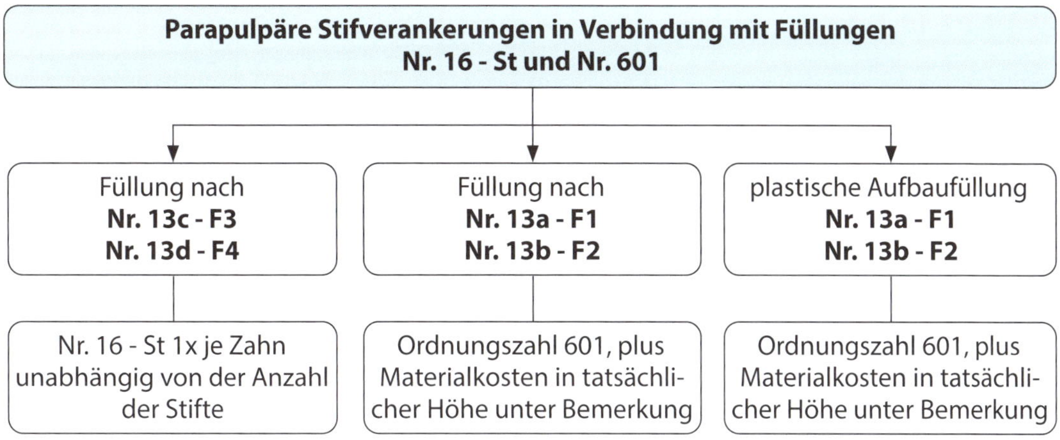

BEMA-Nr.	**14**
BEMA-Text	konfektionierte Kinderkrone

abrechenbar:

- konfektionierte Krone in der pädiatrischen Zahnheilkunde (Kinder- und Jugendzahnheilkunde)
- nur bei Milchzähnen
- im Seitenzahnbereich in der Regel aus Metall
- im Frontzahnbereich aus Kunststoff
- einschließlich Material- und Laborkosten.

BEMA-Nr.	**40 - I**
BEMA-Text	Infiltrationsanästhesie

abrechenbar:

- für die Infiltrationsanästhesie in der Regel im Oberkiefer
- 1x für zwei nebeneinanderstehende Zähne
  - Ausnahme: Zähne 11/21 und 41/31, da wird die BEMA-Nr. 40 - I je Zahn berechnet
- bei lang andauernden Eingriffen ist eine Wiederholungsanästhesie abrechenbar
- ggf. als zusätzliche Anästhesie zur Leitungsanästhesie als Ausschaltung von Anastomosen (Nervenverästelungen im Frontzahnbereich des Unterkiefers)
- zusätzlich zur Leitungsanästhesie bei chirurgischen und parodontal-chirurgischen Eingriffen, wenn nur so eine ausreichende Anästhesietiefe erreicht wird
- im Zusammenhang mit PAR/ZE-Behandlungen ist die Kennziffer „5" (ZE) und Kennziffer „4" (PAR) unter Bemerkung einzutragen.

nicht abrechenbar:

- je Einstichstelle
- Materialkosten für das Anästhetikum.

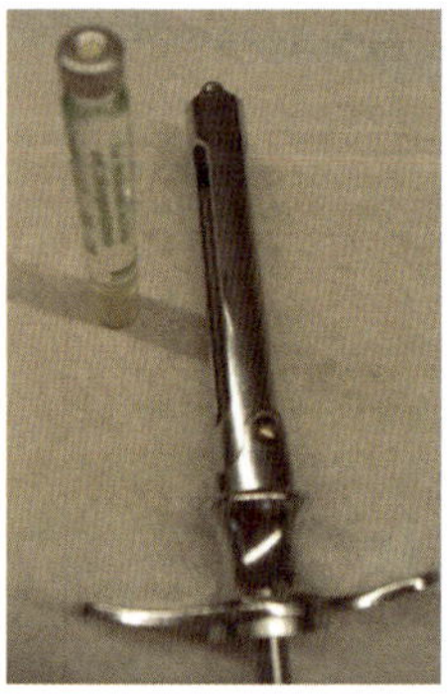

Karpulenspritze mit Zylinderampulle

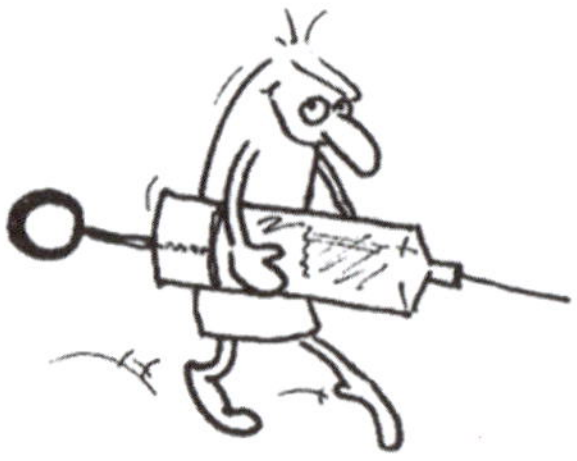

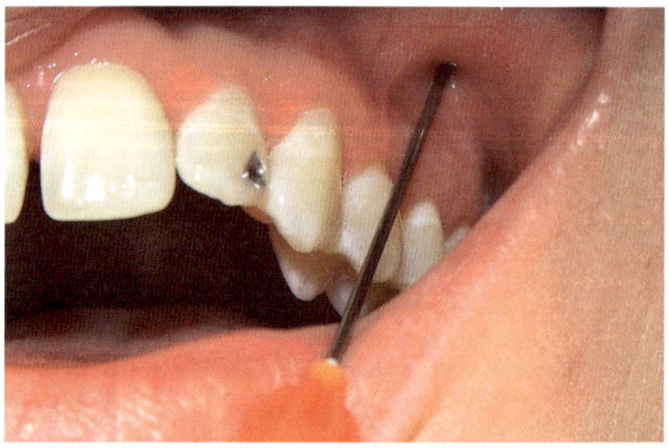

Terminale Infiltrationsanästhesie

BEMA-Nr.	**40 - I**
BEMA-Text	intraligamentäre Anästhesie

Leistungsinhalt

- Sonderform der Infiltrationsanästhesie
- Anästhetikum wird direkt in den Parodontalspalt des Zahnes gespritzt.

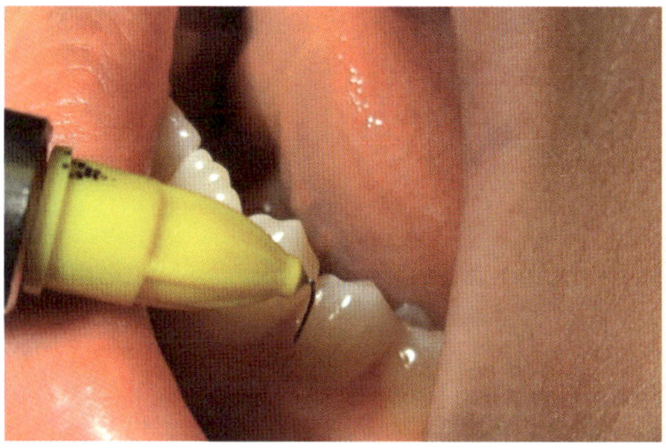

Intraligamentäre Anästhesie

abrechenbar:

- 1x je Zahn, auch im Ausnahmefall, wenn zwei nebeneinanderstehende Zähne anästhesiert werden.

BEMA-Nr.	**41a - L1 – Leitungsanästhesie, intraoral** **41b - L2 – Leitungsanästhesie, extraoral**
BEMA-Text	Leitungsanästhesie

Leistungsinhalt

- Regelanästhesie für den Unterkiefer, dort wird im Bereich des Foramen mandibulae der Nervus alveolaris inferior anästhesiert
- in Ausnahmefällen kann auch im Oberkiefer eine Leitungsanästhesie gelegt werden, dort wird im Bereich des Foramen palatinum oder im Bereich des Foramen infraorbitale anästhesiert
- eine Sonderform ist die extraorale Leitungsanästhesie, sie wird z. B. bei Kieferklemmen oder bei großen entzündlichen Prozessen erforderlich.

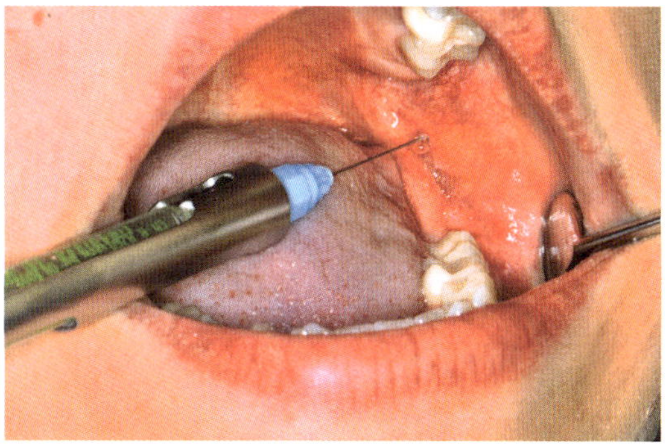

Intraorale Leitungsanästhesie links

abrechenbar:

- 1x je Kieferhälfte
- im Oberkiefer nur bei entzündlichen Prozessen oder bei größeren chirurgischen Operationen (nicht bei BEMA-Nr. 43 - 46, 49 und 50)
- bei lang andauernden Eingriffen ist eine Wiederholungsanästhesie möglich
- zusätzlich ist die Infiltrationsanästhesie bei chirurgischen und parodontal-chirurgischen Eingriffen abrechenbar, wenn nur so eine ausreichende Anästhesietiefe erreicht wird
- zusätzlich ist die Infiltrationsanästhesie als ergänzende Anästhesie zur Ausschaltung von Anastomosen (Nervenverästelungen im Frontzahnbereich des Unterkiefers) abrechenbar
- im Zusammenhang mit PAR/ZE-Behandlungen ist die Kennziffer „5" (ZE) und Kennziffer „4" (PAR) unter Bemerkung einzutragen.

Behandlungsfall Nr. 5

Die 8-jährige Patientin Alisa Kopfmann kommt mit ihrer Mutter in die Nachmittagssprechstunde. Alisa hat heute einen Termin zur Füllungstherapie. Die eingehende Untersuchung wurde schon am 05.05. durchgeführt, dabei wurde folgender Befund erhoben:

- 17, 18, 27, 28, 37, 38, 46, 47, 48: fehlen
- 26, 65, 64, 36, 83, 84, 85, 11, 21, 22, 23: kariös

Heute am 10.05. wird die Mutter von Alisa über die verschiedenen Füllungsmaterialien aufgeklärt. Frau Kopfmann wählt die Kassenleistung und im Seitenzahnbereich Kompositfüllungen mit Adhäsivtechnik.

Datum	**Zahn**	**Behandlung**	**BEMA**	**Bemerkung**
...	...	...		
10.05.	85	Füllung mesial-okklusal		
	84	Füllung okklusal, Stillung einer übermäßigen Papillenblutung		
15.05.	36	Füllung okklusal-distal, Matrize angelegt und verkeilt		
20.05.	11, 21, 22, 23	Vitalitätsprüfungen alle positiv, Kofferdam angelegt		
	11	mesialer Eckenaufbau mit einer parapulpären Stiftverankerung		
	21	mesialer und distaler Eckenaufbau		
	21	zwei parapulpäre Stiftverankerungen		
	21	Stillung einer übermäßigen Papillenblutung		
	22	Füllung mesial-labial-distal		
	23	Füllung labial-distal		
25.05.	64	Füllung mesial-okklusal-distal		
	65	Füllung mesial-okklusal-distal mit einer parapulpäre Stiftverankerung		
	64	Stillung einer leichten Papillenblutung		
30.05.	26	Vitalitätsprüfung positiv		
	26	Füllung mesial und distal		
01.06.		Zustand nach Fahrradunfall (Privatunfall)		
		Unfall war am 30.05. um 18:30 Uhr		
	41	Röntgenaufnahme liegt aus Notdienstbehandlung vor		
	41	Vitalitätsprüfung positiv		
	41	mesialer Eckenaufbau mit einer parapulpäre Stiftverankerung		
	regio 41, 31	medikamentöse Behandlung der Mundschleimhaut		

Behandlungsfall Nr. 6

Frau Giselle Schneider ist heute in Ihrer Praxis zur Füllungstherapie einbestellt. Frau Schneider hat viele kariöse Zähne. Der 01-Befund wurde bei der eingehenden Untersuchung vor einer Woche am 06.09. aufgenommen.

Datum	Zahn	Behandlung
...		eingehende Untersuchung und Beratung,
		Befund: 18, 28, 38, 48: fehlen;
		16, 15, 13, 11, 21, 24, 27, 46, 45, 43, 42, 34, 35, 37: kariös
13.09.		Patientin über Füllungstherapie aufgeklärt. Sie wünscht eine reine Kassenleistung.
15.09.		an allen kariösen Zähnen Vitalitätsprüfung, Befund: alle Zähne reagieren positiv
	OK, UK	an allen Zähnen Zahnstein entfernt, medikamentöse Behandlung der Mundschleimhaut im UK
16.09.	16	Füllung m-o-pal und bukkal, Stillung einer übermäßigen Papillenblutung
	15	Füllung okklusal
	13	Füllung labial/zervikal
	11, 21	je distale Eckenaufbauten
18.09.	24	Füllung palatinal-okklusal und vestibulär, Stillung einer leichten Papillenblutung
	27	Füllung mesial-okklusal-palatinal
	24, 27	Spanngummi gelegt
20.09.		im OK überempfindliche Zahnflächen mit Duraphat® touchiert
	16	erneute Vitalitätsprüfung positiv
20.09.		15:00 Uhr innerhalb der Sprechstunde Anruf der Patientin, Gespräch mit Zahnarzt: hat immer noch Schmerzen an den Zähnen, Patientin soll morgen in die Praxis kommen
21.09.	46, 45	je Füllung distal-okklusal-vestibulär, separiert
	43	Füllung lingual
	42	mesialer und distaler Eckenaufbau unter Einbeziehung der Schneidekante
	42	Kofferdam gespannt
23.09.	34	Füllung lingual-okklusal-mesial und bukkal
	35	plastische Aufbaufüllung m-o-d-li
	37	Füllung mesial-vestibulär-distal, Matrize angelegt und verkeilt
24.09.		Beratung über weitere Behandlungsmöglichkeiten

Behandlungsfall Nr. 7

Frau Gaby Schmidt kommt am 04.05. in die Praxis zur eingehenden Untersuchung.

Die Stiftkosten betragen in der Praxis 1,50 € je Stift.

Datum	Zahn	Behandlung	BEMA	Bemerkung
04.05.		eingehende Untersuchung und Beratung		
		Befund: alle 8er fehlen,		
		17, 16, 15, 21, 22, 25, 36, 35, 31, 41, 44, 46: kariös		
		Zahnstein und Mundkrankheit vorhanden		
	17	Füllung m-o-d mit zwei parapulpären Stiftverankerungen		
	16	Matrize angelegt, Füllung m-o und Füllung bukkal		
	15	Füllung okklusal und bukkal		
06.05.	21, 22	Kofferdam		
	21	mesialer Eckenaufbau		
	21	eine parapulpäre Stiftverankerung		
	22	Füllung mesial-labial-distal, Stillung einer übermäßigen Papillenblutung		
06.05.		20:10 Uhr außerhalb der Sprechstunde, Anruf der Patientin, sie hat Beschwerden, Gespräch mit dem Zahnarzt		
10.05.	25	Füllung m-o-d-p mit zwei parapulpären Stiftverankerungen der Füllung		
15.05.	36	Vitalitätsprüfung positiv		
	36	Füllung m-o-d-li mit einer parapulpären Stiftverankerung		
	35	Füllung m-o und Füllung bukkal		
20.05.	41, 31	je distale Eckenaufbauten unter Kofferdam		
	41	eine parapulpäre Stiftverankerung		
25.05.	44	plastische Aufbaufüllung m-o-li		
	46	plastische Aufbaufüllung m-o-d mit einer parapulpären Stiftverankerung		
30.05.		Politur aller Füllungen		
		Zahnsteinentfernung erstmalig in diesem Kalenderjahr		
		medikamentöse Mundschleimhautbehandlung		
02.06.		Zahnersatzberatung		

Herr Bernd Koch kommt heute zu seinem vereinbarten Füllungstermin. Der Patient war längere Zeit krank und konnte keine Zahnarztkontrolltermine wahrnehmen.

Die eingehende Untersuchung ergibt folgenden Befund:
18, 28, 37: fehlen; 12, 11, 22, 23, 26, 27, 45, 46, 47, 34, 35, 36: kariös; Zahnstein vorhanden.

Der Zahnarzt berät Herrn Koch über den weiteren Behandlungsverlauf.

Datum	Zahn	Behandlung
02.02.		eingehende Untersuchung und Beratung
	12, 11, 22, 23	Vitalitätsprüfung: alle positiv, Kofferdam angelegt
	12	Füllung labial
	11	mesialer Eckenaufbau mit einer parapulpären Stiftverankerung
	22	Füllung mesial-labial-distal
	23	separiert, Füllung distal-labial
		Zahnsteinentfernung und Mundschleimhautbehandlung
10.02.	26, 27	Vitalitätsprüfung: beide positiv
	26, 27	Matrize angelegt und mit Holzkeilen verkeilt
	26	Füllung distal und okklusal
	27	Füllung mesial und bukkal
		medikamentöse Behandlung einer Aphthe
15.02.		Heil- und Kostenplan für die Kronen an 45, 46, 47, 36 ausgestellt und mitgegeben
18.02.		HKP ist genehmigt
	34, 35	Zahnfleisch verdrängt
	34	Füllung mesial-okklusal-distal mit zwei parapulpären Stiftverankerungen
	35	Füllung bukkal
25.02.		Patient verzichtet auf Anästhesien (Medikation)
	45, 46, 47, 36	Präparation der Zähne, Abdrücke im OK, UK
	45, 46, 47, 36	Retraktionsfäden zur Darstellung der Präparationsgrenze gelegt
	45, 46, 47, 36	provisorische Kronen angefertigt
25.02.		20:30 Uhr außerhalb der Sprechstunde, Gespräch mit Zahnarzt, Patient hat Schmerzen, soll eine Schmerztablette nehmen
26.02.		medikamentöse Mundschleimhautbehandlung an 47
01.03.	45, 46, 47, 36	Kronen eingesetzt, alles ohne Befund
05.03.		ZE-Kontrolle und Beratung über Bleaching, alles ohne Befund, Patient ist zufrieden

Behandlungsfall Nr. 9

Die Patientin Rebecca Rudel kommt mit Schmerzen in die Praxis. Sie hat große Angst vor der Zahnarztbehandlung. Der Zahnarzt untersucht die Patientin oben rechts. Eine Röntgenaufnahme hat die Patientin mitgebracht.

Die Materialkosten für einen parapulpären Stift betragen in der Praxis 2,00 € je Stift.

Datum	Zahn	Behandlung
02.05.		10:00 Uhr: Patientin hat Schmerzen an 17
		Beratung, Zahn 17 Karies entfernt, Patientin verweigert Weiterbehandlung,
		provisorischer Verschluss mit Watte
04.05.		eingehende Untersuchung und Beratung
		Befund: alle 8er fehlen
		17, 16, 15, 21, 22, 25, 36, 35, 31, 41, 44, 46: kariös
		Zahnstein und Mundschleimhauterkrankung vorhanden
	17 - 15	Infiltrationsanästhesie, Kofferdam gelegt
	17	Füllung m-o-d, zwei parapulpäre Stiftverankerungen
	16	Füllung m-o und Füllung bukkal
	15	Füllung o, Stillung einer übermäßigen Papillenblutung
06.05.	21, 22	Infiltrationsanästhesien
	21	mesialer Eckenaufbau
	21	parapulpäre Stiftverankerung der Füllung, Kofferdam
	22	Stillung einer übermäßigen Papillenblutung
	22	Füllung mesial-labial-distal
10.05.	25	Füllung m-o-d-p, Matrize angelegt und mit Holzkeilen verkeilt
	25	2x parapulpäre Stiftverankerung der Füllung
15.05.	36, 35	intraligamentäre Anästhesien, separiert
	36	plastische Aufbaufüllung m-o-d-li, eine parapulpäre Stiftverankerung
	35	Füllung m-o und Füllung bukkal
15.05.		17:00 Uhr, Patientin ruft an, Beratung durch den Zahnarzt
20.05.	41, 31	je distale Eckenaufbauten
	41, 31	Spanngummi gelegt, separiert
	41	parapulpäre Stiftverankerung
25.05.	44, 46	Leitungsanästhesie
	44	Füllung m-o-li, 1x parapulpäre Stiftverankerung
	46	Füllung m-o-d
	46	Stillung einer leichten Papillenblutung
30.05.		Politur aller Füllungen
		Zahnsteinentfernung erstmalig in diesem Kalenderjahr
	41	medikamentöse Mundschleimhautbehandlung
02.06.		Zahnersatzberatung

Behandlungsfall Nr. 10

Frau Sabrina Schnabler kommt mit Schmerzen in die Praxis.

Die Materialkosten für einen parapulpären Stift betragen in der Praxis 2,00 €.

Datum	**Zahn**	**Behandlung**
01.06.	Feiertag	10:00 Uhr Notdienst, Patientin hat Schmerzen an 27
		Beratung, Zahn 27 Karies entfernt, Patientin verweigert Weiterbehandlung,
		provisorischer Verschluss
02.06.	27	Vitalitätsprüfung positiv, Füllung mesial-okklusal
04.06.		Patientin möchte in Ihrer Praxis bleiben, eingehende Untersuchung
		Befund: 28, 38, 48 fehlen
		16, 15, 21, 22, 25, 36, 35, 31, 41, 44, 46: kariös
		35, 36 alte Kronen
		OPG liegt aus Vorquartal vor
		Zahnstein und Mundschleimhauterkrankung vorhanden
	18, 16, 15	Infiltrationsanästhesien, Kofferdam gelegt
	18	Füllung m-o mit zwei parapulpären Stiftverankerungen
	16	Füllung m-o und Füllung bukkal
	15	Füllung o-m und palatinal, Stillung einer übermäßigen Papillenblutung
06.06.	21, 22	Infiltrationsanästhesie, Kofferdam gelegt
	21	mesialer und distaler Eckenaufbau
	22	Stillung einer leichten Papillenblutung
	22	Füllung mesial-labial-distal, Matrize angelegt
10.06.	25	Infiltrationsanästhesie, Füllung m-o-d-p, Matrize angelegt und mit Holzkeilen verkeilt
	25	zwei parapulpäre Stiftverankerungen
15.06.	36, 35	intraligamentäre Anästhesien, alte Kronen entfernt, separiert
	36	plastische Aufbaufüllung m-o-d-li, eine parapulpäre Stiftverankerung
	35	plastische Aufbaufüllungen m-o und bukkal
	35, 36	Kronen provisorisch wiederbefestigt, sollen neu angefertigt werden
		HKP mitgegeben
15.06.		15:00 Uhr, Patientin ruft an, Beratung durch den Zahnarzt
20.06.	41, 31	intraligamentäre Anästhesien, je distale Eckenaufbauten
	41, 31	Spanngummi gelegt, separiert
	41	parapulpäre Stiftverankerung
25.06.	44, 46	Leitungsanästhesie
	44	Füllung m-o, eine parapulpäre Stiftverankerung
	46	Füllung m-o-d und Füllung vestibulär/zervikal
	46	Zahnfleisch verdrängt, Matrize angelegt
27.06.		Zahnsteinentfernung an allen Zähnen
		medikamentöse Mundschleimhautbehandlung
30.06.		nochmalige Zahnersatzberatung

Behandlungsfall Nr. 11

Herr Klaus Kaufmann kommt pünktlich zu seinem Kontrolltermin. Die eingehende Untersuchung ergibt folgenden Befund:

- 18, 17, 14, 16, 26, 28, 48, 38: fehlen
- 15, 11, 21, 22, 24, 25, 44 - 34: kariös
- 47 - 45 und 35 - 38 durch eine alte Modellgussprothese ersetzt.

Nach der Beratung durch den Zahnarzt wird der Behandlungsplan aufgestellt.
1. Füllungstherapie
2. Anfertigung von Modellgussprothesen im Ober- und Unterkiefer.

Ein OPG liegt von einem anderen Zahnarzt vor.

Die Materialkosten für die parapulpäre Stiftverankerung betragen 1,70 € je Stift.

Datum	Zahn	Behandlung
05.01.		siehe Eingangstext
		Zahnsteinentfernung und Mundschleimhautbehandlung
08.01.	11, 21, 22	Vitalitätsprüfung positiv, Infiltrationsanästhesien
	11, 21, 22	Kofferdam angelegt
	11, 21	Füllung je approximal-palatinal
	22	distaler Eckenaufbau mit zwei Stifterankerungen
		Patient ohnmächtig geworden, Hilfeleistung durch den Zahnarzt 30 Minuten
12.01.	24, 25	Infiltrationsanästhesie
	25	Füllung mesial-okklusal, separiert mit Keil
	24	Füllung distal-okklusal und bukkal
12.01.		16:30 Uhr Anruf des Patienten, klagt über Schmerzen an Zahn 25
		Beratung durch den Zahnarzt, Patient soll morgen in die Praxis kommen
12.01.		20:30 Uhr außerhalb der Sprechstunde
		nochmalige Beratung per Telefon durch den Zahnarzt
13.01.	25	medikamentöse Mundschleimhautbehandlung
15.01.	25	überempfindliche Zahnfläche touchiert
20.01.	44 - 34	Vitalitätsprüfung, alle positiv
	44 - 34	Kofferdam gelegt
	44 - 34	Füllungen labial/zervikal
	41	Stillung einer übermäßigen Papillenblutung
24.01.		Zahnersatzberatung, HKP erstellt und mitgegeben
30.01.		nochmalige Mundschleimhautbehandlung, sonst ohne Befund

Behandlungsfall Nr. 12

Herr Konrad Koching kommt mit Schmerzen am Samstag, den 12.04. um 10:30 Uhr in die Notdienstsprechstunde. Er gibt Schmerzen unten links an. Nach der lokalen Untersuchung und Beratung soll eine Röntgenaufnahme von Zahn 36 angefertigt werden. Herr Koching hat einen starken Würgereiz und verweigert die Aufnahme.

Unter Leitungsanästhesie wird die Karies an Zahn 36 entfernt und eine provisorische Zementfüllung gelegt. Der Patient soll sich Montag bei seinem Hauszahnarzt wieder vorstellen.

Am Montag, den 14.04. um 08:00 Uhr kommt Herr Koching erneut in die Praxis. Er hat sich die alten Röntgenaufnahmen von seinem Zahnarzt besorgt und möchte nun in Ihrer Praxis weiterbehandelt werden. Der Zahnarzt nimmt den Befund der eingehenden Untersuchung auf:

- 18 - 15 und 26 - 28: alte Modellgussprothese vorhanden
- 48 - 46 und 37 - 38: fehlen
- 45, 44, 41, 31, 35, 36, 14, 25, 11, 21: kariös.

Nach dem Aufklärungsgespräch über die Füllungsmaterialien entscheidet sich der Patient für die Kassenleistung.

Die Materialkosten für die parapulpäre Stiftverankerung betragen 1,90 € je Stift.

Datum	**Zahn**	**Behandlung**
14.04.		....
		Zahnsteinentfernung und Mundschleimhautbehandlung
	36	laut vorhandener Röntgenaufnahme apikal ohne Befund
	36	intraligamentäre Anästhesie, Zementfüllung entfernt
	36	Matrize angelegt, Aufbaufüllung mesial-okklusal-distal
	36	eine parapulpäre Stiftverankerung
	34	alte Kunststofffüllung poliert m-o-d
		Beratung über den weiteren Therapieverlauf
20.04.	45, 44, 35	Leitungsanästhesien
	45, 44	separiert
	45	plastische Aufbaufüllung mesial-okklusal-distal
	44	Füllung distal-okklusal und lingual
	35	Stillung einer übermäßigen Papillenblutung
	35	Matrize angelegt und mit Interdentalkeil zu Zahn 36 separiert, Füllung distal-okklusal-lingual mit zwei parapulpären Stiftverankerungen
22.04.		Zahnersatzberatung für eine neue Modellgussprothese im OK mit Teleskopkronen an 14 und 25
		11 und 21 Vollkeramikkronen
		neue Modellgussprothese im UK mit Teleskopkronen an 45, 36
30.04.		HKP liegt genehmigt vor, nochmalige Beratung über ZE
30.04.		20:30 Uhr außerhalb der Sprechstunde, Telefongespräch mit dem Zahnarzt, Patient ist sich nicht sicher wegen ZE-Termin
10.05.	14, 11, 21, 25	Infiltrationsanästhesien
	45, 36	Leitungsanästhesien
		OK/UK-Abdrücke für Provisorium
	14, 11, 21, 25, 45, 36	Präparation der Zähne, Retraktionsfäden im OK/UK an allen präparierten Zähnen, Korrekturabdrücke im OK und UK

	14, 11, 21, 25, 45, 36	provisorische Kronen angefertigt und eingesetzt
15.05.	14, 11, 21, 25	Infiltrationsanästhesien, Provisorien abgenommen
	45, 36	Leitungsanästhesien, Provisorien abgenommen, Stümpfe sehr empfindlich
	14, 11, 21, 25, 45, 36	alle Stümpfe mit Fluoridlack touchiert
		OK/UK-Abdrücke mit ind. Löffeln, Provisorium wiederbefestigt
20.05.	OK, UK	Gesamtanprobe, Provisorium wiederbefestigt
27.05.	14, 25	Infiltrationsanästhesien
	45, 36	Leitungsanästhesien
	14, 25, 45,36, OK, UK	Modellgussprothesen mit Teleskopkronen eingesetzt
	11, 21	Infiltrationsanästhesien, Kronen eingesetzt
28.05.		ZE-Kontrolltermin
30.05.		ZE-Kontrolle, alles in Ordnung

Behandlungsfall Nr. 13

Frau Gertrud Heilig kommt zur eingehenden Untersuchung in die Praxis.

Die Materialkosten in der Praxis betragen 1,20 € je parapulpären Stift.

Datum	Zahn	Behandlung
02.01.		eingehende Untersuchung und Beratung
		Befund: 11, 21, 17, 15, 26, 27, 28, 45, 44, 43 - 33, 36: kariös
		erstmalige Zahnsteinentfernung in diesem Kalenderjahr
03.01.	11, 21	Infiltrationsanästhesien, Kofferdam gelegt
	11, 21	separiert, je mesiale Eckenaufbauten
	11	zwei parapulpäre Stiftverankerungen, Stillung einer übermäßigen Papillenblutung
05.01.	17, 15	Infiltrationsanästhesien
	15	Füllung mesial-okklusal-distal, Stillung einer leichten Papillenblutung
	17	Füllung okklusal mit einer parapulpären Stiftverankerung
	17	Füllung distal
	16	alte Füllung poliert m-o
06.01.	18	medikamentöse Behandlung der Mundschleimhaut
10.01.	26, 27, 28	Infiltrationsanästhesien, Vitalitätsprüfung alle positiv
	26	Füllung mesial-okklusal, eine parapulpäre Stiftverankerung, Matrize angelegt und mit Holzkeilen verkeilt
	27	Füllung okklusal-palatinal-distal mit zwei parapulpären Stiftverankerungen
	28	Füllung vestibulär
15.01.	36	Vitalitätsprüfung positiv
	36	Leitungsanästhesie, Füllung distal-lingual, Stillung einer leichten Papillenblutung
16.01.	37	scharfe Kante an alter Füllung entfernt
18.01.	43-33	Kofferdam gelegt, Füllungen labial/zervikal
20.01.	45	Leitungsanästhesie, Präparation für eine Krone, Retraktionsfäden zur Darstellung der Präparationsgrenze gelegt, Abdrücke, provisorische Krone angefertigt und eingesetzt
27.01.	44, 45	Leitungsanästhesie
	45	Vollgusskrone eingesetzt
	44	Füllung okklusal-bukkal
28.01.		ZE-Kontrolle, alles ohne Befund

Behandlungsfall Nr. 14

Herr Harald Hupfner kommt zur eingehenden Untersuchung in die Praxis.

Die Materialkosten für die parapulpäre Stiftverankerung betragen 1,20 € je Stift.

Datum	Zahn	Behandlung
10.02.		eingehende Untersuchung und Beratung
		Befund: 18 - 15 und 26 - 28: fehlen; 36, 35, 14, 13, 24, 25, 46: kariös
		Zahnstein und Mundkrankheit vorhanden, OPG liegt aus Vorquartal
		vor, Patient möchte jetzt weiterbehandelt werden
	OK, UK	Zahnsteinentfernung und Mundschleimhautbehandlung
12.02.	14, 13, 24, 25	Infiltrationsanästhesien, Kofferdam gelegt
	14	Stillung einer übermäßigen Papillenblutung
	14	Aufbaufüllung m-o-d mit zwei parapulpären Stiftverankerungen
	14, 13	separiert
	13	mesialer Eckenaufbau in SDA-Technik mit einer parapulpären Stiftverankerung
	24	Aufbaufüllung m-o-d-p mit zwei parapulpären Stiftverankerungen
	25	Aufbaufüllung m-o mit zwei parapulpären Stiftverankerungen
15.02.		ZE-Beratung, nochmalige Mundschleimhautbehandlung
20.02.		HKP aufgestellt und mitgegeben
25.02.		HKP liegt genehmigt vor
	14, 24, 25	Infiltrationsanästhesien
	35, 36, 46	Leitungsanästhesien
	14, 24, 25, 35, 36, 46	Präparation der Zähne, Retraktionsfäden zur Darstellung der subgingivalen Präparationsgrenze gelegt, UK/OK-Präparations-Abdrücke, provisorische Kronen angefertigt und eingesetzt
01.03.	14, 24, 25, 35, 36, 46	Abdrücke mit individuellen Löffeln, Provisorium abgenommen und wiederbefestigt
10.03.	14, 24, 25, 35, 36, 46	Gesamtanprobe, Provisorium abgenommen und wiederbefestigt
17.03.	14, 24, 25	Infiltrationsanästhesien
	35, 36, 46	Leitungsanästhesien
	14, 24, 25	Teleskopkronen und Modellgussprothese eingesetzt
	35, 36, 46	Metallkeramikkronen eingesetzt
18.03.		ZE-Kontrolle
20.03.		ZE-Kontrolle, alles ohne Befund, Patient ist zufrieden

3. Allgemeine Leistungen in der Privatabrechnung

Für die Abrechnung von Privatleistungen gelten die Gebührenordnung für Zahnärzte GOZ 2012 und die Gebührenordnung für Ärzte.

Ermittlung des Honorars

§ 5 Bemessung der Gebühren für Leistungen des Gebührenverzeichnisses

(1) Die Höhe der einzelnen Gebühr bemisst sich nach dem Einfachen bis Dreieinhalbfachen des Gebührensatzes. Gebührensatz ist der Betrag, der sich ergibt, wenn die Punktzahl der einzelnen Leistung des Gebührenverzeichnisses mit dem Punktwert vervielfacht wird. Der Punktwert beträgt 5,62421 Cent. Bei der Bemessung von Gebühren sind sich ergebende Bruchteile eines Cents unter 0,5 abzurunden und Bruchteile von 0,5 und mehr aufzurunden; die Rundung ist erst nach der Multiplikation mit dem Steigerungsfaktor nach Satz 1 vorzunehmen.

(2) Innerhalb des Gebührenrahmens sind die Gebühren unter Berücksichtigung der Schwierigkeit und des Zeitaufwandes der einzelnen Leistung sowie der Umstände bei der Ausführung nach billigem Ermessen zu bestimmen. Die Schwierigkeit der einzelnen Leistung kann auch durch die Schwierigkeit des Krankheitsfalles begründet sein. Bemessungskriterien, die bereits in der Leistungsbeschreibung berücksichtigt worden sind, haben hierbei außer Betracht zu bleiben. Der 2,3-fache Gebührensatz bildet die nach Schwierigkeit und Zeitaufwand durchschnittliche Leistung ab; ein Überschreiten dieses Gebührensatzes ist nur zulässig, wenn Besonderheiten der in Satz 1 genannten Bemessungskriterien dies rechtfertigen; Leistungen mit unterdurchschnittlichem Schwierigkeitsgrad oder Zeitaufwand sind mit einem niedrigeren Gebührensatz zu berechnen.

Beispiel

GOZ-Nr. 0090 Intraorale Infiltrationsanästhesie

60 Punkte Punktzahl • 5,62421 Ct Punktwert → 3,374526 einfacher Gebührensatz • 2,3 Faktor → 7,76 € Honorar

Ermitteln Sie die Steigerungsfaktoren:

	konservierende und chirurgische Leistungen	**Röntgenleistungen**	**Zuschläge**
ohne Begründung	_____ bis _____fach	_____ bis _____fach	Grundsätzlich nur _________
mit Begründung	über _____fach bis _____fach	über _____fach bis _____fach	nicht möglich
mit vorheriger schriftlicher Vereinbarung GOZ § 2 Absatz 1 und 2			nicht möglich

GOZ-Nr.	**0010**
GOZ-Text	eingehende Untersuchung

abrechenbar:

- zur Feststellung von Zahn-, Mund- und Kieferkrankheiten einschließlich Erhebung des Parodontalbefundes sowie Aufzeichnung des Befundes
- intra- und extraorale Untersuchung des stomatognathen Systems
- bei Erstkonsultation
- bei Kontrollterminen
- je Untersuchung, keine zeitliche Begrenzung
- zahnärztlicher Befund und Parodontalbefund müssen dokumentiert werden
- zusätzlich Beratungen nach GOÄ-Nr. 1, GOÄ-Nr. 3 (mind. 10 Min.)
- zusätzlich GOZ-Nr. 4005 Gingival-, Parodontal-Index z. B. PSI.

Kariestherapie begleiten

nicht abrechenbar:

- GOÄ-Nr. 5, GOÄ-Nr. 6.

GOÄ-Nr. GOÄ-Text	**5** symptombezogene Untersuchung

abrechenbar:

- für die lokal begrenzte Untersuchung, d. h. nur die schmerzende Stelle wird untersucht
- 1x je Behandlungsfall (30 Tage)
- erneut ansetzbar bei einem neuen Krankheitsfall
- ggf. zusätzlich GOÄ-Nr. 1
- im Notdienst Zuschlag A - D
- ggf. neben GOÄ-Nr. 3 (mind. 10 Min.).

nicht abrechenbar:

- GOÄ-Nr. 6
- GOZ-Nr. 0010.

GOÄ-Nr. GOÄ-Text	**6** vollständige Untersuchung

Leistungsinhalt:

- umfasst die vollständige körperliche Untersuchung des stomatognathen Systems:
  - Inspektion der Mundhöhle, Inspektion und Palpation der Zunge und beider Kiefergelenke sowie
  - vollständiger Zahnstatus.

abrechenbar:

- 1x je Behandlungsfall (30 Tage)
- mehrfache Berechnungen sind zu begründen.

nicht abrechenbar:

- GOZ-Nr. 0010
- GOÄ-Nr. 5, 7, 8.

GOÄ-Nr. GOZ-Text	**1** Beratung

abrechenbar:

- 1x je Behandlungsfall (30 Tage) neben anderen zahnärztlichen Leistungen
- als alleinige Leistung immer möglich
- bei einer neuen Erkrankung innerhalb der 30-Tage-Frist
- mehrfach an einem Tag mit Zeitangabe
- ggf. zusätzlich mit Zuschlägen ÄA - ÄD, wenn außerhalb der Sprechstunde
- für die kurze Telefonberatung
- zusätzlich GOZ-Nr. 0010
- gilt als alleinige Leistung, wenn keine Leistung nach Abschnitt C bis O der GOÄ zum gleichen Zeitpunkt möglich ist.

nicht abrechenbar:

- Zuschlag K1
- für das alleinige Ausstellen eines Rezeptes oder von Überweisungen.

GOÄ-Nr.	**3**
GOÄ-Text	eingehende Beratung, mindestens 10 Minuten

abrechenbar:

- nur als einzige Leistung
- oder neben GOZ-Nr. 0010, GOÄ-Nr. 5, GOÄ-Nr. 6
- 1x je Behandlungsfall (30 Tage)
- die Mindestangabe von 10 Minuten muss in der Rechnung dokumentiert werden.

GOÄ-Nr.	**A - D**
GOÄ-Text	Zuschläge zu Beratungen und Untersuchungen

abrechenbar:

- nur mit dem einfachen Gebührensatz berechnungsfähig (1,0-fach)
- 1x je Sitzung
- ggf. mehrfach an einem Tag bei mehreren Behandlungssitzungen
- nur in Verbindung mit Beratungen und Untersuchungen nach den Nrn. 1, 3, 4, 5, 6, 7, 8.

Übersicht zu GOÄ-Nr. A - D – Zuschläge

Zuschlag für außerhalb der Sprechstunde erbrachte Beratungen und Untersuchungen

A	**B**	**C**	**D**
in der Zeit zwischen			
08:00 – 20:00 Uhr	**20:00 – 22:00 Uhr oder 6:00 – 8:00 Uhr**	**22:00 – 6:00 Uhr**	**an Samstagen, Sonn- und Feiertagen**
nicht neben Zuschlag Nr. B, C, D und den Besuchszuschlägen	**nicht neben Zuschlag Nr. C und den Besuchszuschlägen**	**nicht neben Zuschlag Nr. B und den Besuchszuschlägen**	**werden Leistungen innerhalb einer Samstagssprechstunde erbracht, so ist der Zuschlag zu halbieren**

Behandlungsfall Nr. 15

1. Der gesetzlich versicherte Patient kommt am Sonntag in die Notdienstsprechstunde.

Datum	Zahn	Behandlung
04.11.		Notdienst am Sonntag um 10:30 Uhr
	25	Patient hat Schmerzen, lokale Untersuchung und Beratung durch den Zahnarzt
04.11.		20:10 Uhr, telefonische Beratung durch den Zahnarzt wegen Schmerzmittel

Datum	Zahn	BEMA	Anzahl	Bemerkung

2. Bei dem privat versicherten Patienten wird eine vollständige Untersuchung durchgeführt.

Datum	Zahn	Behandlung
02.10.		vollständige Untersuchung und Beratung

Datum	Zahn	GOZ	Anzahl

3. Der privat versicherte Patient kommt mit Schmerzen an Zahn 35 in die Praxis.

Datum	Zahn	Behandlung
10.08.	35	symptombezogene Untersuchung und Beratung
	35	Röntgenaufnahme; Befund: verlagert
	35	medikamentöse Behandlung der Mundschleimhaut
10.08.		außerhalb der Sprechstunde 19:30 Uhr
		Beratung
10.08.	35	außerhalb der Sprechstunde 22:10 Uhr
		neue medikamentöse Behandlung der Gingivitis

Datum	Zahn	GOZ	Anzahl

4. Bei dem privat versicherten Patienten werden unterschiedliche Untersuchungen und Beratungen durchgeführt. Die zahnärztlichen Leistungen werden allein durch den Zahnarzt erbracht.

Behandlung	**GOZ/GOÄ**
vollständige Untersuchung	
eingehende Untersuchung	
eingehende Beratung, mind. 10 Minuten	
Beratung per Telefon	
lokale Untersuchung	
lokale Untersuchung um 20:15 Uhr außerhalb der Sprechstunde	
symptombezogene Untersuchung am Sonntag	
Feiertag, 23:00 Uhr, Beratung und lokale Untersuchung	
eingehende Beratung und vollständige Untersuchung	
symptombezogene Untersuchung und eingehende Beratung (20 Minuten) um 21:15 Uhr	
eingehende Untersuchung und Beratung, 5 Minuten	
Beratung in der Mittagspause 12:30 Uhr	

5. Der gesetzlich versicherte Patient kommt am 4.11. zu einem Termin in die Praxis

Datum	**Zahn**	**Behandlung**
04.11.	43, 42	intraligamentäre Anästhesien
	44	Leitungsanästhesie, OK Alginat-Abformung für Gegenkiefer, UK Abdruck für provisorische Versorgung
	44, 43, 42	Präparation der Zähne
	44	plastische Aufbaufüllung m-o-d, eine parapulpäre Stiftverankerung, Materialkosten 1,50 €
	44	elektrochirurgische Maßnahmen durchgeführt
	44, 43, 42	Retraktionsfäden gelegt
	44, 43, 42	Korrekturabdruck, provisorische Kronen angefertigt und eingesetzt

Datum	**Zahn**	**BEMA**	**Anzahl**	**Bemerkung**

6. Der privat versicherte Patient kommt zu einem Präparationstermin in die Praxis.

Datum	Zahn	Behandlung
04.11.	24 - 26	Infiltrationsanästhesien, Präparation der Zähne
		OK, UK Abdrücke für Gegenkiefer und provisorische Versorgung
	24	adhäsiv befestigte Aufbaufüllung m-o-d
	24	parapulpäre Stiftverankerung mit zwei Stiften, Materialkosten je Stift 1,50 €
	24	Matrize als Formbebungshilfe gelegt
	24 - 26	Elektrochirurgische Maßnahmen zur Entfernung von Zahnfleischfasern
	24 - 26	Retraktionsfäden zur Darstellung der Präparationsgrenze gelegt
	24 - 26	provisorische Kronen angefertigt und eingesetzt

Datum	Zahn	GOZ	Anzahl

GOZ-Nr.	**0030**
GOZ-Text	schriftlicher Heil- und Kostenplan

abrechenbar:

- 1x je HKP
- ggf. auch mehrfach
- für alle Behandlungsbereiche der GOZ, außer für KFO und Funktionsanalyse.

nicht abrechenbar:

- neben Nr. 0040 HKP für KFO/Funktionsanalyse.

GOZ-Nr.	**1040**
GOZ-Text	professionelle Zahnreinigung

Maßnahmenpaket zur systematischen Entfernung aller Arten von Belägen auf den Zahnoberflächen im supragingivalen und gingivalen Bereich der Zähne.

Leistungsinhalt:
- Reinigung der Zahnzwischenräume
- Entfernung des Biofilms
- Politur aller zugänglichen Oberflächen
- ggf. geeignete Fluoridierungsmaßnahme der gereinigten Oberflächen.

abrechenbar:

- 1x je Zahn/Implantat/Brückenglied/Krone
- an bedingt abnehmbarem Zahnersatz (z. B. verschraubbare Suprakonstruktion)
- ggf. auch mehrfach, da keine 30-Tage-Frist einzuhalten ist
- Kontrolle nach PZR in Folgesitzung GOZ-Nr. 4060.

nicht abrechenbar:

- Reinigung von abnehmbaren Prothesen
- neben GOZ-Nr. 1020 an gleicher Stelle
- neben GOZ-Nr. 4050 - 4055 an gleicher Stelle
- neben GOZ-Nr. 4060 an gleicher Stelle
- neben parodontalchirurgischen Maßnahmen GOZ-Nr. 4070, 4075, 4090, 4010 an gleicher Stelle.

GOZ-Nr.	**4005**
GOZ-Text	Erhebung eines Gingivalindex und/oder Parodontalindex

abrechenbar:

- Erhebung mindestens eines Gingival- und/oder Parodontalindex
- z. B. PSI (Parodontal-Screening-Index)
- z. B. PBI (Papillen-Blutungs-Index)
- z. B. SBI (Sulcus-Blutungs-Index)
- höchstens 2x innerhalb eines Jahres
- auch neben PAR-Vorbehandlungen nach GOZ-Nr. 1040 und GOZ-Nr. 4020 - 4060
- auch neben GOZ-Nr. 0010, GOÄ-Nr. 1.

Kariestherapie begleiten

GOZ-Nr.	**4020**
GOZ-Text	Mundschleimhautbehandlung

abrechenbar:

- 1x je Sitzung
- neben GOZ-Nr. 4070 - 4075
- keine Fristsetzung bei Druckstellenentfernung
- für die lokale Mundschleimhautbehandlung von Aphthen o. Ä.
- für die Taschenspülung mit geeigneten Lösungen.

nicht abrechenbar:

- an gleicher Stelle mit chirurgischen Leistungen oder Nachbehandlungen
- an gleicher Stelle neben GOZ-Nr. 4090 - 4100
- neben GOZ-Nr. 4025
- Materialkosten für verwendete Medikamente.

GOZ-Nr.	**4025**
GOZ-Text	subgingivale medikamentöse antibakterielle Lokalapplikation

abrechenbar:

- 1x je Zahn und Sitzung
- Einbringen eines antibakteriellen Medikaments in das Parodontium unterhalb des Zahnfleischsaums
- Materialkosten für die verwendeten Medikamente.

nicht abrechenbar:

- an gleicher Stelle mit chirurgischen Leistungen oder Nachbehandlungen
- an gleicher Stelle neben GOZ-Nr. 4020.

GOZ-Nr.	**4030**
GOZ-Text	Beseitigung scharfer Zahnkanten und störender Prothesenränder

Leistungsinhalt:

- Beseitigung von unphysiologischen Beeinträchtigungen z. B. Schmelzabsplitterungen, defekten Füllungen, störenden Rändern an Füllungen, herausnehmbarem Zahnersatz, KFO-Geräten oder Schienen.

abrechenbar:

- 1x je Kieferhälfte oder Frontzahnbereich, max. 2x bei unterschiedlichen Kategorien
- die Leistung unterscheidet zwei Hauptkategorien:
  - Maßnahmen an natürlichen Zähnen
  - Maßnahmen an vorhandenem Zahnersatz
- max. 8x je Sitzung.

nicht abrechenbar:

- für die Politur einer Füllung
- Beseitigen von groben Artikulations- oder Okklusionsstörungen GOZ-Nr. 4040.

GOZ-Nr.	4050
GOZ-Text	Zahnsteinentfernung an einem einwurzeligen Zahn o. Ä.

Leistungsinhalt:
- Entfernung von harten und weichen Zahnbelägen, supragingivalen Ablagerungen
- einschließlich der Oberflächenpolitur der Zähne in gleicher Sitzung
- für die manuelle oder maschinelle Entfernung, z. B. mit Ultraschall.

abrechenbar:
- 1x je einwurzeligem Zahn
- 1x je Brückenglied, Implantatpfeiler
- 1x innerhalb von 30 Tagen
- müssen innerhalb von 30 Tagen noch vorhandene oder neue Beläge entfernt werden, dann GOZ-Nr. 4060.

nicht abrechenbar:
- für die subgingivale Konkremententfernung GOZ-Nr. 4070
- in gleicher Sitzung mit GOZ-Nr. 4060 und GOZ-Nr. 1040
- für die Entfernung von fest haftenden Verfärbungen/oberflächlichen Einlagerungen GOZ-Nr. 1040
- für die nicht medizinisch notwendige kosmetische Entfernung von Verfärbungen GOZ § 2 Abs. 3 Verlangensleistung.

GOZ-Nr.	4055
GOZ-Text	Zahnsteinentfernung an einem mehrwurzeligen Zahn o. Ä.

Leistungsinhalt:
- Entfernung von harten und weichen Zahnbelägen, supragingivalen Ablagerungen
- einschließlich der Oberflächenpolitur der Zähne in gleicher Sitzung
- für die manuelle oder maschinelle Entfernung, z. B. mit Ultraschall.

abrechenbar:
- 1x je mehrwurzeligem Zahn
- 1x innerhalb von 30 Tagen
- müssen innerhalb von 30 Tagen noch vorhandene oder neue Beläge entfernt werden, dann GOZ-Nr. 4060

nicht abrechenbar:
- für die subgingivale Konkremententfernung GOZ-Nr. 4070
- in gleicher Sitzung mit GOZ-Nr. 4060 und GOZ-Nr. 1040
- für die Entfernung von fest haftenden Verfärbungen/oberflächlichen Einlagerungen GOZ-Nr. 1040
- für die nicht medizinisch notwendige kosmetische Entfernung von Verfärbungen GOZ § 2 Abs. 3 Verlangensleistung.

GOZ-Nr.	4060
GOZ-Text	Kontrolle nach Zahnsteinentfernung oder PZR

abrechenbar:
- 1x je Zahn, Brückenglied, Implantatpfeiler
- Kontrolle des Reinigungserfolges nur in Folgesitzung nach vorausgegangener GOZ-Nr. 4050 – 4055 und GOZ-Nr. 1040
- Entfernung von Restbelägen, bzw. neu entstandenen Belägen, inkl. Nachreinigung und Politur
- ohne zeitliche Einschränkung.

nicht abrechenbar:
- zusammen mit GOZ-Nr. 4050 - 4055 und GOZ-Nr. 1040, GOZ-Nr. 4090, GOZ-Nr. 4100.

Kariestherapie begleiten

GOZ-Nr.	**2010**
GOZ-Text	überempfindliche Zahnflächen

abrechenbar:

- 1x je Kiefer
- unabhängig von der Anzahl der behandelten Zähne
- für überempfindliche Zahnflächen nach Präparation oder Einschleifen der Zähne o. Ä.
- zusätzlich ggf. Fluoridierungsmaßnahmen nach GOZ-Nr. 1020 - 1030.

GOZ-Nr.	**2020**
GOZ-Text	temporärer speicheldichter Verschluss

abrechenbar:

- für einen vorübergehenden speicheldichten Verschluss
- 1x je Kavität
- auch im Zusammenhang mit endodontischen Leistungen, indirekter und direkter Überkappung
- im Rahmen einer Notdienstbehandlung
- ggf. zusätzlich GOZ-Nr. 2197.

nicht abrechenbar:

- provisorischer Verschluss von Inlay-Kavitäten GOZ-Nr. 2260 - 2270.

GOÄ-Nr.	**70**
GOÄ-Text	Arbeitsunfähigkeitsbescheinigung, kurze Bescheinigung

abrechenbar:

- Ausstellen einer Arbeitsunfähigkeitsbescheinigung
- kurze Bescheinigung, Berichte o. Ä.
- Ä 70 für Privatpatienten
- 7700 für Kassenpatienten.

GOZ-Nr.	**0065**
GOZ-Text	optisch-elektronische Abformung

abrechenbar:

- für eine dreidimensionale Datenerfassung (Abformung) mit optisch-elektronischen Apparaturen
- im Rahmen von CAD/CAM-Verfahren
- 1x je Kieferhälfte oder Frontzahnbereich
- zusammen mit der Herstellung von Zahnersatz.

nicht abrechenbar:

- im Zusammenhang mit der konventionellen Abformung in gleicher Kieferhälte oder Frontzahnbereich
- einfache Bissregistrierung.

GOZ-Nr.	**0070**
GOZ-Text	Vitalitätsprüfung

abrechenbar:

- 1x je Sitzung, auch bei der Überprüfung von mehreren Zähnen
- für die Prüfung mittels elektrischer oder thermischer Reize.

4. Füllungstherapie in der Privatabrechnung

GOZ-Nr.	**2050 – einflächige Füllung** **2070 – zweiflächige Füllung** **2090 – dreiflächige Füllung** **2110 – mehr als dreiflächig oder Eckenaufbau**
GOZ-Text	plastische Füllung

Leistungsinhalt:
- für plastische Füllungen ohne Adhäsivtechnik
- Präparieren einer Kavität, Füllen mit plastischem Füllmaterial
- einschließich Unterfüllung, Anlegen einer Matrize
- Benutzen anderer Hilfsmittel zur Formung der Füllung.

abrechenbar:
- 1x je Kavität, ggf. mehrfach an einem Zahn bei verschiedenen Kavitätengrößen
- GOZ-Nr. 2050 auch für eine retrograde Füllung bei einer Wurzelspitzenresektion.

nicht abrechenbar:
- für eine Aufbaufüllung GOZ-Nr. 2180.

GOZ-Nr.	**2060 – einflächige adhäsive Füllung** **2080 – zweiflächige adhäsive Füllung** **2100 – dreiflächige adhäsive Füllung** **2120 – mehr als dreiflächige adhäsive Füllung oder Eckenaufbau**
GOZ-Text	plastische Füllung in Adhäsivtechnik

abrechenbar:
- gilt für alle Füllungen mit Schmelz-Dentin-Adhäsiv (SDA) oder Säure-Ätz-Technik (SÄT)
- Präparieren einer Kavität, Füllen mit plastischem Füllmaterial in Ein- oder Mehrschichttechnik
- Maßnahmen zur Konditionierung sind mit abgegolten
- einschließlich Unterfüllung, Verwendung von Inserts.

nicht abrechenbar:
- für eine Aufbaufüllung GOZ-Nr. 2180
- neben GOZ-Nr. 2197 adhäsive Befestigung.

GOZ-Nr.	**2130**
GOZ-Text	Kontrolle, Finieren und Politur einer Restauration

abrechenbar:
- 1x je Restauration, ggf. auch mehrfach an einem Zahn
- nur in Folgesitzung nach GOZ-Nr. 2050, 2070, 2090, 2110
- unabhängig vom Material der Füllung
- unabhängig von der Füllungsgröße
- auch bei älteren Restaurationen.

Kariestherapie begleiten

nicht abrechenbar:

- in gleicher Sitzung mit GOZ-Nr. 2060, 2080, 2100, 2120
- für die Politur einer in gleicher Sitzung gelegten Füllung mit Adhäsivtechnik.

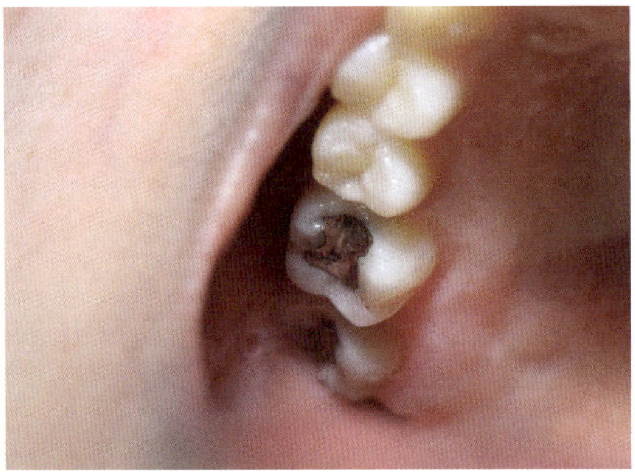

Amalgamfüllung (nicht poliert)

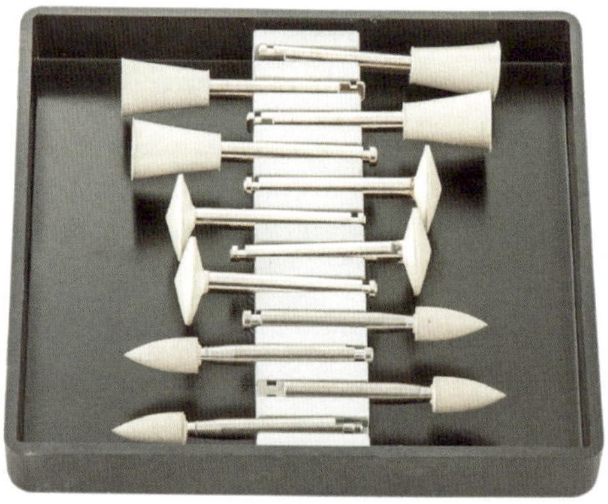

Polierkelche

GOZ-Nr.	**2180**
GOZ-Text	plastische Aufbaufüllung

abrechenbar:

- 1x je Zahn
- unabhängig von der Kavitätengröße
- zusätzlich ggf. die GOZ-Nr. 2197 adhäsive Befestigung
- zusammen mit GOZ-Nr. 2195 Schraubenaufbau/Glasfaserstift.

nicht abrechenbar:

- mehrfach je Zahn
- neben Inlays nach GOZ-Nr. 2150 - 2170, GOZ-Nr. 2190 gegossener Aufbau.

GOZ-Nr.	**2197**
GOZ-Text	adhäsive Befestigung

Leistungsinhalt:

- die adhäsive Befestigung ist eine spezielle Verankerung von Aufbaumaterial, Glasfaserstiften, Inlays, Kronen, Teilkronen und Veneers
- physikalisch-chemische Konditionierung zwischen der Zahnkontaktfläche und dem zu verankernden Material/Werkstück.

abrechenbar:

- 1x je Komponente, ggf. auch mehrfach je Zahn
- zusätzlich zu den GOZ-Nr. 2020, 2150 - 2170, 2180, 2190, 2195, 2200, 2220, 2250, 2310 - 2320, 5000 - 5040, 5110
- 2x bei gleichzeitigem Einsetzen eines Stiftes mit einer adhäsiven plastischen Aufbaufüllung an gleichem Zahn.

nicht abrechenbar:

- für die adhäsive plastische Füllung nach GOZ-Nr. 2060 - 2120.

GOZ-Nr.	**2150 – Einlagefüllung einflächig** **2160 – Einlagefüllung zweiflächig** **2170 – Einlagefüllung mehr als zweiflächig**
GOZ-Text	Inlay

Leistungsinhalt:

- Inlays können aus verschiedenen Materialien angefertigt werden
- Goldinlays, Keramikinlays, Kunststoffinlays, CAD/CAM-Verfahren.

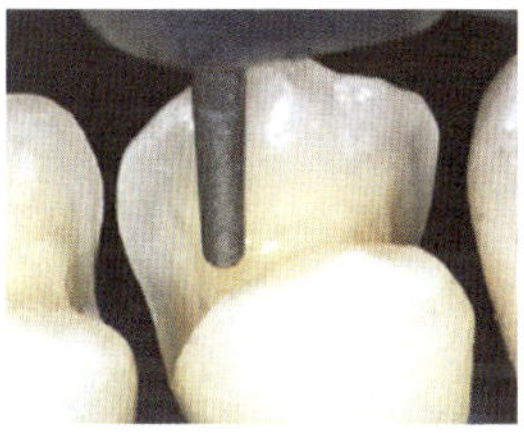

Präparation einer Inlaykavität

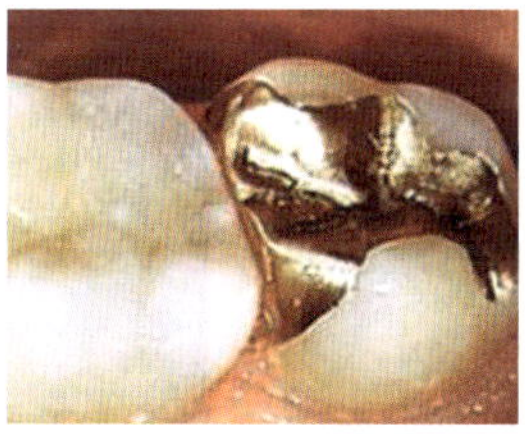

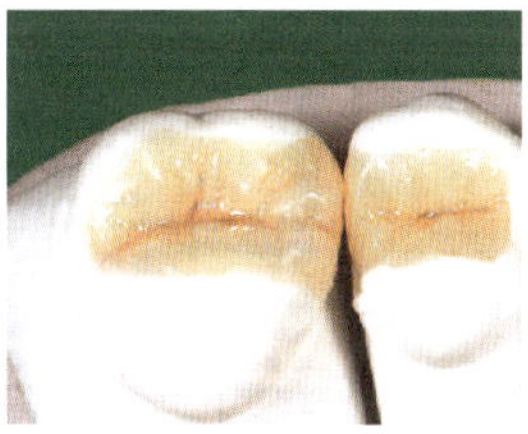

Goldinlay und Keramikinlay

abrechenbar:

- 1x je Kavitätengröße
- unabhängig vom Material z. B. Gold, Kunststoff, Keramik, Glaskeramik
- ggf. zusätzlich optisch-elektronische Abformung im CAD/CAM-Verfahren GOZ-Nr. 0065
- adhäsive Befestigung GOZ-Nr. 2197
- provisorische Versorgung GOZ-Nr. 2260 - 2270
- evtl. GOZ-Nr. 2030 für die Darstellung der Präparationsgrenze durch Retraktionsfäden
- Material- und Laborkosten § 9 GOZ Zahntechnik
- Erneuerung eines provisorischen Inlays im Notdienst durch einen anderen Behandler nach Nr. 2270.

nicht abrechenbar:

- neben GOZ-Nr. 2180, 2190, 2195
- Inlay als Brückenanker nach GOZ-Nr. 5010
- Materialkosten für das provisorische Inlay.

Kariestherapie begleiten

GOZ-Nr.	**2250**
GOZ-Text	konfektionierte Kinderkrone

abrechenbar:

- je Krone, unabhängig vom Material Kunststoff oder Metall
- zusätzlich Material- und Laborkosten.

GOZ-Nr.	**2030**
GOZ-Text	besondere Maßnahmen beim Präparieren oder Füllen

Leistungsinhalt

- besondere Leistungen im Zusammenhang mit der Füllungstherapie, z. B.
  - Separieren von Zähnen mithilfe von Interdentalkeilen (Auseinanderdrängen)
  - Stillung einer **übermäßigen** Papillenblutung
  - Anlegen einer Formgebungshilfe bei Restaurationen nach GOZ-Nr. 2060, 2080, 2100, 2120, 2180
  - Verkeilung einer Separation als Blutstillung oder zur Herstellung eines spannungsfreien Kontaktpunktes
- besondere Leistungen im Zusammenhang mit der Präparation von Zähnen, z. B.
  - Legen von Retraktionsfäden zur Darstellung der subgingivalen Stufenpräparation
  - Verdrängen/Beseitigen von störendem Zahnfleisch zur Darstellung von unter sich gehenden Stellen
  - Durchtrennen von Zahnfleischfasern mittels Elektrotom im Zusammenhang mit Füllen oder Präparieren von Kavitäten.

abrechenbar:

- 1x je Kieferhälfte oder Frontzahnbereich beim Füllen von Kavitäten
- 1x je Kieferhälfte oder Frontzahnbereich beim Präparieren
- max. 2x je Kieferhälfte oder Frontzahnbereich
- max. 8x je Sitzung
- auch neben GOZ-Nr. 2040 in derselben Sitzung.

nicht abrechenbar:

- für das Anlegen von Kofferdam GOZ-Nr. 2040
- Exzision von Schleimhaut- oder Granulationsgewebe GOZ-Nr. 3070
- Papillektomie
- Anlegen und Verkeilen einer Matrize zur Formung der Füllung der GOZ-Nr. 2050, 2070, 2090, 2110.

GOZ-Nr.	**2040**
GOZ-Text	Kofferdam (Spanngummi)

abrechenbar:

- 1x je Kieferhälfte oder Frontzahnbereich
- anlegen von Kofferdam/Spanngummi
- auch neben GOZ-Nr. 2030.

nicht abrechenbar:

- je Zahn
- zusätzlich Materialkosten.

GOZ-Nr.	**0080**
GOZ-Text	Oberflächenanästhesie

abrechenbar:

- Auftragen von einem Lokalanästhetikum auf die Haut bzw. Schleimhaut
- 1x je Kieferhälfte oder Frontzahnbereich
- zur Ausschaltung des Würgereizes bei Röntgenaufnahmen und Abdrucknahmen
- zur Beseitigung des Einstichschmerzes bei Infiltrations- oder Leitungsanästhesie
- in allen Behandlungsgebieten
- auch beim Kassenpatient möglich, dann als Privateistung.

nicht abrechenbar:

- Materialkosten für das Anästhetikum.

GOZ-Nr.	**0090**
GOZ-Text	Infiltrationsanästhesie

abrechenbar:

- für die intraorale Infiltrationsanästhesie
- für die intraligamentäre, intrakanaläre Anästhesie
- i. d. R. 1x je Zahn/Sitzung
- ggf. mehrfach je Zahn in einer Sitzung, dann mit Begründung in der Rechnung
- Kombination mit GOZ-Nr. 0100 möglich, Begründung für die Nebeneinanderberechnung in der Rechnung ist zu empfehlen
- zur Ausschaltung der Anastomosen in Kombination mit GOZ-Nr. 0100 ist keine Begründung notwendig
- Kosten für das Anästhetikum berechnungsfähig
- kombinierbar mit GOZ-Nr. 0080.

nicht abrechenbar:

- je Einstich
- Kosten für die Kanüle
- Injektionen zu Heilzwecken GOÄ-Nr. 252.

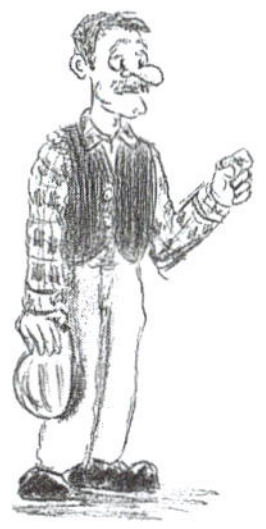

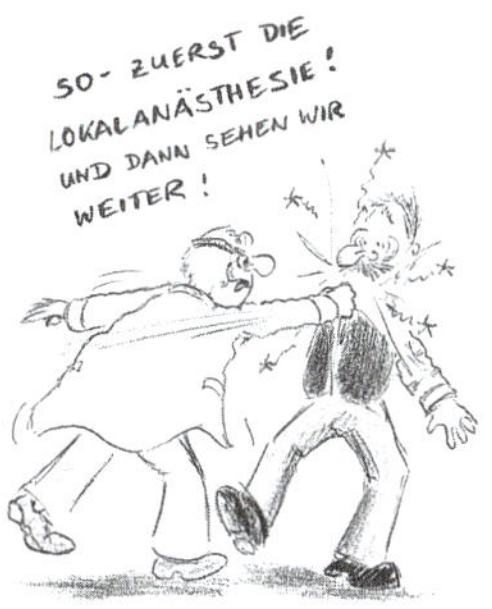

GOZ-Nr.	0100 – intraorale Leitungsanästhesie
GOZ-Text	Leitungsanästhesie

abrechenbar:

- i. d. R. 1x je Kieferhälfte
- ggf. mehrfach je Zahn in einer Sitzung, dann mit Begründung in der Rechnung
- Kombination mit GOZ-Nr. 0090 möglich, Begründung für die Nebeneinanderberechnung in der Rechnung ist zu empfehlen
- zur Ausschaltung der Anastomosen in Kombination mit GOZ-Nr. 0090 ist keine Begründung notwendig
- kombinierbar mit GOZ-Nr. 0080
- Kosten für das Anästhetikum berechnungsfähig.

nicht abrechenbar:

- Kosten für die Kanüle
- Injektionen zu Heilzwecken GOÄ-Nr. 252.

Übersicht Anästhesien in BEMA und GOZ

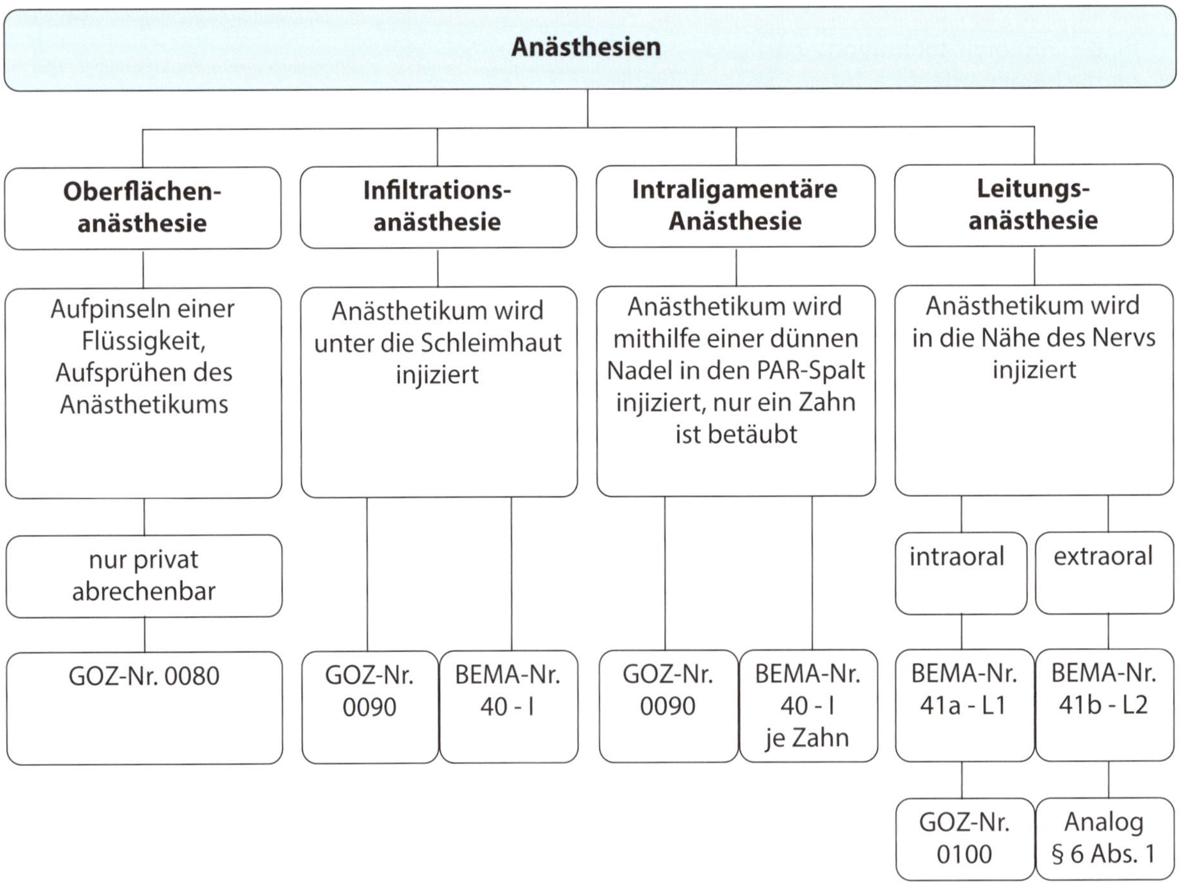

GOZ-Nr.	**0110 – Zuschlag OP-Mikroskop**
GOZ-Text	Zuschlag für die Anwendung eines Operationsmikroskops

abrechenbar:

- 1x je Behandlungstag
- nur mit dem 1,0-fachen Gebührensatz
- in Verbindung mit folgenden GOZ-Nummern aus dem konservierenden/endodontischen Bereich:
  - 2195, 2330, 2340, 2360, 2410, 2440
- in Verbindung mit folgenden GOZ-Nummern aus dem chirurgischen Bereich:
  - 3020, 3030, 3040, 3045, 3060, 3110, 3120, 3190, 3200.

GOZ-Nr.	**0120 – Zuschlag Laser**
GOZ-Text	Zuschlag für die Anwendung eines Lasers

abrechenbar:

- 1x je Behandlungstag
- nur mit dem 1,0-fachen Gebührensatz
- in Verbindung mit folgender GOZ-Nummer aus dem endodontischen Bereich:
  - 2410
- in Verbindung mit folgenden GOZ-Nummern aus dem chirurgischen Bereich:
  - 3070, 3080, 3210, 3240.

Behandlungsfall Nr. 16

Erstellen Sie eine Privatliquidation für den Behandlungsfall von Frau Heidelinde Königstein.

Datum	Zahn	Behandlung	GOZ/GOÄ
02.01.		eingehende Untersuchung und Beratung, die Patientin wählt SDA-Füllungen	
		Befund: 17, 16, 15: kariös, 13 - 23: defekte Füllungen, 18, 28, 38, 48: fehlen	
	OK, UK	professionelle Zahnreinigung	
	42, 32	medikamentöse Mundschleimhautbehandlung	
	42 - 32	Beseitigung scharfer Zahnkanten	
04.01.	17 - 15	Vitalitätsprüfungen, alle positiv	
	17 - 15	Oberflächen- und Infiltrationsanästhesien	
	17	Füllung mesial-okklusal-distal	
	16	Füllung mesial-okklusal und bukkal, separiert	
	15	Füllung bukkal und palatinal	
06.01.	13 - 23	Kofferdam gespannt	
	13 - 23	Oberflächen- und Infiltrationsanästhesien	
	13, 12	Füllung je mesial-labial-distal	
	11, 21	je mesiale Eckenaufbauten in Mehrschichttechnik	
	22, 23	Füllung je vestibulär, Anlegen einer Matrize als Formgebungshilfe	
09.01.		Patientin hat starke Schmerzen an 24	
		symptombezogene Untersuchung und Beratung	
	24	Oberflächen- und Infiltrationsanästhesie	
	24	adhäsive Aufbaufüllung mesial-okklusal-distal-palatinal	
10.01.	26, 27	Infiltrationsanästhesien	
	26	Stillung einer übermäßigen Papillenblutung	
	26	Füllung vestibulär-distal	
	27	Füllung okklusal und vestibulär	
15.01.	47 - 44	Vitalitätsprüfungen, alle positiv	
	47 - 44	Leitungsanästhesie	
	47	Spanngummi gelegt	
	45, 44	Füllung je okklusal und vestibulär	
17.01.	42 - 32	intraligamentäre Anästhesien	
	42 - 32	Füllungen je labial unter Kofferdam	
20.01.	36	Leitungsanästhesie	
	36	Stillung einer leichten Papillenblutung	
	36	Füllung okklusal-distal-vestibulär	
25.01		Politur aller Füllungen aus dem Behandlungsfall	

Behandlungsfall Nr. 17

Herr Manfred Meier kommt am Samstag, den 02.01. um 10:30 Uhr in die Notdienstsprechstunde. Er klagt über Schmerzen oben rechts.

Nach der symptombezogenen Untersuchung an Zahn 15 berät der Zahnarzt Herrn Meier über den weiteren Behandlungsverlauf.

Der Zahn 15 bekommt unter Infiltrationsanästhesie eine adhäsive Kunststofffüllung m-o-d.

Der Patient wird entlassen.

Am nächsten Montag meldet sich Herr Meier telefonisch bei Ihnen, er möchte in Ihrer Praxis weiterbehandelt werden. Sie vereinbaren einen Kontrolltermin.

Datum	Zahn	Behandlung	GOZ/GOÄ
...		...	
10.01.		eingehende Untersuchung und Beratung	
		Befund: 18, 28, 38: fehlen; 48 im Durchbruch	
		27, 26, 11, 21, 36, 44 - 34: kariös	
	27, 16, 36	Vitalitätsprüfung, positiv	
	15	Politur der Füllung	
13.01.	27	adhäsive Kunststofffüllung mesial-distal-okklusal unter Kofferdam	
	26	adhäsive Kunststofffüllung mesial-okklusal-bukkal	
15.01.	11, 21	Kofferdam gelegt, SDA-Füllung je vestibulär	
	21	Stillung einer übermäßigen Papillenblutung	
29.01.	36	Vitalitätsprüfung, Befund: positiv	
	36	adhäsive Füllung okklusal-distal	
	48	medikamentöse Behandlung der Mundschleimhaut	
02.02.	44 - 34	Kofferdam gespannt, SDA-Füllungen je zervikal	
	43, 42, 41, 32, 33	SDA-Füllung je mesial-labial-distal	
	31	mesialer Eckenaufbau in Mehrschichttechnik unter Einbeziehung der Schneidekante	
04.02.		Politur aller Füllungen aus diesem Behandlungsfall	
05.02.	48	symptombezogene Untersuchung und Beratung	
	48	Dentitio difficilis Überweisung zum Oralchirurgen ausgestellt	

Behandlungsfall Nr. 18

Herr Heinrich Schmutzler hat heute, den 02.01. einen Termin zur Untersuchung. Da er beruflich einige Zeit im Ausland war, ist die letzte Untersuchung schon zwei Jahre her.

Der Zahnarzt diktiert den Befund der eingehenden Untersuchung:
11, 21, 15, 14, 17, 26, 27, 36, 33 - 43, 44: kariös; 18, 28, 38, 48: fehlen

Herr Schmutzler wird über die verschiedenen Füllungsstoffe aufgeklärt und beraten. Er wünscht Keramik-Inlays im hinteren Seitenzahnbereich. Ansonsten möchte er normale plastische Füllungen.

Datum	Zahn	Behandlung
02.01.		… siehe Eingangstext
		Zahnstein an allen Zähnen entfernt
03.01.	11, 21	Infiltrationsanästhesien, Kofferdam gelegt
	11, 21	separiert, je indirekte Überkappungen unter OP-Mikroskop
	11, 21	je mesiale Eckenaufbauten Mehrschichttechnik
05.01.	15, 14	Infiltrationsanästhesien
	15	Füllung mesial-okklusal-distal, Stillung einer übermäßigen Papillenblutung
	14	Füllung mesial und distal
10.01.	26	Infiltrationsanästhesien, Füllung vestibulär
		HKP für Inlays angefordert und aufgestellt
15.01.	36	Vitalitätsprüfung: positiv
	36	Leitungsanästhesie, adhäsive Aufbaufüllung distal-lingual, Stillung einer leichten Papillenblutung, Zahn wird später mit Krone versorgt, HKP für Krone erstellt
17.01.	33 - 43	Kofferdam gelegt, SDA-Füllungen je labial/zervikal
	33 - 43	überempfindliche Zahnhälse touchiert
19.01.	17, 27	Oberflächenanästhesie, Infiltrationsanästhesien
	17, 27	Präparation für Inlays, Abdruck Gegenkiefer, Retraktionsfäden zur Darstellung der Präparationsgrenze gelegt, optisch-elektronische Abformungen, provisorisches Inlay ohne Abdruck angefertigt und eingesetzt
19.01.	19:30 Uhr	außerhalb der Sprechstunde: Schmerzen
		Anruf des Patienten, Beratung durch den Zahnarzt
21.01.	44	Leitungsanästhesie, Präparation für ein Inlay
	44	Retraktionsfäden zur Darstellung der subgingivalen Stufe gelegt
	44	optisch-elektronische Abformung, provisorisches Inlay ohne Abdruck angefertigt und eingesetzt
27.01.	44	Leitungsanästhesie
	17, 27	Infiltrationsanästhesien
	44, 17, 27	Inlays mit Adhäsiv-Technik eingegliedert unter Kofferdam
	17	m-o-Inlay
	27	o-Inlay
	44	m-o-d-Inlay
30.01.		Beratung über Zahnersatz, Aufbaufüllung an Zahn 36 abgebrochen
	36	soll jetzt schnell mit einer Vollkeramikkrone versorgt werden
02.02.		Politur aller Füllungen aus diesem Behandlungsfall
17.02.		Beratung durch den Zahnarzt, weitere Termine, Termin für Krone 36 ausgemacht, Patient muss auf Geschäftsreise

Behandlungsfall Nr. 19

Frau Sonnenschein erscheint zur eingehenden Untersuchung in der Praxis. Sie möchte an Zahn 16 ein Inlay.

Datum	Zahn	Behandlung
02.01.		eingehende Untersuchung und Beratung
		Befund: 18, 28 fehlen, sonst apikal ohne Befund
	12, 13, 22, 26	Infiltrationsanästhesien, Kofferdam gelegt
	12, 22	SDA-Füllungen je vestibulär
	13	mesialer Eckenaufbau unter Einbeziehung der Schneidekante in
	13	Mehrschichttechnik
	26	Füllung mesial-okklusal-distal, Matrize angelegt
	44 - 34	Oberflächenanästhesien, Zahnsteinentfernung
10.01.	16	scharfe Kante an einer alten Füllung entfernt
12.01.	47, 46	Leitungsanästhesie, Anlegen von Kofferdam
	47, 46	Füllungen je okklusal
13.01.	11, 21	Infiltrationsanästhesien, Spanngummi gelegt
	11, 21	je mesiale und distale Eckenaufbauten in SDA-Technik
14.01.	37	Schmerzen, symptombezogene Untersuchung
	37	alte Füllung verloren, Behandlung unter OP-Mikroskop
	37	Leitungsanästhesie, direkte Überkappung,
	37	Füllung mesial-lingual-okklusal-distal
16.01.	41,31	Intraligamentäre Anästhesien, Kofferdam gelegt
	41	Stillung einer übermäßigen Papillenblutung
	41, 31	SDA-Füllung je labial
17.01.	41	medikamentöse Behandlung der Mundschleimhaut
19.01.	15, 21, 25	Oberflächen- und Infiltrationsanästhesien
	25	Füllung mesial und palatinal
	21	SDA-Füllung labial
	15	Füllung okklusal-distal und palatinal
21.01.	16	Oberflächen- und Infiltrationsanästhesie, Retraktionsfäden zur Darstellung der Präparationsgrenze gelegt, Präparation für ein Inlay
	16	Präp-Abdruck, Gegenkieferabdruck, provisorisches Inlay mit Clip eingesetzt
30.01.	16	Infiltrationsanästhesie, Kofferdam gelegt
	16	Inlay mesial-okklusal-distal mit adhäsiver Befestigung eingesetzt
07.02.	16	Zahnersatzkontrolle, Politur aller Füllungen

Behandlungsfall Nr. 20

Frau Beate Schmidt kommt heute am 13.10. zu Ihnen in die Praxis.

Datum	Zahn	Behandlung
13.10.		eingehende Untersuchung und Beratung, 15 Minuten
		Zahnstein und Mundschleimhauterkrankung vorhanden
		Befund: 18, 28, 36, 38, 48: fehlen
		15, 16, 17, 11, 23, 24, 45, 41, 31: kariös; Brücke von 35 - 37
		Orthopantomogramm liegt aktuell vor
		Vitalitätsprüfung: alle positiv
15.10.	15, 16, 17	Infiltrationsanästhesien, Füllungen in SDA-Technik
	15	Kofferdam, Füllung mesial-okklusal
	16	Füllung vestibulär-okklusal und Füllung palatinal
	16	übermäßige Papillenblutung gestillt
	17	Füllung mesial-okklusal-distal, Anlegen einer Matrize
20.10.	11	bei einem Sturz (Privatunfall) ist die mesiale Ecke abgebrochen, SDA-Technik
	11	mesialer Eckenaufbau unter Kofferdam
	23, 24	separiert, Füllungen in SDA-Technik
	23	Füllung labial-distal
	24	Füllung mesial-okklusal und bukkal, Stillung einer leichten Papillenblutung
21.10.		Telefonische Beratung wegen Füllungstherapie durch den Zahnarzt
22.10.	45	Leitungsanästhesie, Kofferdam gelegt
	45	Füllung mesial-okklusal und lingual
25.10.	41, 31	Spanngummi und je mesiale und distale Eckenaufbauten
		SÄT-Technik
		Zahnsteinentfernung im gesamten Gebiss
		medikamentöse Behandlung der Mundschleimhaut
30.10.		Politur aller Füllungen aus dem Behandlungsfall

Behandlungsfall Nr. 21

Frau Carolina van den Berg kommt heute am 01.03. zu Ihnen in die Praxis. Der Zahnarzt nimmt den Befund der eingehenden Untersuchung auf:
18, 16, 14, 24, 25, 47, 42, 37, 34, 35: kariös; 28, 38, 48: fehlen.

Frau van den Berg hat eine Interimsprothese zum Ersatz von 21, 22. Die Lücke im Oberkiefer möchte die Patientin zu einem späteren Zeitpunkt geschlossen haben. Jetzt sollen nur die kariösen Zähne behandelt werden. Der Zahnarzt berät die Patientin über den weiteren Behandlungsverlauf.

Datum	Zahn	Behandlung
01.03.		...
		Oberflächenanästhesien, Zahnsteinentfernung an allen Zähnen
		Mundschleimhautbehandlung
09.03.	16	Oberflächen- und Infiltrationsanästhesie
	16	Füllung m-o-d
13.03.	34, 35, 37	Leitungsanästhesie, Kofferdam gelegt
	34, 35	separiert
	34	Füllung distal-okklusal
	35	Füllung mesial-okklusal-distal
	37	Füllung okklusal
18.03.	24, 25	Infiltrationsanästhesien
	24, 25	Vitalitätsprüfung: beide positiv
	24	Füllung palatinal-okklusal
	25	Füllung bukkal-okklusal, Stillung einer leichten Papillenblutung
21.03.	18, 16, 14	Oberflächen- und Infiltrationsanästhesie
	18	Füllung okklusal
	16	Füllung okklusal-mesial
	14	Füllung okklusal-bukkal
	15	alte Füllung poliert
27.03.	42	intraligamentäre Anästhesie
	42	Kofferdam gelegt
	42	Stillung einer übermäßigen Papillenblutung
	42	mesialer Eckenaufbau in SDA-Technik
31.03.	47	Leitungsanästhesie
	47	adhäsive Aufbaufüllung m-o-d-ling
		HKP für die Brücke im Oberkiefer erstellt
		Patientin fährt ins Ausland, meldet sich später

Behandlungsfall Nr. 22

Herr Torben Petersen kommt am 05.05. zu seinem Füllungstermin in Ihre Praxis. Die eingehende Untersuchung wurde schon am 30.04. aufgenommen.

Der Befund ergab folgenden Zahnstatus:
18, 28, 38: fehlen
48: im Durchbruch
16, 15, 14, 26, 46, 33, 37: kariös.

Die Beratung über die Füllungsmaterialien hat der Zahnarzt am 02.05. durchgeführt. Herr Petersen wählte die Kunststofffüllungen mit adhäsiver Befestigung an allen Zähnen.

Datum	Zahn	Behandlung	BEMA	Bemerkung	GOZ/GOÄ
30.04.		...			
02.05.		...			
05.05.	16, 15, 14	Oberflächen- und Infiltrationsanästhesien			
	16 - 14	Kofferdam gelegt			
	16	Füllung mesial-okklusal und bukkal			
	15	Stillung einer übermäßigen Papillenblutung			
	15	Füllung bukkal			
	14	Füllung mesial-okklusal-distal			
05.05.		20:30 Uhr außerhalb der Sprechstunde			
		Telefongespräch mit Zahnarzt			
		Patient hat leichte Schmerzen an 16			
05.05.		21:30 Uhr nochmalige telefonische Beratung durch den Zahnarzt			
06.05.	16	medikamentöse Behandlung der Mundschleimhaut			
	15, 14	Politur der Füllungen			
10.05.	26	Infiltrationsanästhesie			
	26	Matrize angelegt und verkeilt			
	26	Füllung mesial-okklusal und palatinal			
	16	Politur der Füllung			
	17	scharfe Kante entfernt			
15.05.	46	intraligamentäre Anästhesie			
	46	Kavität präpariert, Patient hat große Schmerzen			
	46	provisorischer speicheldichter Verschluss			
17.05.	46	Leitungsanästhesie, Füllung okklusal-mesial			
20.05.	33, 37	Leitungsanästhesie			
	33	Kofferdam gelegt, mesialer Eckenaufbau in Mehrschichttechnik			
	37	separiert, Füllung okklusal-mesial und lingual			

Behandlungsfall Nr. 23

Frau Sabine Voller kommt mit Schmerzen am 15.06. in die Praxis. Die symptombezogene Untersuchung ergibt eine tiefe Karies an Zahn 46. Die Röntgenaufnahme wurde in der Notdienstsprechstunde angefertigt und von der Patientin mitgebracht. Die Vitalitätsprüfung ist positiv, unter Leitungsanästhesie wird die Karies entfernt und es wird eine indirekte Überkappung gelegt. Die Kavität wird speicheldicht verschlossen.

Datum	Zahn	Behandlung	BEMA	Bemerkung	GOZ/GOÄ
		...			
15.06.		18:30 Uhr außerhalb der Sprechstunde			
		Anruf der Patientin, hat Schmerzen, Gespräch mit Zahnarzt			
16.06.		jetzt schmerzfrei			
	46	Leitungsanästhesie, Matrize angelegt, Unterfüllung, indirekte Überkappung			
	46	Füllung m-o-d			
20.06.		Eingehende Untersuchung			
		Befund: 18, 28, 38: fehlen; 48: im Durchbruch,			
		16, 15, 13, 12, 26, 27, 33, 34: kariös; Zahnstein vorhanden			
	UK, OK	professionelle Zahnreinigung			
	48	Mundschleimhautbehandlung			
25.06.	16, 15, 13	Infiltrationsanästhesien, Kofferdam gespannt			
	16	Füllung m-o und bukkal			
	15	Füllung okklusal			
	13	SDA-Füllung labial			
	12	mesialer Eckenaufbau in SDA-Technik			
	48	medikamentöse Mundschleimhautbehandlung			
	UK, OK	Kontrolle nach PZR			
30.06.	46	Politur der Füllung, Zahn ist ruhig			
	26, 27	Infiltrationsanästhesien			
	26, 27	separiert mit Holzkeil			
	26	Stillung einer übermäßigen Papillenblutung			
	26	Füllung m-o-pal			
	27	Vitalitätsprüfung positiv			
	27	indirekte Überkappung, Füllung okklusal			
01.07.	16, 15, 13, 12	Politur der Füllungen			
05.07.	33, 34	intraligamentäre Anästhesien, Kofferdam gelegt			
	33	Stillung einer übermäßigen Papillenblutung			
	33	Füllung labial in SDA-Technik			
	34	Füllung m-o-d			
18.07.		Beratung, 25 Minuten über Ost an 48			

Behandlungsfall Nr. 24

Der langjährige Patient Herr Stefan Kalleschke kommt am 15.03. zu seinem Untersuchungstermin in die Praxis. Es wird die eingehende Untersuchung und Beratung durchgeführt, da der Patient längere Zeit nicht in der Praxis war, sind jetzt einige Zähne kariös.

Befund: 18, 17, 27, 28, 38, 48: fehlen; 21, 22, 25, 26, 37, 44, 45: kariös; Zahnstein und Mundkrankheit vorhanden.

Datum	Zahn	Behandlung
		...
18.03.	OK, UK	professionelle Zahnreinigung
		Mundschleimhautbehandlung
		Heil- und Kostenplan auf Wunsch für die Privatversicherung ausgestellt
		Zähne 25, 26, 37, 44, 45 werden mit Keramik-Inlays versorgt
25.03.		ZE-Beratung, 20 Minuten
		Patient hat Schwierigkeiten mit der Krankenkasse
30.03.		Anruf des Patienten, Gespräch mit Zahnarzt
15.04.	UK, OK	Kontrolle nach PZR, Nachpolieren
20.04.	21, 22	Infiltrationsanästhesien, Kofferdam gespannt
	21	Stillung einer übermäßigen Papillenblutung
	21	Kompositfüllung m-lab-inz-d-pal in SDA-Technik
	22	Kompositfüllung m-lab-d in SDA-Technik
	UK	Frontzähne eingeschliffen
	43 - 33	Behandlung überempfindlicher Zahnflächen
24.04.	25, 26	Infiltrationsanästhesien
	25, 26	Präparation für Inlays, Retraktionsfäden zur Darstellung der Präparationsgrenze gelegt, optisch-elektronische Abformung, provisorische Inlays ohne Abdruck angefertigt und eingesetzt, Gegenkieferabdruck
26.04.	37, 44, 45	Leitungsanästhesien
	37, 44, 45	Präparation für Inlays, Retraktionsfäden zur Darstellung der Präparationsgrenze gelegt, optisch-elektronische Abformungen, provisorische Inlays ohne Abdruck angefertigt und eingesetzt
30.04.	21, 22	Politur der Füllungen
	25, 26	Infiltrationsanästhesien, Eingliederung der Inlays mit adhäsiver Befestigung
	25	Inlay m-o
	26	Inlays m-o-d
	37, 44, 45	Leitungsanästhesie
	37	Inlay o-d
	44, 45	Inlays m-o
02.05.		ZE-Kontrolle, alles ohne Befund

Behandlungsfall Nr. 25

Herr Georg Mendelsohn kommt am 25.09. Samstag um 10:00 Uhr in die Notdienstsprechstunde. Er gibt Schmerzen unten links an. Der Zahnarzt untersucht die regio 37, 38, Befund: Zahnfleischtaschenentzündung. Es wird eine medikamentöse Mundschleimhautbehandlung durchgeführt. Herr Mendelsohn soll seinen Hauszahnarzt zur Weiterbehandlung aufsuchen. Am 28.09. kommt Herr Mendelsohn in die Praxis, er möchte bei Ihnen weiterbehandelt werden. Das OPG hat er mitgebracht.

Datum	**Zahn**	**Behandlung**
		...
28.09.		Beratung über die Entfernung der Zähne
		Überweisung zum MKG ausgestellt
15.10.		Zähne sind in der Zwischenzeit entfernt worden, Patient ist beschwerdefrei
		eingehende Untersuchung
		Befund: 18, 28, 37, 38, 48: fehlen: 14, 15, 26, 36: kariös
		Zahnstein vorhanden
18.10.	OK, UK	Zahnsteinentfernung und Mundschleimhautbehandlung
22.10.	14, 15	Infiltrationsanästhesien
	14	Matrize angelegt, Füllung m-o-d und bukkal
	15	Stillung einer übermäßigen Papillenblutung
	15	Füllung o-d
28.10.	26	Infiltrationsanästhesie
	26	plastische Aufbaufüllung m-o-d-buk
	26	indirekte Überkappung
		Zahn soll Krone bekommen
		Heil- und Kostenplan für Krone ausgestellt
29.10.		Beratung durch den Zahnarzt wegen Krone an Zahn 26
03.11.	34, 35	Politur alter Füllungen
	OK, UK	Kontrolle nach Zahnsteinentfernung
	36	Leitungsanästhesie
	36	Füllung m-o-d-ling
05.11.	36	Politur der Füllung
	UK	medikamentöse Mundschleimhautbehandlung einer Aphthe

5. Mehrkostenvereinbarung in der Füllungstherapie

Gesetzliche Grundlagen
Auszug aus dem Sozialgesetzbuch (SGB) Fünftes Buch (V) § 28 Abs. 2, Satz 1:

Die zahnärztliche Behandlung umfasst die Tätigkeit des Zahnarztes, die zur Verhütung, Früherkennung und Behandlung von Zahn-, Mund- und Kieferkrankheiten nach den Regeln der zahnärztlichen Kunst ausreichend und zweckmäßig ist; sie umfasst auch konservierend-chirurgische Leistungen und Röntgenleistungen, die im Zusammenhang mit Zahnersatz einschließlich Zahnkronen und Suprakonstruktionen erbracht werden.

Die Mehrkostenvereinbarung ist in Abs. 2 Satz 2 bis 5 geregelt:

Wählen Versicherte bei Zahnfüllungen eine darüber hinausgehende Versorgung, haben sie die Mehrkosten selbst zu tragen. In diesen Fällen ist von den Kassen die vergleichbare preisgünstige plastische Füllung als Sachleistung abzurechnen. In Fällen des Satzes 2 ist vor Beginn der Behandlung eine schriftliche Vereinbarung zwischen dem Zahnarzt und dem Versicherten zu treffen. Die Mehrkostenregelung gilt nicht für Fälle, in denen intakte plastische Füllungen ausgetauscht werden.

Beispiel

1. Die Füllung ist medizinisch notwendig, z. B.

- Zahn ist kariös
- alte Füllung ist insuffizient.

Verfahren:
- Aufklärung über Füllungsalternativen und Kosten
- Mehrkostenvereinbarung nach § 28 Abs. 2 SGB V vor Beginn der Behandlung unterschreiben lassen
- Praxis rechnet die vergleichbare preisgünstige plastische Füllungsposition nach BEMA-Nr. 13a - d über die KZV ab
- alle Begleitleistungen werden über die KZV abgerechnet, z. B. I, bMF, cp o. Ä.
- Füllungsberechnung nach GOZ abzüglich der BEMA-Nr.
- Patient erhält eine Rechnung über die entstandenen Mehrkosten und zahlt nur die Differenz zwischen GOZ und BEMA.

2. Die Füllung ist medizinisch nicht notwendig, z. B.

- Austausch von intakten Amalgamfüllungen
- Austausch von verfärbten Kunststofffüllungen.

Verfahren:
- Aufklärung über Füllungsalternativen und Kosten
- Aufstellen einer privaten Patientenvereinbarung gem. § 8 Abs. 7 BMV-Z
- Patient zahlt die komplette Behandlung inklusive aller Begleitleistungen privat, auch die evtl. anfallenden Folgeleistungen
- Patient erhält eine Rechnung nach GOZ.

Übersicht zu Mehrkostenberechnung

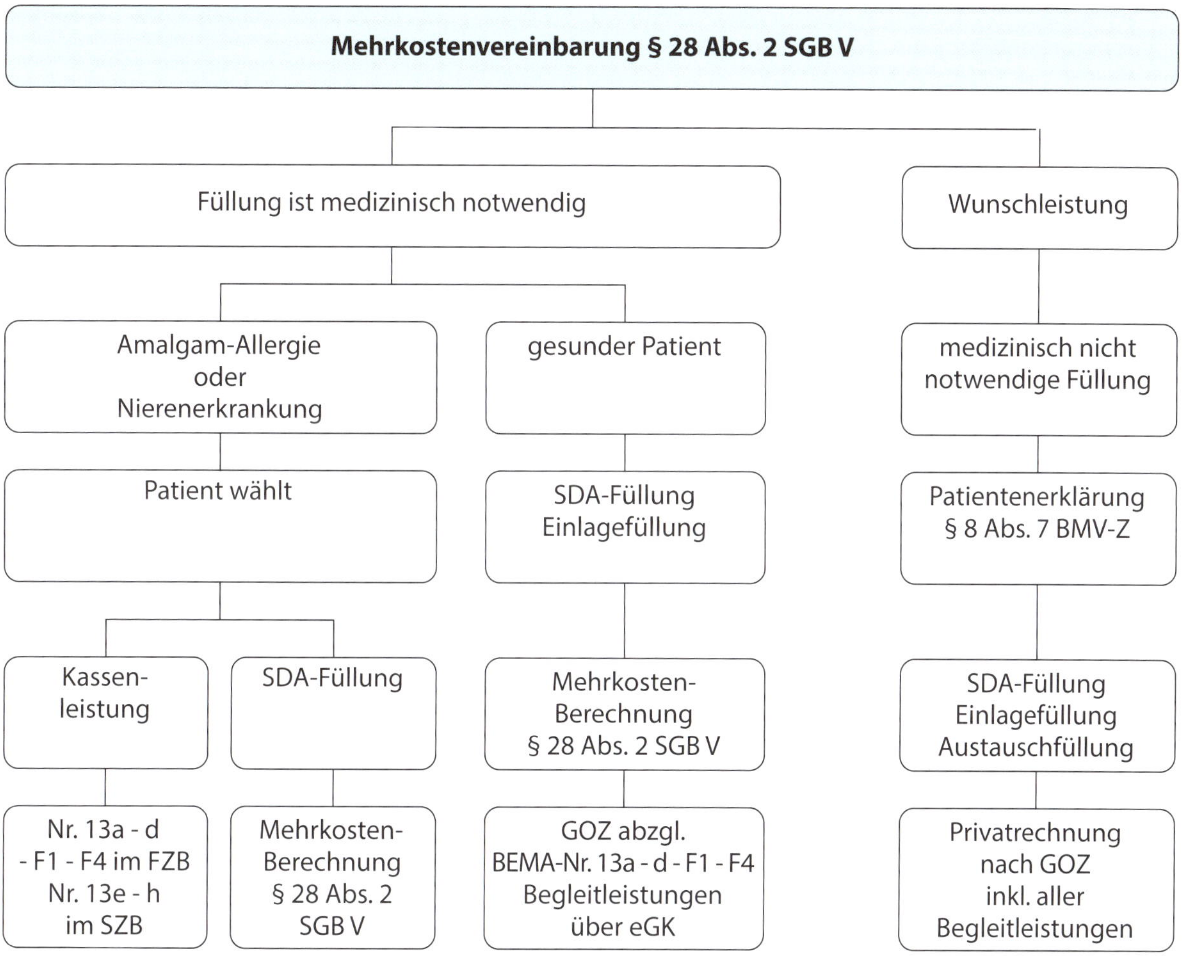

Beispiel

1. Patient wählt an Zahn 26 eine SDA-Füllung distal-okklusal-palatinal. Der Zahn ist laut 01-Befund kariös.

Hier handelt es sich um eine Mehrkostenberechnung.

Datum	Zahn	GOZ-Nr.	Leistung	Anzahl	Faktor	Euro
…	26	2100	Kompositfüllung mit Adhäsivtechnik, dreiflächig	1	…	…
	26		abzügl. BEMA-Nr. 13c - F3	1	…	…

2. Patient mit nachgewiesener Amalgamallergie wählt an Zahn 46 eine SDA-Füllung mesial-okklusal. Der Zahn ist laut 01-Befund kariös.

Hier handelt es sich um eine Mehrkostenberechnung.

Datum	Zahn	GOZ-Nr.	Leistung	Anzahl	Faktor	Euro
…	46	2080	Kompositfüllung mit Adhäsivtechnik, zweiflächig	1	…	…
	46		abzügl. BEMA-Nr. 13b - F2	1	…	…

3. Patientin möchte die verfärbte Kunststofffüllung an Zahn 11 mesialer Eckenaufbau erneuert haben. Hier handelt es sich um eine Verlangensleistung nach GOZ § 2 Abs. 3 und so ist die Berechnungsgrundlage für die Füllung und für die Begleitleistungen die GOZ. Die Patientin erhält keinen Zuschuss der Krankenkasse.

Datum	Zahn	Leistungsbeschreibung	Anzahl	Euro
...	11	Austausch der intakten Füllung, gem. § 2 Abs. 3	1	...

Vereinbarung über Mehrkosten bei Füllungstherapie
gemäß § 28 Abs. 2 Satz 4 SGB V
für den Versicherten

... ...
... ...

Folgende Füllungstherapie soll außerhalb der vertragszahnärztlichen Versorgung vorgenommen werden:

Zahn	**GOZ-Nr.**	**Leistungsbeschreibung**	**Faktor**	**Preis in €**
Zwischensumme				
abzüglich der vertraglichen Füllungsleistung (Kassenleistung)				
Zahn	**BEMA-Nr.**	**Leistungsbeschreibung**	**Punktzahl x Punktwert**	**Preis in €**
Gesamtsumme (Mehrkosten)				

Der Versicherte/Zahlungspflichtige verpflichtet sich, die aufgeführten Mehrkosten, die von der Krankenkasse nicht übernommen werden, selbst zu tragen.

Der Zahnarzt/die Zahnärztin wird die Rechnung nach Beendigung der Behandlung entsprechend der Gebührenordnung für Zahnärzte erstellen.

Ort/Datum

Unterschrift Patient/Zahlungspflichtiger

Unterschrift Zahnarzt/Zahnärztin

6. Gegenüberstellung BEMA – GOZ aus LF 4

BEMA-Nr.	Abrechnung	Leistung	Abrechnung	GOZ/ GOÄ-Nr.
01 – U	• 1x je Kalenderhalbjahr, frühestens nach Ablauf von vier Monaten • nicht neben Ä1	eingehende Untersuchung	• ohne zeitliche Einschränkung • auch neben Ä1, Ä3 • nicht neben Ä5, Ä6	**0010**
/		symptombezogene Untersuchung	• nur die schmerzende Stelle wird untersucht • lokale Untersuchung	**Ä5**
/		vollständige Untersuchung	• vollständige Untersuchung des stomatognathen Systems	**Ä6**
Ä1 – Ber	• als alleinige Leistung immer • neben der 1. Sonderleistung im Quartal	Beratung	• neben GOZ-Nr. 0010 • alle 30 Tage im Behandlungsfall • erneut bei einem neuen Krankheitsfall • als alleinige Leistung immer	**Ä1**
/		eingehende Beratung mind. 10 Min.	• 1x je Behandlungsfall • nur als einzige Leistung • oder im Zusammenhang mit GOZ-Nr. 0010, GOÄ-Nr. Ä5, Ä6	**Ä3**
02 – Ohn	• 1x je Sitzung • bei zusätzlichem Mehraufwand	Ohnmacht		/
03 – Zu	• 1x je Sitzung • außerhalb der Sprechstunde • Uhrzeit angeben zw. 8:01–19:59 Uhr • ohne Uhrzeit an Sonn- und Feiertagen und nachts ab 20:00 Uhr	Zuschlag	• **A** außerhalb der Sprechstunde • **B** 20:00 – 22:00 Uhr und 6:00 – 8:00 Uhr • **C** 22:00 – 6:00 Uhr • **D** Samstag, Sonn - und Feiertag • nur in Verbindung mit Beratungen/Untersuchungen	**ÄA - ÄD**
04	• 1x je Sitzung • 1x nach 7 Leerquartalen	PSI-Code	• Erhebung eines Gingival/PSI-Index • 2x innerhalb eines Jahres	**4005**
7700	• 1x je AU	Arbeitsunfähigkeitsbescheinigung	• 1x je AU	**Ä70**
/		schriftlicher HKP	• 1x je HKP • für alle Behandlungsbereiche außer KFO, FAL	**0030**
8 – ViPr	• 1x je Sitzung	Vitalitätsprüfung	• 1x je Sitzung	**0070**

BEMA-Nr.	Abrechnung	Leistung	Abrechnung	GOZ/ GOÄ-Nr.
10 – ÜZ	• 1x je Sitzung • ohne Zahnangabe	überempfindliche Zahnflächen	• 1x je Kiefer	**2010**
11 – pV	• 1x je Zahn • nur in Ausnahmefällen	prov. Verschluss/ speicheldichter Verschluss	• 1x je Kavität • auch zusammen mit cp, p und endodontischen Leistungen	**2020**
12 – bMF	• 1x je KH oder FZB • Kofferdam • Separieren • Retraktionsfäden • Stillung einer übermäßigen Papillenblutung	besondere Maßnahmen beim Präparieren oder Füllen	• 1x je KH oder FZB • 1x je Maßnahme, z. B. Separieren • Retraktionsfäden • Stillung einer übermäßigen Papillenblutung • auch neben GOZ-Nr. 2040	**2030**
12 – bMF	• 1x je KH oder FZB • Kofferdam • Separieren • Retraktionsfäden • Stillung einer übermäßigen Papillenblutung	Kofferdam/ Spanngummi	• 1x je KH oder FZB • Kofferdam • auch neben GOZ-Nr. 2030	**2040**
13a – F1	• einflächige Füllung	Füllung	• einflächige Füllung	**2050**
/		Füllung in Adhäsivtechnik	• einflächige Füllung mit SDA/SÄT-Technik	**2060**
13b – F2	• zweiflächige Füllung	Füllung	• zweiflächige Füllung	**2070**
/		Füllung in Adhäsivtechnik	• zweiflächige Füllung mit SDA/SÄT-Technik	**2080**
13c – F3	• dreiflächige Füllung	Füllung	• dreiflächige Füllung	**2090**
/		Füllung in Adhäsivtechnik	• dreiflächige Füllung mit SDA/SÄT-Technik	**2100**
13d – F4	• mehr als dreiflächige Füllung • Eckenaufbau	Füllung Eckenaufbau	• mehr als dreiflächige Füllung • Eckenaufbau	**2110**
/		Füllung in Adhäsivtechnik	• mehr als dreiflächige Füllung mit SDA/SÄT-Technik	**2120**
/		Politur einer Füllung	• 1x je Füllung • nur in Folgesitzung	**2130**
/		Einlagefüllung Inlay einflächig	• 1x je Kavität • ggf. zzgl. GOZ-Nr. 2197	**2150**
/		Einlagefüllung Inlay zweiflächig	• 1x je Kavität • ggf. zzgl. GOZ-Nr. 2197	**2160**
/		Einlagefüllung Inlay mehr als zweiflächig	• 1x je Kavität • ggf. zzgl. GOZ-Nr. 2197	**2170**
/		adhäsive Befestigung	• ggf. zzgl. GOZ-Nr. 2150-2170, 2180 ... • 1x je Komponente	**2197**

BEMA-Nr.	Abrechnung	Leistung	Abrechnung	GOZ/ GOÄ-Nr.
13a od. 13b	• 1x je Zahn	plastische Aufbaufüllung	• 1x je Zahn • ggf. zzgl. GOZ-Nr. 2197	**2180**
16 – St	• 1x je Zahn • bei F3 oder F4	parapulpäre Stiftverankerung		**analog § 6 Abs. 1**
601	• bei F2 oder F1 • Angabe der tatsächlichen Materialkosten unter „Bemerkung"	Materialkosten bei parapulpärer Stiftverankerung		/
/		Oberflächenanästhesie	• 1x je KH oder FZB	**0080**
40 – I	• 1x je Zahn	intraligamentäre Anästhesie	• i. d. R. 1x je Zahn	**0090**
40 – I	• 1x I für zwei nebeneinanderstehende Zähne • außer 11/21 und 41/31	Infiltrationsanästhesie	• i. d. R. 1x je Zahn	**0090**
41a – L1	• 1x je KH	Leitungsanästhesie	• 1x je KH	**0100**
Privatvereinbarung mit dem Kassenpatienten GOZ-Nr. 1040		professionelle Zahnreinigung	• 1x je Zahn/Implantat/ Brückenglied • nicht neben GOZ-Nr. 1020, 4050, 4055, 4060 und PAR in gleicher Sitzung/Zahn	**1040**
105 – Mu	• 1x je Sitzung	Mundschleimhautbehandlung	• 1x je Sitzung	**4020**
106 – sK	• 1x je Sitzung	Beseitigen scharfer Kante	• 1x je KH oder FZB	**4030**
107 – Zst	• 1x je Kalenderjahr	Zahnsteinentfernung	• 1x je einwurzeligem Zahn • 1x innerhalb von 30 Tagen	**4050**
107 – Zst	• 1x je Kalenderjahr	Zahnsteinentfernung	• 1x je mehrwurzeligem Zahn • 1x innerhalb von 30 Tagen	**4055**
/		Kontrolle nach Zahnsteinentfernung	• 1x je Zahn • auch nach GOZ-Nr. 1040	**4060**

7. Abrechnungs-Check Lernfeld 4

Sie arbeiten in der Praxis Frau Dr. Schlager als Auszubildende zur Zahnmedizinische Fachangestellte im ersten Ausbildungsjahr. Heute sind Sie für den Patientenempfang zuständig und stellen dabei fest, dass die Patienten in unterschiedlichen Krankenkassen versichert sind.
Geben Sie die richtigen Antworten an!

1. **Welche Patientenversicherungsgruppen gibt es in der Zahnarztpraxis?** (2 Antworten)	a) Patienten, die in einer Gesetzlichen Krankenversicherung versichert sind (GKV) b) Patienten, die gar nicht versichert sind c) Patienten, die in einer Privaten Versicherung versichert sind d) Patienten, die eine Auslandversicherung besitzen e) Patienten, die über den Arbeitgeber versichert sind	**Antwort:** ____________
2. **Bei den gesetzlich versicherten Patienten gibt es unterschiedliche Kostenträgergruppen.** **Ordnen Sie zu.**	a) Knappschaft b) Techniker Krankenkasse c) hkk Krankenkasse d) Betriebskrankenkasse e) Allgemeine Ortskrankenkasse f) BARMER g) DAK Gesundheit h) HEK – Hanseatische Krankenkasse i) KKH Kaufmännische Krankenkasse j) Innungskrankenkasse 1) Primärkassen 2) Verband der Ersatzkassen e.V. vdek	**Antwort:** ____________ ____________ ____________ ____________ ____________
3. **Fr. Dr. Schlager hat am Samstag, den 13.05. Notdienst. Der gesetzlich versicherte Patient Klaus Keller kommt mit Schmerzen an Zahn 15 in die Praxis. Dr. Schlager untersucht den Patienten und berät ihn anschließend über den Behandlungsablauf.** **Welche Abrechnungsbestimmungen hat die BEMA Nr. Ä1? Ergänzen Sie die Lücken.**	a) Die Ä1 darf nicht alle ____________ Tage berechnet werden. b) Die Ä1 kann nicht zusammen mit der ____________ berechnet werden. c) Die Ä1 darf als ____________ immer berechnet werden. d) Die Ä1 darf nie neben der ____________ berechnet werden. Antwortmöglichkeiten: BEMA Nr. 02 - Ohn, 18, alleinige Leistung, BEMA Nr. 01	

4. **Für erbrachte Leistungen außerhalb der Sprechstunde kann ein Zuschlag berechnet werden. Welche Abrechnungsbestimmungen sind bei der BEMA Nr. 03 - Zu richtig?** (2 Antworten)	a) 1x je Behandlungstag b) 1x je Behandlungssitzung c) nur abrechenbar, wenn der Patient bestellt war d) nicht abrechenbar, wenn der Patient bestellt war e) Behandlungen außerhalb der Sprechstunde sind Serviceleistungen	**Antwort:** ____________
5. **Ordnen Sie die Abrechnungsbestimmung der passenden BEMA-Nr. zu.**	a) 10 - üZ b) 04 c) 03 - Zu d) Ä1 - Ber e) 02 - Ohn 1) 1x je Sitzung 2) als alleinige Leistung immer 3) 1x in zwei Jahren 4) nicht zusammen mit Ä1 in gleicher Sitzung	**Antwort:** ____________ ____________ ____________ ____________
6. **Das Legen einer plastischen Füllung wird in der BEMA nach der Abrechnungsnummer 13a-d berechnet.** **Welche Maßnahmen dürfen nicht zusätzlich zur BEMA-Nr. 13a-d berechnet werden?** (3 Antworten)	a) Anlegen der Matrize b) Unterfüllung c) Polieren der Füllung d) Stillung einer übermäßigen Papillenblutung e) Separieren mithilfe eines Keils	**Antwort:** ____________ ____________
7. **Der Zahn 46 wird mit einer Krone versorgt. Da der Zahn sehr kariös ist, wird der Zahnstumpf mit einer plastischen Aufbaufüllung mesial-okklusal-distal versorgt.** **Wie berechnen Sie die plastische Aufbaufüllung an Zahn 46 nach BEMA?** (1 Antwort)	a) 13c - F3 b) 13b - F2 c) 13f d) privat nach GOZ 2070 e) Privat nach GOZ 2080	**Antwort:** ____________

8. **Die GKV Patientin Katrin Kunze bekommt an dem kariösen Zahn 45 ein 3-flächiges Keramikinlay mit adhäsiver Befestigung. Das Inlay wird unter Leitungsanästhesie und Kofferdam eingesetzt.** **Welche Leistungen rechnen Sie ab?** (4 Antworten)	a) 2197 b) 2040 c) 12 - bMF d) 2170 e) 2100 f) 41a - L1 g) 13c - F3	**Antwort:** __________ __________ __________ __________
9. **Der kariöse Zahn 24 bekommt eine Kompositfüllung mesial-okklusal in SDA-Mehrschichttechnik.** **Wie berechnen Sie die Mehrkostenvereinbarung bei einem Kassenpatienten?** (1 Antwort)	a) alles nach GOZ b) 2080 abzüglich Bema-Nr. 13b - F2 c) 2070 d) 2160 e) 2080 abzüglich BEMA-Nr. 13f	**Antwort:** __________
10. **Entscheiden Sie, wie oft die BEMA-Nr. 12 - bMF abgerechnet werden darf.**	a) Anlegen von Kofferdam an den Zähnen 33 - 43 b) Anlegen einer Matrize zur Formung der Füllung c) Stillung einer übermäßigen Papillenblutung an den Zähnen 16 und 13 d) Separiert an den Zähnen 46 und 45 e) Anlegen von Kofferdam an den Zähnen 13 - 24 1) 1x bMF 2) 2x bMF 3) keine bMF	**Antwort:** __________ __________ __________ __________
11. **Bei dem GKV-Patienten Alfred Allersbach werden heute folgende Behandlungen durchgeführt: Zahn 26 Infiltrationsanästhesie, Unterfüllung, Stillung einer übermäßigen Papillenblutung, Amalgamfüllung m-o-d mit einer parapulpären Stiftverankerung, Materialkosten 1,80 €** **Welche Antwort ist richtig?** (1 Antwort)	a) 40 - I, 25 - cp, 12 - bMF, 13c - F3, 16 - St, Materialkosten 1,80 € b) 40 - I, 12 - bMF, 13c - F3, 16 - St c) 40 - I, 12 - bMF, 13c - F3, 16 - St, Materialkosten 1,80 € d) 40 - I, 13c - F3, 601 mit Materialkosten 1,80 € e) 40 - I, 12 - bMF, 13c - F3, 601 mit Materialkosten 1,80 €	**Antwort:** __________

Zielformulierung des Rahmenlehrplans – Lernfeld 5

Die Schülerinnen und Schüler besitzen die Kompetenz, Patientinnen und Patienten bei einer endodontischen Behandlung zu begleiten, bei der Behandlung zu assistieren und diese zu dokumentieren.

Die Schülerinnen und Schüler **orientieren** sich im endodontischen Behandlungsspektrum.

Die Schülerinnen und Schüler **informieren** sich über die Folgen von Karies, über Entzündungen sowie Erkrankungen der Zahngewebe und des Alveolarknochens. Dazu verschaffen sie sich einen Überblick über anatomische Strukturen (Aufbau des Knochens, Gesichtsschädel, Nervus trigeminus, Wurzelkonfiguration), Anästhesieverfahren und endodontische Behandlungsmaßnahmen (Vitalexstirpation, Gangränbehandlung). Sie erfassen Arbeitsschritte zur weiteren möglichen prothetischen Versorgung des Zahnes (Aufbaufüllung, konfektionierte Stiftverankerung).

Unter besonderer Berücksichtigung der geltenden Hygiene- und Sicherheitsmaßnahmen **planen** die Schülerinnen und Schüler die Vorbereitung des Behandlungsplatzes und die begleitenden Maßnahmen für Diagnostik und Therapie.

Im Rahmen der Assistenz **ordnen** die Schülerinnen und Schüler die jeweiligen Instrumente, Materialien und Arzneimittel den einzelnen Behandlungsschritten zu und legen diese bereit. Sie informieren die Patientinnen und Patienten über den Behandlungsablauf. Sie dokumentieren die endodontische Behandlung, auch mit digitalen Medien, und bereiten die Leistungsabrechnung mit den jeweiligen Kostenträgern vor.

Die Schülerinnen und Schüler **hinterfragen** ihre Patientenbegleitung und den anschließenden validierten Aufbereitungszyklus der Medizinprodukte zur Optimierung ihrer Arbeitsweise.

Die Schülerinnen und Schüler **übertragen** ihre gewonnenen Erfahrungen auf künftige Assistenztätigkeiten bei endodontischen Behandlungen.

1. Endodontische Leistungen

BEMA-Nr.	**Ä 925a - Rö2 – ein bis zwei Aufnahmen** **Ä 925b - Rö5 – drei bis fünf Aufnahmen** **Ä 925c - Rö8 – sechs bis acht Aufnahmen** **Ä 925d - stat – mehr als acht Aufnahmen**
BEMA-Text	Kleinbildaufnahmen

Leistungsinhalt

- intraorale Aufnahmetechnik, Kleinbildaufnahme
- mit einem Zahnfilm (Aufnahme) sind i. d. R. bis zu drei nebeneinanderstehende Zähne bzw. das Gebiet ihrer Wurzelspitzen zu erfassen
- in der Karteikarte muss die Röntgendiagnose dokumentiert werden
- auf dem Erfassungsbogen sind die Röntgendiagnosen in Ziffern oder Abkürzungen unter „Bemerkung" einzutragen:
  - 0 = Bissflügelaufnahmen
  - 1 = konservierende/chirurgische Behandlung
  - 2 = Gelenkaufnahmen
  - 3 = kieferorthopädische Behandlung
  - 4 = PA-Behandlung
  - 5 = Versorgung mit Zahnersatz und Zahnkronen.

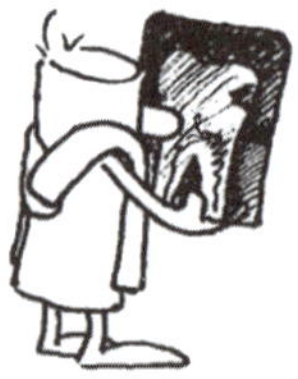

abrechenbar:

- 1x für die Anzahl der Röntgenfilme in einer Sitzung
- Bissflügelaufnahmen sind nach Ä 925a oder Ä 925b zu berechnen
- bei unterschiedlichen klinischen Situationen im Rahmen endodontischer oder chirurgischer Behandlungen sind in derselben Sitzung erbrachte Röntgenaufnahmen je Aufnahme nach Ä 925a abzurechnen
- Einzelaufnahmen sind neben Ä 935d (OPG) zulässig
- evtl. Portokosten unter Nr. 602 für das Verschicken im Rahmen eines Gutachterverfahrens.

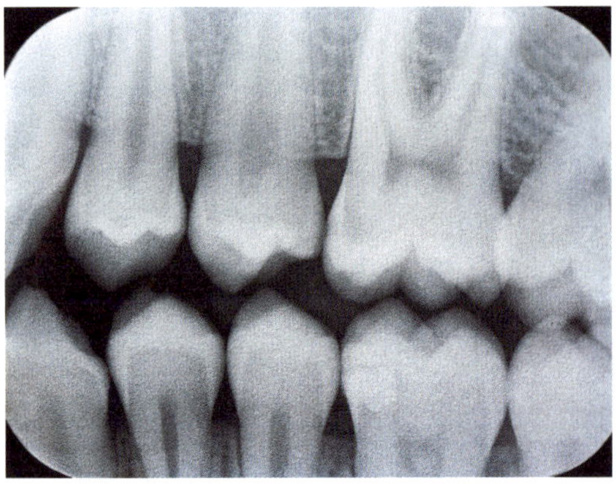

Bissflügelaufnahme im Molarenbereich

nicht abrechenbar:

- Ä 935d (OPG) neben Ä 925d - Stat
- Wiederholungsaufnahmen aufgrund schlechter Filmqualität oder Aufnahmetechnik
- Materialkosten für Film und Entwicklung
- Beurteilung und Diagnoseerstellung.

Beispiel

1. Endodontie

Ein Patient kommt mit Schmerzen an Zahn 11 in die Praxis. Behandlungsablauf: Vitalitätsprüfung (-), Röntgenaufnahme, Trepanation des Zahnes, Wurzelkanalaufbereitung, Messaufnahme, Wurzelfüllung, Kontrollaufnahme nach Wurzelfüllung, provisorischer Verschluss. Alle Leistungen werden in derselben Behandlungssitzung erbracht.

1. Aufnahme zur Diagnose
2. Aufnahme ist eine Messaufnahme zur Längenbestimmung der Kanäle
3. Aufnahme ist die Kontrollaufnahme nach der Wurzelfüllung

Zahn	BEMA-Leistung	Anzahl	Bemerkung
11	8 - ViPr	1	
11	Ä 925a - Rö2	1	1
11	31 - Trep1	1	
11	32 - WK	1	
11	Ä 925a - Rö2	1	1
11	35 - WF	1	
11	Ä 925a - Rö2	1	1

2. Chirurgie

Patientin kommt mit einem abgebrochenen Zahn 36 in die Schmerzsprechstunde. Behandlungsablauf: Röntgenaufnahme, Leitungsanästhesie, Extraktion des tief frakturierten Zahnes, Röntgenkontrollaufnahme

1. Aufnahme zur Diagnose
2. Aufnahme zur Kontrolle, ob alle Wurzelreste entfernt sind

Zahn	BEMA-Leistung	Anzahl	Bemerkung
36	Ä 925a - Rö2	1	1
36	41a - L1	1	
36	45 - X3	1	
36	Ä 925a - Rö2	1	1

Behandlungsfall Nr. 26

Geben Sie die Anzahl der Röntgenaufnahmen und die Abrechnungsposition an.

1. Patient: 4 Rö-Aufnahmen: Rö 5 - Ä 925b

18	17	16					11	21	22	23					
				44	43										

2. Patient: ___ Rö-Aufnahmen: Rö___ - ________

	17	16	15					21			24	25	26	27	
			45	44											

3. Patient: ___ Rö-Aufnahmen: Rö____ - _______

18							11	21						27	28
	47				43	42	41	31	32	33					38

4. Patient: ___ Rö-Aufnahmen: Rö____ - _______

	17			14			11		22		24			27	28
		46		44		42		31	32	33					38

BEMA-Nr.	**Ä 928**
BEMA-Text	Handaufnahme

abrechenbar:

- 1x je Aufnahme
- Handröntgenaufnahme zur Wurzeldiagnostik
- inkl. Auswertung und Dokumentation.

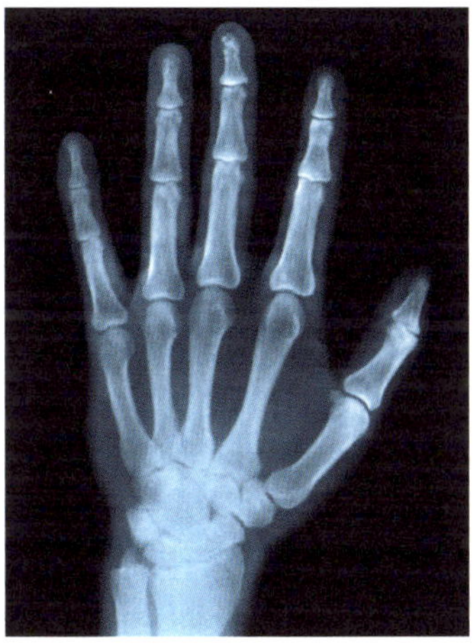

Handröntgenaufnahme

BEMA-Nr.	**Ä 934a - d**
BEMA-Text	Aufnahme des Schädels

abrechenbar:

- Ä 934a – eine Aufnahme (auch Fernröntgenaufnahme)
- Ä 934b – zwei Aufnahmen
- Ä 934c – mehr als zwei Aufnahmen
- für die Fernröntgenseitenaufnahme (FRS)
- in der KFO-Behandlung maximal zweimal; mit Begründung auch dreimal abrechenbar
- bei KFO-Behandlungen nur bei skelettalen Dysgnathien und dann einmal je Behandlungsfall.

nicht abrechenbar:

- nicht abrechenbar:
  - für Röntgenaufnahmen der Zähne Ä 925a - d
  - Orthopantomogramm Ä 935d.

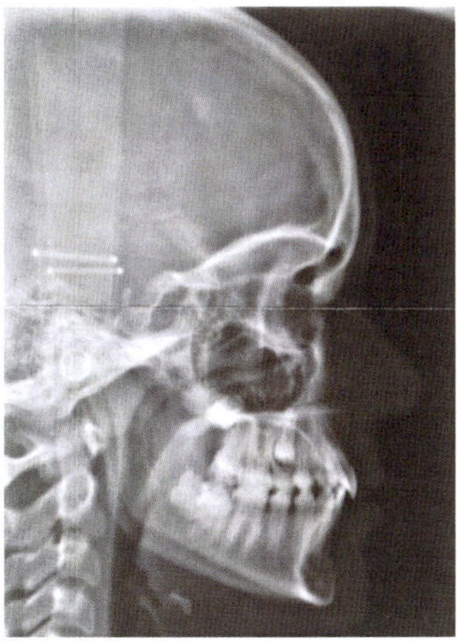

Fernröntgenseitenaufnahme

BEMA-Nr.	Ä 935d
BEMA-Text	Orthopantomogramm

abrechenbar:

- 1x je Aufnahme, Übersichtsaufnahme
- auch für Panoramaaufnahme oder Halbseitenaufnahmen aller Zähne des Ober- und Unterkiefers
- extraorale Aufnahmetechnik
- in der Karteikarte muss die Röntgendiagnose dokumentiert werden
- auf dem Erfassungsbogen sind die Röntgendiagnosen in Ziffern oder Abkürzungen unter „Bemerkung" einzutragen.

nicht abrechenbar:

- Ä 925d (stat) neben OPG.

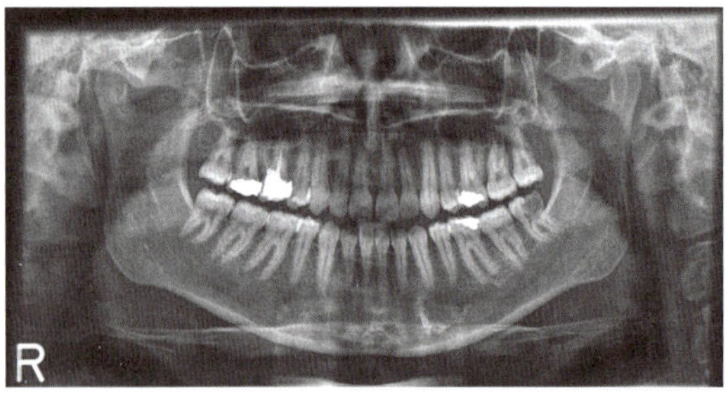

Orthopantomogramm (OPG)

BEMA-Nr.	23 - EKr
BEMA-Text	Entfernen einer Krone o. Ä.

Leistungsinhalt:

- Entfernen einer Krone, bzw. Brückenankers oder eines abgebrochenen Wurzelstiftes, bzw. Abtrennen eines Brückengliedes oder Steges, je Trennstelle.

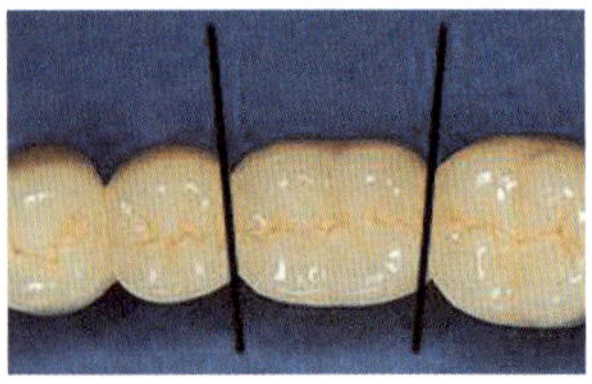
Trennen einer Brücke

abrechenbar:

- Entfernen einer Krone oder eines Brückengliedes
- Entfernen eines abgebrochenen Wurzelstiftes
- Abtrennen eines Brückengliedes oder eines Steges
- 1x je Trennstelle, bzw. Entfernen
- Entfernen eines fest einzementierten Provisoriums
- auch vor der Reparatur einer Krone oder eines Brückengliedes berechnungsfähig
- in Ausnahmefällen auch vor der Extraktion oder Osteotomie von Zähnen.

nicht abrechenbar:

- Entfernen von Inlays.

BEMA-Nr.	**25 - Cp**
BEMA-Text	indirekte Überkappung

Leistungsinhalt:
- indirekte Überkappung zur Erhaltung der gefährdeten Pulpa, ggf. einschl. des provisorischen oder temporären Verschlusses der Kavität
- Caries profunda: Dentinkaries in Pulpanähe, d.h. die dünne Dentinschicht wird mit einem Überkappungsmedikament (Calciumhydroxid) abgedeckt
- abrechenbar, wenn allein durch die Anwendung dieser Leistung die Devitalisierung der Pulpa vermieden werden kann.

abrechenbar:
- 1x je Kavität, ggf. auch mehrfach an einem Zahn
- als alleinige Leistung oder im direkten Zusammenhang mit einer definitiven Füllung.

nicht abrechenbar:
- für die Versorgung einer Kavität beim vorzeitigen Abbruch der Behandlung, z.B. aus Zeitgründen oder bei Schmerzen
- zusätzlich BEMA-Nr. 11 - pV.

BEMA-Nr.	**26 - P**
BEMA-Text	direkte Überkappung

Leistungsinhalt:
- Überkappung der punktförmig eröffneten Pulpa mit einem Überkappungsmedikament (Calciumhydroxid).

abrechenbar:
- direkte Überkappung bei artifizieller oder traumatischer punktförmiger Eröffnung der Pulpa
- 1x je Zahn
- in Ausnahmefällen in der Folgesitzung an eine indirekte Überkappung.

nicht abrechenbar:
- neben BEMA-Nr. 11 - pV
- für die Versorgung einer Kavität beim vorzeitigen Abbruch der Behandlung, z.B. aus Zeitgründen oder bei Schmerzen.

Endodontische Behandlungen begleiten

Gesetzliche Grundlagen
Auszug aus den Richtlinien B.III.9:

Zähne mit Erkrankungen oder traumatischen Schädigungen der Pulpa sowie Zähne mit nekrotischem Zahnmark können in der Regel durch endodontische Maßnahmen erhalten werden.

Die Wurzelbehandlung von Molaren ist in der Regel angezeigt, wenn

- *damit eine geschlossene Zahnreihe erhalten werden kann,*
- *eine einseitige Freiendsituation vermieden wird,*
- *der Erhalt von funktionstüchtigem Zahnersatz möglich wird.*

Für alle endodontischen Maßnahmen gilt insbesondere:

- *Aufbereitung und Wurzelfüllung bis bzw. bis nahe an die Wurzelspitze*
- *Medikamentöse Einlagen sind grundsätzlich auf drei Sitzungen beschränkt*
- *Wurzelfüllung soll das Kanalvolumen vollständig ausfüllen.*

BEMA-Nr. BEMA-Text	**27 - Pulp** Pulpotomie

Leistungsinhalt:
- eine Pulpotomie (Vitalamputation) ist nur bei Kindern und Jugendlichen durchzuführen und abzurechnen
- Methode zur Vitalerhaltung der Wurzelpulpa
- unter einer Lokalanästhesie wird die Kronenpulpa bis zu den Wurzeleingängen abgetragen
- der verbleibende Pulparest wird mit einem Calziumhydroxid abgedeckt, anschließend erfolgt die Deckfüllung.

abrechenbar:

- Amputation und Versorgung der vitalen Pulpa am Milchzahn und am symptomlosen bleibenden Zahn mit nicht abgeschlossenem Wurzelwachstum einschl. Abtragen des Pulpendaches, Amputation der koronalen Pulpa, Spülung und Blutstillung, Aufbringen eines Überkappungspräparates
- 1x je Zahn, bei Kindern und Jugendlichen
- im Zusammenhang mit Milchzähnen nur, wenn in derselben Sitzung eine BEMA-Nr. 13a - g oder Nr. 14 (Kinderkrone) erfolgt
- BEMA-Nr. 28 - VitE in Ausnahmefällen in Folgesitzung abrechenbar.

nicht abrechenbar:

- an einem symptomlosen bleibenden Zahn mit abgeschlossenem Wurzelwachstum
- bei devitaler Pulpa
- mehrmals je Zahn
- zusammen mit BEMA-Nr. 11 - pV, 25 - cp, 26 - p, 28 - VitE, 29 - Dev, 31 - Trep1, 32 - WK, 34 - Med, 35 - WF.

BEMA-Nr.	28 - VitE
BEMA-Text	Vitalexstirpation

Leistungsinhalt:
- Entfernung der gesamten lebenden Pulpa unter lokaler Anästhesie
- anschließend erfolgt die Wurzelkanalaufbereitung und die Wurzelkanalfüllung.

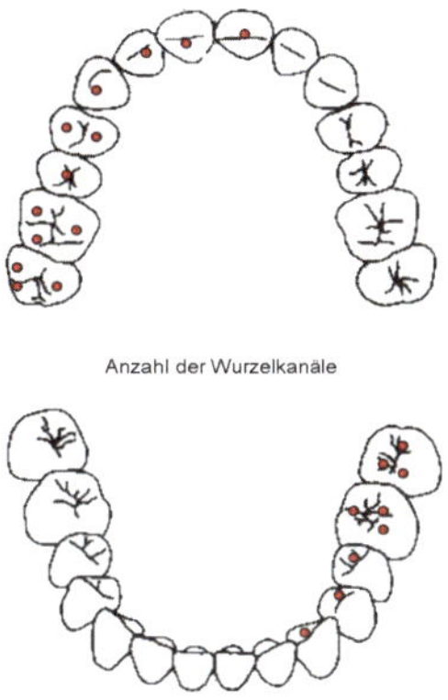

Übersicht über die Anzahl der Wurzelkanäle

abrechenbar:
- 1x je tatsächlich vorhandenen Wurzelkanal
- an bleibenden Zähnen und Milchzähnen möglich
- nur in Ausnahmefällen in Folgesitzung nach der BEMA-Nr. 27 - Pulp
- in Ausnahmefällen zusätzlich BEMA-Nr. 34 - Med.

nicht abrechenbar:
- bei devitaler Pulpa
- zusammen mit BEMA-Nr. 11 - pV, 31 - Trep1, 29 - Dev.

BEMA-Nr.	29 - Dev
BEMA-Text	Devitalisierung der Pulpa

abrechenbar:
- Devitalisierung der Pulpa durch das Einlegen eines Medikaments, einschließlich des Verschlusses der Kavität
- Devitalisierung = Abtöten durch ein Paraformaldehyd-haltiges Präparat
- 1x je Zahn, Wiederholung nicht abrechenbar
- bei Restvitalität in Folgesitzung Anästhesie möglich
- in der Folgesitzung BEMA-Nr. 32 - WK und/oder BEMA-Nr. 34 - Med abrechnungsfähig.

nicht abrechenbar:
- mehrfach je Zahn
- in Verbindung mit BEMA-Nr. 11 - pV, 31 - Trep1, 28 - VitE.

Endodontische Behandlungen begleiten

BEMA-Nr.	31 - Trep1
BEMA-Text	Trepanation eines pulpatoten Zahnes

abrechenbar:

- Trepanation heißt Eröffnung einer Körperhöhle
- nur bei devitalen Zähnen abzurechnen
- an bleibenden Zähnen und Milchzähnen möglich
- 1x je Zahn
- evtl. in gleicher Sitzung WK und Med
- bei Wurzelkanalrevisionen.

nicht abrechenbar:

- mehrfach je Zahn
- bei vitalen Zähnen
- in Verbindung mit BEMA-Nr. Nr. 11 - pV, 27 - Pulp, 28 - VitE, 29 - Dev.

BEMA-Nr.	32 - WK
BEMA-Text	Wurzelkanalaufbereitung

abrechenbar:

- Aufbereiten, Säubern und Erweitern der Wurzelkanäle mit Handinstrumenten oder maschinell
- 1x je tatsächlich vorhandenen Wurzelkanal
- an bleibenden Zähnen und Milchzähnen möglich
- in gleicher Sitzung mit BEMA-Nr. 28 - VitE und BEMA-Nr. 31 - Trep1
- in Folgesitzung nach BEMA-Nr. 29 - Dev.

nicht abrechenbar:

- nochmalige Wurzelkanalaufbereitung im gleichen Krankheitsfall, d. h. mehrfach je Kanal in Folgesitzung
- im Anschluss an die BEMA-Nr. 27 - Pulp
- zusammen mit BEMA-Nr. 11 - pV.

BEMA-Nr.	34 - Med
BEMA-Text	medikamentöse Einlage

Leistungsinhalt:

- nach der Wurzelkanalaufbereitung oder Vitalexstirpation kann eine medikamentöse, bzw. desinfizierende Einlage in den Wurzelkanal erforderlich sein.

Besonderheiten:

- bei einem Erhaltungsversuch sind die medikamentösen Einlagen nach der privaten Patientenvereinbarung abzurechnen.

abrechenbar:

- 1x je Zahn und Sitzung
- nur in Verbindung mit den BEMA-Nr. 28 - VitE, BEMA-Nr. 32 - WK und BEMA-Nr. 29 - Dev
- die Leistung ist auf drei Behandlungssitzungen pro Zahn beschränkt.

nicht abrechenbar:

- je Wurzelkanal
- neben BEMA-Nr. 27 - Pulp
- zusätzlich BEMA-Nr. 11 - pV.

BEMA-Nr. BEMA-Text	**35 - WF** Wurzelkanalfüllung

abrechenbar:

- 1x je tatsächlich vorhandenen Wurzelkanal
- nur im Anschluss an die BEMA-Nr. 32 - WK und BEMA-Nr. 34 - Med.

nicht abrechenbar:

- in Folgesitzung an BEMA-Nr. 27 - Pulp
- zusätzlich BEMA-Nr. 11 - pV.

Übersicht Endodontiebehandlungen

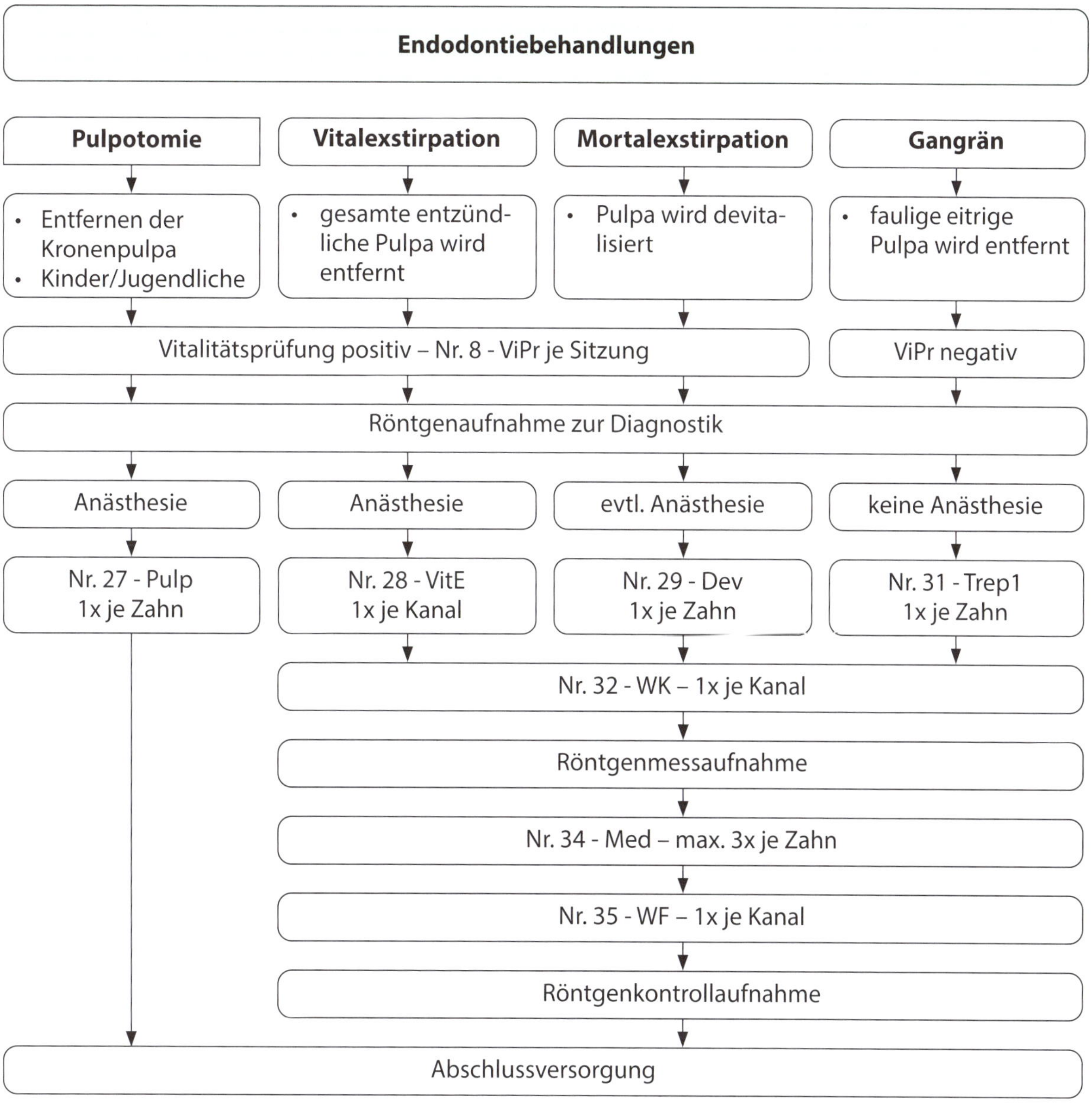

Behandlungsfall Nr. 27

Geben Sie die BEMA-Nr., ggf. die Anzahl und die Eintragung unter Bemerkung an.

Datum	Behandlung	BEMA	Anzahl	Bemerkung
12.04.	Schmerzen an Zahn 24, Beratung			
	Notdienstbehandlung 10:00 Uhr			
	Röntgenaufnahme: apikale Veränderung			
	Vitalitätsprüfung negativ			
	Trepanation des pulpatoten Zahnes			
	provisorischer Verschluss			
13.04.	24 Wurzelkanalaufbereitungen			
	medikamentöse Einlage			
	provisorischer Verschluss			
15.04.	24 Messaufnahme			
	medikamentöse Einlage			
	provisorischer Verschluss			
16.04.	telefonische Beratung durch den Zahnarzt			
20.04.	24 Wurzelfüllungen			
	Röntgenkontrollaufnahme: bis Apex			
	Füllung m-o-d			
	1 parapulpäre Stiftverankerung			
25.04.	11 Infiltrationsanästhesie			
	mesialer Eckenaufbau			
	Kofferdam			
26.04.	telefonische Beratung mit dem Zahnarzt			
30.04.	36 Leitungsanästhesie			
	indirekte Überkappung			
	Füllung m-o-d-li			
01.05.	Feiertag, 13:00 Uhr, 36 Schmerzen			
	Röntgenaufnahme: tiefe Karies			
	Leitungsanästhesie			
	Vitalexstirpation			
	Wurzelkanalaufbereitung			
	provisorischer Verschluss			
02.05.	9:00 Uhr 36 Messaufnahme			
	Wurzelfüllung			
	Füllung m-o-d			
02.05.	15:00 Uhr Anruf des Patienten, Beratung durch den Zahnarzt			
03.05.	medikamentöse Behandlung einer Dentitio difficilis an Zahn 48			
04.05.	Aufklärung über Osteotomie an Zahn 48			
	Überweisung zum Oralchirurgen mitgegeben			

Geben Sie die BEMA-Nr., ggf. die Anzahl und die Eintragung unter Bemerkung an.

Datum	Behandlung	BEMA	Anzahl	Bemerkung
10.04.	Patient erscheint um 12:00 Uhr mit Schmerzen in der Mittagspause			
	Beratung			
	11 - 21, 23, 31, 32 Röntgenaufnahmen, Befund:			
	11, 21 tiefe Karies; 31, 32 kariös			
	11, 21 Infiltrationsanästhesien			
	11, 21 Vitalexstirpationen			
	Wurzelkanalaufbereitungen			
	Messaufnahme, provisorischer Verschluss			
15.04.	eingehende Untersuchung			
	11, 21 medikamentöse Einlagen			
	provisorischer Verschluss			
20.04.	31, 32 intraligamentäre Anästhesien			
	Kofferdam gelegt			
	31 mesialer Eckenaufbau			
	mit einer parapulpären Stiftverankerung, Stiftkosten je Stift 1,80 €			
	32 Füllung lingual-mesial			
23.04.	11, 21 Wurzelfüllungen			
	Wurzelfüllung-Kontrollaufnahme: bis Apex			
	11, 21 je mesialer Eckenaufbau			
	11 mit zwei parapulpären Stiftverankerungen, Stiftkosten je Stift 1,80 €			
	21 Stillung einer übermäßigen Papillenblutung			
	23 Infiltrationsanästhesie			
	indirekte Überkappung			
	Füllung palatinal-distal			
01.05.	Feiertag, Notdienstsprechstunde			
	10:15 Uhr			
	Schmerzen an regio 48			
	medikamentöse Behandlung einer Dentitio difficilis			
01.05.	18:00 Uhr Anruf des Patienten, hat noch Schmerzen an regio 48			
	Beratung durch den Zahnarzt			
02.05.	Überweisung zum Oralchirurgen ausgestellt			
	medikamentöse Behandlung regio 48			

Behandlungsfall Nr. 29

Geben Sie die BEMA-Nr., ggf. die Anzahl und die Eintragung unter Bemerkung an.

Datum	Behandlung	BEMA	Anzahl	Bemerkung
25.04.	Untersuchung und Beratung			
	Schmerzen an 47			
	Vitalitätsprüfung, negativ			
	Röntgenaufnahme: keine Fraktur			
	Trepanation des pulpatoten Zahnes			
	Wurzelkanalaufbereitungen			
	Röntgenmessaufnahme			
	provisorischer Verschluss			
08.05.	47 medikamentöse Einlage			
	provisorischer Verschluss			
10.05.	eingehende Untersuchung			
	36 Vitalitätsprüfung, positiv			
	Leitungsanästhesie			
	Vitalexstirpationen			
	Wurzelkanalaufbereitungen			
	medikamentöse Einlage			
	provisorischer Verschluss			
15.05.	36 Messaufnahme			
	medikamentöse Einlage			
	provisorischer Verschluss			
25.05.	47 Wurzelfüllungen			
	36 Wurzelfüllungen			
	47 Füllung m-o-d-li			
	mit einer parapulpären Stiftverankerung, Stiftkosten je Stift 1,50 €			
	36 plastische Aufbaufüllung m-o-d			
	mit zwei parapulpären Stiftverankerungen, Stiftkosten je Stift 1,50 €			
25.05.	20:15 Uhr außerhalb der Sprechstunde			
	Anruf und Beratung durch den Zahnarzt			
30.05.	Schmerzen an 48, Beratung			
	OPG angefertigt: 48 verlagert			
	medikamentöse Behandlung			
05.06.	Notdienstbehandlung 11:00 Uhr			
	48 Tamponade gelegt wegen Dentitio difficilis			
05.06.	18:00 Uhr Anruf und Beratung durch den Zahnarzt			
05.06.	22:00 Uhr 48 Tamponade gewechselt			
	Patient soll morgen den MKG aufsuchen			

Geben Sie die BEMA-Nr., ggf. die Anzahl und die Eintragung unter Bemerkung an.

Datum	Behandlung	BEMA	Anzahl	Bemerkung
02.10.	Patient hat Schmerzen an 14			
	Untersuchung: 14 kariös			
	Sensibilitätsprüfung positiv			
	Beratung			
	Röntgenaufnahme: Wurzelverlauf			
	Infiltrationsanästhesie			
	Vitalexstirpationen			
	Wurzelkanalaufbereitungen			
	Röntgenmessaufnahme			
	medikamentöse Einlage			
	provisorischer Verschluss			
09.10.	eingehende Untersuchung: Befund			
	alle 8er fehlen			
	14 Wurzelfüllungen			
	Röntgenkontrollaufnahme			
	plastische Aufbaufüllung m-o-d			
	mit einer parapulpären Stiftverankerung, Stiftkosten je Stift 1,60 €			
15.10.	Untersuchung nach Unfall:			
	Kronenfraktur an 11, 21			
	11, 21 Vitalitätsprüfung positiv			
	Röntgenaufnahme: Wurzel ohne Befund			
	Beratung			
	11, 21 Infiltrationsanästhesie			
	Kofferdam gelegt			
	11 direkte Überkappung			
	11 mesialer Eckenaufbau			
	mit zwei parapulpären Stiftverankerungen, Stiftkosten je Stift 1,60 €			
	21 Vitalexstirpation			
	Wurzelkanalaufbereitung			
	Röntgenmessaufnahme			
	Wurzelkanalfüllung			
	Röntgenkontrollaufnahme			
	distaler Eckenaufbau			
30.12.	14 Röntgenaufnahme: zur ZE-Versorgung			
	Beratung wegen Krone an 14			

Behandlungsfall Nr. 31

Geben Sie die BEMA-Nr., ggf. die Anzahl und die Eintragung unter Bemerkung an.

Datum	Behandlung	BEMA	Anzahl	Bemerkung
02.02.	Sonntagsdienst, 10:00 Uhr			
	lokale Untersuchung und Beratung			
	Schmerzen an Zahn 11			
	Röntgenaufnahme: kein Granulom			
	Vitalitätsprüfung positiv			
	Infiltrationsanästhesie			
	Vitalexstirpation			
	Wurzelkanalaufbereitung			
	provisorischer Verschluss			
08.02.	11 nochmalige Wurzelkanalaufbereitung			
	Messaufnahme: bis Apex			
	medikamentöse Einlage			
	provisorischer Verschluss			
15.02.	eingehende Untersuchung und Beratung			
	Befund: 11, 14: kariös, 18, 28, 38: fehlen			
	11 erneute medikamentöse Einlage			
	provisorischer Verschluss			
18.02.	14 Infiltrationsanästhesie, ViPr positiv			
	Stillung einer übermäßigen Papillen- blutung, Matrize angelegt, Füllung m-o-d			
25.02.	11 Wurzelfüllung			
	Wurzelfüllung-Kontrollaufnahme			
	plastische Aufbaufüllung m-o-d-buk-pal mit zwei parapulpären Stiftverankerungen, Kosten je Stift 2,30 €			
01.03.	ZE-Beratung, Krone an 11 und 14			
	HKP ausgestellt und mitgegeben			
10.03.	11, 14 Infiltrationsanästhesien			
	Abdrücke, Präparation der Zähne			
	Retraktionsfäden zur Darstellung der Präparationsgrenze gelegt, provisorische Kronen angefertigt und eingesetzt			
20.03.	11, 14 Infiltrationsanästhesien			
	Kofferdam gelegt, Vollkeramikkronen eingesetzt			
25.03.	ZE-Kontrolle, alles ohne Befund			

Behandlungsfall Nr. 32

Der Patient Joachim Schachtmeister kommt am 01.10. zu seinem Untersuchungstermin. Der Zahnarzt nimmt folgenden Befund auf: 18, 28, 38, 48: fehlen; 16, 14, 11, 25, 36: kariös. Zahnstein und Mundkrankheit vorhanden.

Nach der Beratung über den Behandlungsverlauf werden Röntgenaufnahmen angefertigt.

Datum	Zahn	Behandlung
01.10		...
	17, 16, 14, 11,	Röntgenaufnahmen, Befund: 17 apikale Aufhellung, 16, 14 kariös,
	25, 26, 36	11 Caries profunda; 25, 26, 36 kariös
	44-34	Zahnsteinentfernung
		medikamentöse Behandlung der Mundschleimhaut
05.10.	17	Vitalitätsprüfung positiv, Infiltrationsanästhesie
	17	Trepanation des Zahnes, Vitalexstirpationen, Wurzelkanalaufbereitungen, medikamentöse Einlage, provisorischer Verschluss
07.10.	26	Infiltrationsanästhesie, Trepanation des Zahnes
	26	devitalisierende Einlage, provisorischer Verschluss
09.10.	26	Infiltrationsanästhesie wegen Restvitalität
	26	Wurzelkanalaufbereitungen, Messaufnahme
	26	Wurzelfüllungen, Röntgenkontrollaufnahme
	26	Füllung mesial-okklusal-distal
11.10.	16, 14, 11	Infiltrationsanästhesien
	17	Messaufnahme, Wurzelfüllungen, Kontrollaufnahme, Füllung okklusal
	16	Füllung mesial-okklusal-bukkal mit zwei parapulpären Stiftverankerungen
	14	Füllung okklusal
	11	indirekte Überkappung, mesialer Eckenaufbau mit drei parapulpären Stiftverankerungen
13.10.	25	Infiltrationsanästhesie
	36	Leitungsanästhesie
	36	indirekte Überkappungen
	36	Füllung bukkal und mesial-okklusal
	25	Kofferdam, Vitalitätsprüfung positiv, Trepanation des Zahnes
	25	Vitalexstirpation, Wurzelkanalaufbereitung, Messaufnahme, Wurzelfüllung Wurzelfüllung-Kontroll-Aufnahme, Füllung m-o
25.10.		Zahnersatzberatung über Kronenversorgung

Behandlungsfall Nr. 33

Die Patientin Christina Schubert, versichert bei der Techniker Krankenkasse, ruft am Samstag, den 03.08. um 12:00 Uhr in Ihrer Notdienstsprechstunde an. Die Patientin hat Schmerzen und wird von dem Zahnarzt telefonisch beraten. Sie soll heute Nachmittag in die Notdienstsprechstunde kommen.

Die Stiftkosten betragen 1,80 € je Stift.

Datum	Zahn	Behandlung
		...
03.08.		13:30 Uhr in der Notdienstsprechstunde
	33, 34, 32	Röntgenaufnahme: keine apikalen Veränderungen
	33	Vitalitätsprüfung negativ,Trepanation des Zahnes, Zahn soll offen bleiben
05.08.	33	Wurzelkanalaufbereitung, Messaufnahme, medikamentöse Einlage, provisorischer Verschluss
08.08.		eingehende Untersuchung und Beratung
		Befund: 16, 15, 25, 26, 36, 48: fehlen; 14, 33: kariös
	33	medikamentöse Einlage erneuert, provisorischer Verschluss
12.08.	33	Kofferdam, Wurzelfüllung, Röntgenaufnahme: Wurzelfüllung vollständig
	33	Stillung einer übermäßigen Papillenblutung, mesialer Eckenaufbau mit zwei parapulpären Stiftverankerungen
18.08.		Politur der Füllung an 33, Zahnsteinentfernung
20.08.	14	Vitalitätsprüfung, positiv, Infiltrationsanästhesie
	14	devitalisierende Einlage, provisorischer Verschluss
25.08.	14	Patientin hat noch leichte Schmerzen, Infiltrationsanästhesie
	14	(Restvitalität), Wurzelkanalaufbereitungen, Messaufnahme
	14	medikamentöse Einlage, provisorischer Verschluss unter Kofferdam
26.08.	14	10:00 Uhr in der Sprechstunde, medikamentöse Einlage erneuert
26.08.		17:20 Uhr in der Sprechstunde, Anruf der Patientin, hat Schmerzen, Gespräch mit Zahnarzt, Patientin soll provisorischen Verschluss entfernen
27.08.	14	Kofferdam, Wurzelfüllungen, plastische Aufbaufüllung m-o-d-pal
	14	mit zwei parapulpären Stiftverankerungen
	14	Röntgenkontrollaufnahme, Wurzelfüllung vollständig
30.08.		Zahnersatzberatung über Krone an 14
01.09.		medikamentöse Behandlung der Mundschleimhaut

Behandlungsfall Nr. 34

Es ist Samstag, der 01.11. und die Praxis hat Notdienst. Um 10:15 Uhr erscheint Herr Siegfried Sassner in der Sprechstunde, er gibt starke Schmerzen unten links an. Der Zahnarzt untersucht die schmerzende Stelle regio 35 und erteilt den Auftrag, Röntgenaufnahmen von folgenden Zähnen anzufertigen: 35, 11, 27, 46.

Stiftkosten pro Stift je 1,30 €.

Datum	Zahn	Behandlung
	11, 27, 35, 46	Röntgenaufnahmen
		Befund: 11, 35 Caries profunda; 27, 46 leichte Karies
	35	Intraligamentäre Anästhesie, indirekte Überkappung
	35	provisorischer Verschluss
		medikamentöse Behandlung der Mundschleimhaut
		Beratung über den Therapievorschlag
	11	Infiltrationsanästhesie, indirekte Überkappung, provisorischer Verschluss
01.11.		15:00 Uhr Patient hat immer noch Schmerzen, Telefongespräch mit Zahnarzt, Anweisungen gegeben
03.11.	35	Vitalitätsprüfung positiv, Intraligamentäre Anästhesie
	35	Vitalexstirpationen (Zahn hat zwei Wurzelkanäle)
	35	Wurzelkanalaufbereitungen, Röntgenmessaufnahme
	35	medikamentöse Einlage, provisorischer Verschluss
05.11.	11	Vitalitätsprüfung positiv, Infiltrationsanästhesie
	11	Vitalexstirpation, Wurzelkanalaufbereitung, medikamentöse Einlage, provisorischer Verschluss
	35	medikamentöse Einlage gewechselt, provisorischer Verschluss
		HKP für Krone an Zahn 35 mitgegeben
07.11.	27	Infiltrationsanästhesie, Trepanation des Zahnes
	27	devitalisierende Einlage, provisorischer Verschluss
09.11.	27	erneute Infiltrationsanästhesie wegen Restvitalität
	27	Wurzelkanalaufbereitungen, Messaufnahme, Wurzelfüllungen
	27	Röntgenkontrollaufnahme, Matrize angelegt und verkeilt
	27	Füllung mesial-okklusal-distal mit zwei parapulpären Stiftverankerungen
11.11.	16, 14, 21	Infiltrationsanästhesie
	16, 14, 21	Röntgenaufnahme, Befund: Karies, sonst ohne Befund
	16, 17	mit Holzkeil separiert, Matrize angelegt
	16	Aufbaufüllung mesial-okklusal-bukkal mit zwei parapulpären Stiftverankerungen
	11	Messaufnahme, Wurzelfüllungen, Wurzelfüllung-Kontrollaufnahme
	11	Füllung palatinal
	14	Vitalitätsprüfung positiv, Füllung okklusal
	21	mesialer Eckenaufbau mit drei parapulpären Stiftverankerungen

Behandlungsfall Nr. 34

13.11.	35, 46	Leitungsanästhesien
	46	Stillung einer übermäßigen Papillenblutung
	46	direkte Überkappung, Füllung m-o-lingual
	35	Wurzelfüllungen, Wurzelfüllung-Kontrollaufnahme, OK-UK-Abdrücke
	35	Aufbaufüllung m-o, Präparation des Zahnes
	35	Retraktionsfäden zur Darstellung der Präparationsgrenze gelegt, provisorische Krone angefertigt und eingesetzt
20.11.		Politur aller Füllungen aus diesem Behandlungsfall
	33 - 43	Behandlung überempfindlicher Zahnflächen

Behandlungsfall Nr. 35

Frau Katharina Schmerzlich, versichert bei der DAK Gesundheit, kommt heute am 01.10. zu ihrem Kontrolltermin. Die Zahnärztin diktiert den Befund der eingehenden Untersuchung:
17, 15 Karies, 22 tiefe Karies, alle 8er fehlen, Zst und Mu vorhanden.

Die Behandlerin erteilt den Auftrag, folgende Zähne zu röntgen: 17, 16, 15, 22, 25, 34.

Die Patientin legt einen Allergieausweis vor. Frau Schmerzlich hat eine nachgewiesene Amalgam-Allergie und wünscht im Seitenzahnbereich Kompositfüllungen mit Adhäsivtechnik, ansonsten wählt sie die Kassenleistung.

Die Stiftkosten betragen 1,50 € je Stift.

Datum	Zahn	Behandlung
	17, 16, 15, 22, 25, 34	Röntgenbefund: 17 apikale Aufhellung; 16, 15 kariös
		22 Caries profunda, 25 apikale Veränderung, 34 leichte Karies
		Zahnsteinentfernung
		Medikamentöse Behandlung der Mundschleimhaut
05.10.	17	Vitalitätsprüfung positiv, Infiltrationsanästhesie
	17	Trepanation des Zahnes, Vitalexstirpationen, Wurzelkanalaufbereitungen, medikamentöse Einlage, provisorischer Verschluss
07.10.	25	Infiltrationsanästhesie, devitalisierende Einlage
	25	provisorischer Verschluss
07.10.		18:30 Uhr außerhalb der Sprechstunde, Anruf der Patientin, Gespräch mit Zahnärztin, Patientin hat leichte Schmerzen
09.10.	25	Wurzelkanalaufbereitung, Messaufnahme, Wurzelfüllung
	25	Röntgenkontrollaufnahme, plastische Aufbaufüllung mesial-okklusal-distal, eine parapulpäre Stiftverankerung
11.10.	16, 15, 22	Infiltrationsanästhesien
	17	Messaufnahme, Wurzelfüllungen, Kontrollaufnahme
	17	separiert, Füllung okklusal
	16	Füllung mesial-okklusal-bukkal mit zwei parapulpären Stiftverankerungen
	15	separiert, Füllung okklusal
	22	indirekte Überkappung
	22	mesialer Eckenaufbau
13.10.	34	Leitungsanästhesie
	34	indirekte Überkappungen, Füllung lingual und mesial-okklusal
20.10.		Politur aller Füllungen aus diesem Behandlungsfall

Behandlungsfall Nr. 36

Am Samstag, den 01.11. kommt Frau Ulrike Rottberger um 10:00 Uhr in die Notdienstsprechstunde. Der Zahnarzt untersucht die Patientin an der schmerzenden Stelle im Frontzahnbereich. Der Zahn 11 ist sehr klopfempfindlich, die Vitalitätsprüfung ist positiv. Der Zahnarzt erteilt den Auftrag, eine Röntgenaufnahme von Zahn 11 anzufertigen. In der anschließenden Beratung klärt er den weiteren Behandlungsverlauf mit der Patientin.

Die Stiftkosten betragen 1,80 € je Stift.

Datum	Zahn	Behandlung
	11	… Infiltrationsanästhesie
	11	Trepanation des Zahnes, Vitalexstirpation
	11	Wurzelkanalaufbereitung, medikamentöse Einlage, provisorischer Verschluss
	19:30	telefonische Beratung durch den Zahnarzt außerhalb der Sprechstunde
		Patientin hat noch Schmerzen, soll eine Schmerztablette nehmen
03.11.		Patientin möchte bei uns in Behandlung bleiben
		eingehende Untersuchung und Beratung, Befund: 26, 35, 46, 14, 21: kariös
	26, 35, 46	Röntgenaufnahmen, Befund: 26, 35, 46 leichte Karies
	44 - 34	Zahnsteinentfernung, Patientin ist sehr empfindlich
		medikamentöse Behandlung der Mundschleimhaut
07.11.	26	Infiltrationsanästhesie
	26	devitalisierende Toxavit®-Einlage, provisorischer Verschluss
07.11.		20:15 Uhr außerhalb der Sprechstunde, telefonische Beratung durch den Zahnarzt
08.11.	26	immer noch Schmerzen, Devitalisierung wiederholt, provisorische Zementfüllung m-o
09.11.	26	erneute Infiltrationsanästhesie wegen Restvitalität
	26	Wurzelkanalaufbereitungen, Messaufnahme, Wurzelfüllungen, Röntgenkontrollaufnahme, Füllung mesial-okklusal-distal mit zwei parapulpären Stiften
11.11.	16, 14, 21	Infiltrationsanästhesien
	16	indirekte Überkappungen, Füllung mesial-okklusal mit zwei parapulpären Stiftverankerungen, Füllung bukkal
	11	Messaufnahme, Wurzelfüllung, Kontrollaufnahme, Füllung palatinal
	14	Füllung okklusal
	21	mesialer Eckenaufbau mit drei parapulpären Stiftverankerungen
13.11.	35	Leitungsanästhesie
	35	indirekte Überkappungen, Füllung bukkal und mesial-okklusal
	35	Füllung mesial-okklusal mit einer parapulpären Stiftverankerung
	46	Vitalitätsprüfung (-), Kofferdam gespannt, Trepanation des Zahnes
	46	Wurzelkanalaufbereitungen, Messaufnahme
	46	Wurzelfüllungen, Wurzelfüllung-Kontroll-Aufnahme
	46	Aufbaufüllung mesial-okklusal-lingual mit zwei parapulpären Stiftverankerungen
	OK, UK	Zahnsteinentfernung an den restlichen Zähnen

15.11.	46	intraligamentäre Anästhesie, Präparation des Zahnes
	46	Retraktionsfäden zur Darstellung der Präparationsgrenze gelegt
	46	provisorische Krone angefertigt und eingesetzt, UK/OK-Abdrücke
		Patientin wird ohnmächtig, erheblicher zusätzlicher Zeitaufwand für die Betreuung durch den Zahnarzt
15.11.		19:30 Uhr außerhalb der Sprechstunde, Beratung per Telefon durch den Zahnarzt
15.11.		22:10 Uhr Telefongespräch mit dem Zahnarzt
16.11.	46	überempfindlichen Zahnstumpf touchiert
20.11.	46	intraligamentäre Anästhesie, Gerüstanprobe
22.11.	46	Leitungsanästhesie, Metallkeramikkrone eingesetzt
23.11.		ZE-Kontrolle, alles ohne Befund
25.11.		ZE-Kontrolle, Beratung wegen chirurgischem Behandlungsplan

Behandlungsfall Nr. 37

Herr Stefan Reis erscheint am 10.07. in der Praxis. Herr Reis gibt Schmerzen oben links an. Die Zahnärztin untersucht den schmerzenden Zahn 25. Die angefertigte Röntgenaufnahme ergibt folgenden Befund: tiefe Karies an 25. Anschließend erfolgt die Beratung über den Behandlungsablauf.

Die Stiftkosten sind 1,90 € pro Stift.

Datum	Zahn	Behandlung
10.07.		...
	25	Infiltrationsanästhesie, indirekte Überkappung, provisorischer Verschluss
13.07.	25	noch starke Schmerzen
	25	Vitalitätsprüfung, Trepanation des pulpatoten Zahnes
	25	Wurzelkanalaufbereitung, Messaufnahme
	25	medikamentöse Einlage, provisorischer Verschluss
14.07.	43	Vitalitätsprüfung positiv, intraligamentäre Anästhesie, Vitalexstirpation
	43	Wurzelkanalaufbereitung, Messaufnahme
	43	Wurzelkanalfüllung, Wurzelfüllung-Kontroll-Aufnahme
	43	Füllung mesial-okklusal mit einer parapulpären Stiftverankerung
		Entfernung harter Zahnbeläge, medikamentöse Mundschleimhautbehandlung
17.07.	36	Leitungsanästhesie, devitalisierende Einlage
	35	scharfe Kante an alter Füllung entfernt
	24	Vitalitätsprüfung positiv, Infiltrationsanästhesie
	24	Füllung m-o-d, zwei parapulpäre Stiftverankerungen
	25	Wurzelfüllung, Aufbaufüllung m-o-d-pal mit zwei parapulpären Stiftverankerungen
20.07.	36	Wurzelkanalaufbereitungen (Zahn hat zwei Wurzelkanäle)
	36	Röntgenaufnahme, Wurzelfüllungen
	36	Wurzelfüllung-Kontrollaufnahme, Stillung einer übermäßigen Papillenblutung, Füllung okklusal
20.07.		außerhalb der Sprechstunde 21:00 Uhr
		Anruf des Patienten, Gespräch mit Zahnärztin, Anweisungen gegeben
21.07.	36	Kontrolle in der Praxis, ohne Befund
	36	Füllung poliert
31.07.	11	Fraktur der Schneidekante durch Fahrradunfall
	11	Röntgenaufnahme: Wurzel ohne Befund, mesialer Eckenaufbau mit zwei parapulpären Stiftverankerungen
		HKP für Krone an 25 mitgegeben
15.08.	25	Infiltrationsanästhesie, OK, UK Abdrücke
	25	Präparationssitzung, Retraktionsfäden zur Darstellung der Präparationsgrenze gelegt, provisorische Krone angefertigt
21.08.	25	Infiltrationsanästhesie, Metallkeramikkrone eingesetzt
22.08.		ZE-Kontrolle, Patient ist zufrieden

Behandlungsfall Nr. 38

Frau Olga Karakorov kommt mit Schmerzen am 02.04. in die Schmerzsprechstunde. Die Zahnärztin untersucht die schmerzende Stelle unten links. Die angefertigte Röntgenaufnahme an Zahn 35 ergibt folgenden Befund: alte Wurzelfüllung vorhanden, Entzündung an der Wurzelspitze. Die Vitalitätsprüfung ist negativ. Der Zahn 35 wird trepaniert und der Wurzelkanal wird bis zum Apex aufbereitet.

Die Materialkosten betragen in der Praxis 1,70 € je parapulpären Stift.

Datum	Zahn	Behandlung	BEMA	Bemerkung
02.04.		...		
	35	Röntgenmessaufnahme, medikamentöse Einlage, provisorischer Verschluss		
05.04.		eingehende Untersuchung und Beratung		
		17, 16, 12, 11, 23, 25, 46, 48: kariös; 18, 28, 38: fehlen		
		Zahnstein und Mundkrankheit vorhanden		
	35	medikamentöse Einlage gewechselt, provisorischer Verschluss		
		Zahnsteinentfernung, Mundschleimhautbehandlung		
05.04.		19:00 Uhr außerhalb der Sprechstunde, Anruf der Patientin		
		Beratung durch die Zahnärztin		
08.04.		Orthopantomogramm angefertigt: alle Zähne apikal ohne Befund		
		18, 28: retiniert; 38: verlagert		
10.04.	17, 16	Infiltrationsanästhesie, separiert, Kofferdam gelegt		
	17	indirekte Überkappung, Füllung m-o-d		
	16	Füllung d-o mit einer parapulpären Stiftverankerung		
12.04.	35	Wurzelfüllung, Röntgenkontrollaufnahme: Wurzelfüllung bis Apex		
		plastische Aufbaufüllung m-o-d-li mit zwei parapulpären Stiftverankerungen, Zahn soll überkront werden		
15.04.	12, 11	Infiltrationsanästhesie, Kofferdam gelegt		
	12, 11	mesiale und distale Eckenaufbauten		

20.04.		Feiertag, Ostern, Notdienst-sprechstunde 12:00 Uhr		
	48	Schmerzen, lokale Untersuchung und Beratung		
	48	Leitungsanästhesie, direkte Überkappung, provisorischer Verschluss		
24.04.	23, 25	Infiltrationsanästhesien		
	23	mesialer Eckenaufbau mit zwei parapulpären Stiftverankerungen		
	25	Matrize angelegt und verkeilt, Füllung o-d		
02.05.	46, 48	Leitungsanästhesie		
	46	indirekte Überkappung, Füllung m-o-ling		
	48	Matrize angelegt, Stillung einer übermäßigen Papillenblutung		
	48	Füllung m-o		

Behandlungsfall Nr. 39

Die Patientin Chiara Spinelli (8 Jahre alt) kommt zur zahnärztlichen Behandlung in die Praxis. Heute sollen mehrere Füllungen gelegt werden. Im Seitenzahnbereich hat sich die Mutter für Kompositfüllungen in Adhäsivtechnik entschieden.

Die eingehende Untersuchung erfolgte schon am 10.05.
Es wurde folgender Befund dokumentiert: 18, 17, 27, 28, 37, 38, 47, 48: fehlen; 55, 54, 64, 65, 75, 16: kariös.

Die Materialkosten betragen pro Stift 1,30 €.

Datum	Zahn	Behandlung	BEMA	Bemerkung
		...		
15.05.	18, 17, 16, 27, 28, 37, 38, 47, 48	Röntgenaufnahmen, Befund: alle angelegt, 16: tiefe Karies		
		nochmalige Beratung der Mutter wegen Füllungsmaterialien		
17.05.	55, 54, 16	Vitalitätsprüfung: alle positiv		
	55, 54, 16	Infiltrationsanästhesien		
	55, 54	separiert mit Holzkeil		
	55	Füllung mesial-okklusal		
	54	Füllung distal-okklusal		
	16	Pulpotomie		
	16	Füllung mesial-okklusal-palatinal		
19.05.		Zustand nach Treppensturz		
	11, 21	Röntgenaufnahme, Befund: keine Wurzelfraktur		
	11	mesialer Eckenaufbau mit zwei parapulpären Stiftverankerungen		
	21	mesialer und distaler Eckenaufbau		
	11, 21	Lippenverletzung behandelt		
19.05.		20:15 Uhr außerhalb der Sprechstunde: Anruf der Mutter, Chiara hat noch Schmerzen, Anweisung durch die Zahnärztin		
20.05.	11, 21	Kontrolluntersuchung, nochmalige Behandlung der Lippenverletzung, sonst ohne Befund		
27.05.	64, 65	Infiltrationsanästhesie		
	64	Stillung einer übermäßigen Papillenblutung		
	64	Füllung okklusal		
	65	indirekte Überkappung		
	65	Füllung okklusal-distal-palatinal		
05.06.	75	intraligamentäre Anästhesie, Matrize angelegt		
	75	Stillung einer übermäßigen Papillenblutung		
	75	Füllung mesial-okklusal-ling		
10.06.		Kontrolle aller Füllungen, alles o. B.		

Behandlungsfall Nr. 40

Herr Lukas Kleine-Schüller ist heute zur Endodontiebehandlung an Zahn 37 einbestellt. Der Patient neigt zur Ohnmacht.

Die eingehende Untersuchung vom 02.07. ergab folgenden Befund: 16, 14, 24, 26, 28, 31, 37, 41, 45, 46: kariös; 18, 38, 48: fehlen. Zahnstein und Mundschleimhauterkrankung vorhanden.

Die Materialkosten für die parapulpäre Stiftverankerung betragen je Stift 1,50 €.

Datum	Zahn	Behandlung
10.07.	37	Vitalitätsprüfung negativ
	37	Kofferdam gelegt
	37	Trepanation des Zahnes, Wurzelkanalaufbereitungen, Messaufnahme, medikamentöse Einlage, provisorischer Verschluss
13.07.	37	nochmalige Wurzelkanalaufbereitung
	37	medikamentöse Einlage gewechselt, provisorischer Verschluss
		Zahnsteinentfernung, medikamentöse Mundschleimhautbehandlung
20.07.	16, 14	Infiltrationsanästhesien
	16	Stillung einer übermäßigen Papillenblutung
	16	Füllung mesial-okklusal
	14	Vitalexstirpationen, Wurzelkanalaufbereitungen, Messaufnahme
	14	Wurzelkanalfüllungen, Wurzelfüllung-Kontrollaufnahme
	14	Befund: bis Apex, Kofferdam gelegt
	14	Füllung okklusal-distal
		Hilfeleistung bei einer Ohnmacht mit erheblichen zusätzlichen Zeitaufwand
20.07.		18:30 Uhr außerhalb der Sprechstunde, Telefongespräch mit Zahnarzt wegen Schmerzen an 14
21.07.	14	Füllung poliert, Patient jetzt schmerzfrei
22.07.	37	Wurzelfüllungen, plastische Aufbaufüllung mesial-okklusal-lingual-bukkal mit zwei parapulpären Stiftverankerungen
	37	Stillung einer leichten Papillenblutung
01.08.	24, 26, 28	Infiltrationsanästhesien
	24	Füllung okklusal
	26	Füllung mesial-okklusal-distal
	28	Füllung okklusal-distal
10.08.	31, 41	intraligamentäre Anästhesien
	31, 41	Kofferdam gelegt, je Eckenaufbauten approximal
	41	eine parapulpäre Stiftverankerung
20.08.	45, 46	Leitungsanästhesie, je Füllung okklusal

Behandlungsfall Nr. 41

Frau Tatjana Wall ruft in der Notdienstsprechstunde am Samstag, den 03.09. um 12:30 Uhr in der Praxis an. Nach der telefonischen Beratung durch den Zahnarzt erklärt sie sich bereit, in die Sprechstunde zu kommen.

Die Materialkosten betragen in der Praxis je parapulpärer Stiftverankerung 1,80 €.

Datum	Zahn	Behandlung
03.09.		...
03.09.		14:30 Uhr in der Notdienstsprechstunde
	34	Vitalitätsprüfung negativ, Trepanation des Zahnes
	34	Wurzelkanalaufbereitung, medikamentöse Einlage, provisorischer Verschluss
03.09.		21:00 Uhr telefonische Beratung durch den Zahnarzt
04.09.		10:00 Uhr Sonntag, Notdienstsprechstunde
	34	medikamentöse Einlage gewechselt, provisorischer Verschluss
06.09.	34	nochmalige Wurzelkanalaufbereitung, Messaufnahme
	34	medikamentöse Einlage, Watteverschluss
09.09.		eingehende Untersuchung und Beratung
		OPG angefertigt, alle 8er fehlen, Karies an 14, 26
		Zahnsteinentfernung und Mundschleimhautbehandlung
		scharfe Kante an alter Füllung Zahn 15 entfernt
15.09.	14	Infiltrationsanästhesie, Füllung mesial-okklusal
	14	Stillung einer leichten Papillenblutung
16.09.	34	Wurzelfüllung, plastische Aufbaufüllung m-o-d-ling
	34	mit zwei parapulpären Stiftverankerungen, Zahn soll überkront werden
		HKP für Krone mitgegeben
23.09.	26	Infiltrationsanästhesie, Füllung okklusal-bukkal
24.09.	34	intraligamentäre Anästhesie, Abdrücke im OK/UK
	34	Präparation des Zahnes, Retraktionsfäden zur Darstellung der Präparationsgrenze gelegt
	34	Korrekturabdruck, provisorische Krone angefertigt und eingesetzt
30.09.	34	Vollgusskrone eingesetzt und Leitungsanästhesie

Behandlungsfall Nr. 42

Frau Renate Grüne-Wald kommt zur eingehenden Untersuchung am 17.04. in die Praxis. Sie klagt über Schmerzen an Zahn 25.

Befund: 18, 28, 38, 48: fehlen, 15, 13, 25, 46, 37: kariös; Zahnstein und Gingivitis vorhanden. Die Röntgenaufnahme von Zahn 25 ergibt eine apikale Aufhellung.

Die Stiftkosten betragen je Stift 1,40 €.

Datum	Zahn	Behandlung
17.04.		...
	25	Vitalitätsprüfung positiv, Infiltrationsanästhesie
	25	Vitalexstirpation, Wurzelkanalaufbereitung, medikamentöse Einlage, provisorischer Verschluss
19.04.		Zahnsteinentfernung und Behandlung einer Gingivitis
21.04.	25	Wurzelfüllung, Kontrollaufnahme, Füllung okklusal
	26	scharfe Kante entfernt und mit Fluorid touchiert
30.04.	37	Leitungsanästhesie, direkte Überkappungen
	37	Füllung m-o und bukkal
	37	Stillung einer übermäßigen Papillenblutung
02.05.	25	Füllung poliert okklusal
		Behandlung einer Gingivitis
08.05.	15, 13	Infiltrationsanästhesien
	15, 13	Kofferdam gelegt
	15	Zahn muss überkront werden, plastische Aufbaufüllung m-o-d
	15	mit einer parapulpären Stiftverankerung
	13	mesialer Eckenaufbau mit einer parapulpären Stiftverankerung
10.05.		ZE-Beratung wegen Krone an 15
12.05.		HKP genehmigt
20.05.	15	Infiltrationsanästhesie, Abdrücke OK/UK
	15	Präparation des Zahnes, Retraktionsfäden zur Darstellung der Präparationsgrenze gelegt, Korrekturabdruck
	15	provisorische Krone angefertigt und eingesetzt
25.05.	46	intraligamentäre Anästhesie, Füllung okklusal-lingual
28.05.	15	Infiltrationsanästhesie, Krone eingesetzt
30.05.		ZE-Kontrolle, Patientin ist zufrieden
01.06.		Beratung wegen Bleaching

Behandlungsfall Nr. 43

Frau Waltraud Mohn kommt am 01.03. mit Schmerzen an den Zähnen 11 und 21 in die Praxis. Frau Mohn hat einen Schlag auf die Frontzähne bekommen. Die Vitalitätsprüfung an beiden Zähnen ist negativ, das Röntgenbild ergibt folgenden Befund: keine Wurzelfraktur. Der Zahnarzt berät die Patientin über den weiteren Behandlungsverlauf.

Die Stiftkosten betragen je Stift 1,40 €.

Datum	Zahn	Bemerkung	BEMA	Bemerkung
01.03.		...		
	11, 21	Trepanation der pulpatoten Zähne		
	11, 21	Wurzelkanalaufbereitungen		
	11, 21	Messaufnahme		
	11, 21	medikamentöse Einlagen, provisorischer Verschluss		
		Arbeitsunfähigkeitsbescheinigung ausgestellt		
05.03.		eingehende Untersuchung und Beratung		
		Befund: 38 fehlt; 44, 45, 26, 36 kariös, Zahnstein vorhanden		
		Zahnsteinentfernung im gesamten Gebiss		
10.03.	11, 21	Kofferdam		
	11, 21	Wurzelkanalfüllungen		
	11, 21	Kontrollaufnahme		
	11	mesialer Eckenaufbau		
	21	distaler Eckenaufbau mit zwei parapulpären Stiftverankerungen		
12.03.	26	Infiltrationsanästhesie, Matrize angelegt		
	26	Füllung bukkal und o-d		
18.03.	44, 45	Leitungsanästhesie		
	44	direkte Überkappung, Füllung m-o-d		
	45	separiert		
		Füllung m-o		
20.03.	18	Schmerzen, Röntgenaufnahme: retiniert		
		soll entfernt werden, Beratung wegen Ost		
23.03.	36	Leitungsanästhesie		
	36	Füllung lingual und okklusal		
25.03.	18	Behandlung einer Mundschleimhauterkrankung		
28.03.		nochmalige Beratung durch den Zahnarzt wegen Überweisung an MKG		

2. Endodontische Leistungen in der Privatabrechnung

GOÄ-Nr.	**5000**
GOÄ-Text	Zahnfilm/Projektion

Leistungsinhalt

- für Kleinbildaufnahmen der Zähne
- einschließlich Beurteilung und Dokumentation des Befundes
- inklusive der Kosten für Filmmaterial und Filmverarbeitung
- unabhängig von der Art der Herstellung, digital oder analog
- Abrechnung aller Röntgenaufnahmen erfolgt nach dem reduzierten Gebührenrahmen (1,0- bis 2,5-fach)
- zusätzlich Portokosten bei Versand.

abrechenbar:

- je Projektion, d. h. je Zahnfilm in einer Sitzung
- auch für Bissflügelaufnahmen
- auch zusammen mit GOZ-Nr. 2400 (elektrometrische Längenbestimmung).

GOÄ-Nr.	**5037**
GOÄ-Text	Handaufnahme/Bestimmung des Skelettalters

abrechenbar:

- einschl. Berechnung der prospektiven Endgröße
- 1x je Aufnahme
- für die Handwurzelaufnahme.

nicht abrechenbar:

- GOÄ-Nr. 5020, GOÄ-Nr. 5030 und GOÄ-Nr. 5035.

GOÄ-Nr.	**5004**
GOÄ-Text	Panoramaschichtaufnahme der Kiefer

abrechenbar:

- 1x je Orthopantomogramm.

nicht abrechenbar:

- GOÄ-Nr. 5002.

GOÄ-Nr.	**5090**
GOÄ-Text	Schädelübersicht, in zwei Ebenen

abrechenbar:

- für Fernröntgenseitenaufnahme (FRS)
- evtl. Zuschlag für das digitale Röntgen GOÄ-Nr. 5298, 25 % des einfachen Gebührensatzes der betreffenden Leistung.

GOZ-Nr.	**2290**
GOZ-Text	Entfernung einer Einlagefüllung, einer Krone o. Ä.

Leistungsinhalt

- berechenbar für
  - Entfernen einer Krone
  - Entfernen eines Brückenankers
  - Entfernen eines Brückengliedes
  - Entfernen einer Einlagefüllung
  - Abtrennen eines Steges
  - Abtrennen eines fest einzementierten Provisoriums
  - Abtrennen eines extrakoronalen Geschiebes.

abrechenbar:

- 1x je Krone, bzw. Trennstelle
- auch neben GOZ-Nr. 2300
- in Ausnahmefällen auch vor der Extraktion oder Osteotomie von Zähnen.

GOZ-Nr.	**2300**
GOZ-Text	Entfernung eines Wurzelstiftes

abrechenbar:

- 1x je Wurzelstift, z. B. gegossene Stiftaufbauten, konfektionierte Schraubenaufbauten, Glasfaserstifte.

nicht abrechenbar:

- für die Entfernung einer Wurzelfüllung o. Ä.
- Entfernung frakturierter Wurzelkanalinstrumente.

GOZ-Nr.	**2330**
GOZ-Text	indirekte Überkappung

abrechenbar:

- Maßnahmen zur Erhaltung der vitalen Pulpa bei Caries profunda (Exkavieren, indirekte Überkappung)
- 1x je Kavität bei vitalen Zähnen
- mehrfach je Zahn bei getrennten Kavitäten
- ggf. zusätzlich OP-Mikroskop GOZ-Nr. 0110
- ggf. provisorischer speicheldichter Verschluss GOZ-Nr. 2020
- bei bleibenden Zähnen und Milchzähnen
- zusammen mit allen Füllungsleistungen und Aufbaufüllungen.

nicht abrechenbar:

- für die Versorgung einer Kavität beim vorzeitigen Abbruch der Behandlung, z. B. aus Zeitgründen oder Schmerzen.

Endodontische Behandlungen begleiten

GOZ-Nr. GOZ-Text	**2340** direkte Überkappung

abrechenbar:

- Maßnahmen zur Erhaltung der freiliegenden vitalen Pulpa (Exkavieren, direkte Überkappung)
- 1x je Kavität
- ggf. zusätzlich OP-Mikroskop GOZ-Nr. 0110
- ggf. provisorischer speicheldichter Verschluss GOZ-Nr. 2020
- mehrfach je Zahn bei getrennten Kavitäten.

nicht abrechenbar:

- für die Versorgung einer Kavität beim vorzeitigen Abbruch der Behandlung, z. B. aus Zeitgründen oder Schmerzen.

GOZ-Nr. GOZ-Text	**2350** Vitalamputation

abrechenbar:

- Amputation und Versorgung der vitalen Pulpa einschließlich Exkavieren
- 1x je Zahn
- ggf. provisorischer speicheldichter Verschluss GOZ-Nr. 2020
- bei bleibenden Zähnen und Milchzähnen
- im Anschluss an eine indirekte oder direkte Überkappung möglich
- zusätzlich GOZ-Nr. 2390 möglich.

nicht abrechenbar:

- zusammen mit GOZ-Nr. 2340, 2360 am gleichen Zahn und an gleicher Kavität.

GOZ-Nr. GOZ-Text	**2360** Vitalexstirpation

abrechenbar:

- Exstirpation der vitalen Pulpa, einschließlich Exkavieren
- 1x je tatsächlich vorhandenem Wurzelkanal
- nur bei vitalen Zähnen
- ggf. zusätzlich OP-Mikroskop GOZ-Nr. 0110
- ggf. provisorischer speicheldichter Verschluss GOZ-Nr. 2020
- bei bleibenden Zähnen und Milchzähnen
- zusätzlich GOZ-Nr. 2390 möglich
- ggf. im Anschluss an GOZ-Nr. 2330, 2340 oder 2350.

GOZ-Nr.	**2380**
GOZ-Text	Mortalamputation

abrechenbar:

- Amputation und endgültige Versorgung der avitalen Milchzahnpulpa
- 1x je Zahn, nur bei Milchzähnen berechenbar
- wenn Milchzähne als Platzhalter dienen sollen
- im Zusammenhang mit GOZ-Nr. 2050 - 2120, 2250, ggf. 2197.

nicht abrechenbar:

- an permanenten Zähnen.

GOZ-Nr.	**2390**
GOZ-Text	Trepanation eines Zahnes

abrechenbar:

- dient der Eröffnung des Pulpenkavums und der Schaffung eines Zugangs zum endodontischen System
- 1x je Zahn
- unabhängig, ob der Zahn vital oder devital ist
- für die Eröffnung bei Wurzelkanalrevisionen
- bei bleibenden Zähnen und Milchzähnen
- weitere endodontische Maßnahmen sind eigenständige Leistungen und zusätzlich in gleicher Sitzung abrechenbar
- ggf. zusätzlich GOZ-Nr. 2020.

GOZ-Nr.	**2400**
GOZ-Text	elektrometrische Längenbestimmung

Leistungsinhalt

- Im Wurzelkanal ist der elektrische Widerstand anders als im Gewebe. Der Behandler schiebt eine Elektrode in Form eines Wurzelkanalinstrumentes bis zum Apex. Der Zeiger des Widerstandsmessers zeigt „Apex“ an. Durch eine zweite Lippenelektrode muss der Stromkreis geschlossen werden.

Besonderheit

- Im Rahmen einer kassenzahnärztlichen endodontischen Behandlung kann eine zusätzliche private Leistung mit dem Versicherten vereinbart werden. Die GOZ-Nr. 2400 wird dann mit einer sogenannten Privatvereinbarung gem. § 8 Abs. 7 BMV-Z mit dem Kassenpatienten vor Behandlungsbeginn vereinbart.

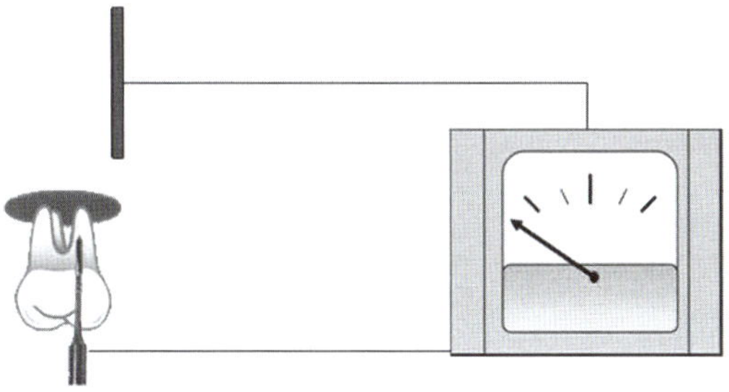

Elektrometrische Längenbestimmung

abrechenbar:

- 1x je vorhandenen Wurzelkanal
- max. 2x je Kanal pro Sitzung
- auch neben der Röntgenmessaufnahme
- auch mehrfach in gleicher Sitzung, Dokumentation in der Karteikarte sinnvoll.

nicht abrechenbar:

- für die Röntgenmessaufnahme.

GOZ-Nr.	**2410**
GOZ-Text	Aufbereitung eines Wurzelkanals

abrechenbar:

- auch für die retrograde Aufbereitung
- 1x je tatsächlich aufbereiteten Wurzelkanal pro Sitzung
- aufgrund anatomischer Besonderheiten erneut in Folgesitzung abrechenbar, eine Begründung ist in der Rechnung anzugeben
- die Anzahl in diesem Sonderfall ist dann auf 2x 2410 je Kanal begrenzt
- ggf. in Verbindung mit GOZ-Zuschlägen 0110, 0120
- zusätzl. provisorischer speicheldichter Verschluss GOZ-Nr. 2020
- bei bleibenden Zähnen und Milchzähnen
- auch im Rahmen einer Wurzelkanalrevision bei einer unvollständigen Wurzelfüllung.

nicht abrechenbar:

- Aufbereitung eines Kanals zur Aufnahme einer Schraube, Stift o. Ä.

GOZ-Nr.	**2420**
GOZ-Text	Anwendung elektrophysikalisch-chemischer Methoden

Leistungsinhalt

- Zusätzlich zu den üblichen Methoden zur Reinigung und Desinfektion eines Wurzelkanals kann innerhalb einer Endodontiebehandlung die elektrophysikalisch-chemische Methode angewandt werden. Bei der Ionophorese (auch Iontophorese) wird ein elektrischer Gleichstrom zusammen mit der desinfizierenden Flüssigkeit in die Wurzelkanäle eingeführt. Dieser Vorgang dient zur Entkeimung der Wurzelkanäle.

abrechenbar:

- Ultraschallausschwemmung in Verbindung mit Chemikalien oder Elektrozersetzung von Lösungen im Wurzelkanal
- Ionophorese, Elektroosmose
- 1x je tatsächlich vorhandenem Wurzelkanal
- ggf. zusätzlich OP-Mikroskop GOZ-Nr. 0110
- zusätzl. provisorischer speicheldichter Verschluss GOZ-Nr. 2020
- auch neben der GOZ-Nr. 2430, 2410.

nicht abrechenbar:

- für eine mechanische oder chemische Kanalreinigung
- für die Spülung eines Wurzelkanals.

GOZ-Nr.	2430
GOZ-Text	medikamentöse Einlage

abrechenbar:

- 1x je Zahn und Sitzung
- im Anschluss an
  - GOZ-Nr. 2360, 2380, 2410
- zusätzl. provisorischer speicheldichter Verschluss GOZ-Nr. 2020
- keine Beschränkung in der Anzahl.

nicht abrechenbar:

- neben GOZ-Nr. 2350
- je Kanal.

GOZ-Nr.	2440
GOZ-Text	Wurzelkanalfüllung

abrechenbar:

- 1x je tatsächlich vorhandenem Wurzelkanal
- ggf. zusätzlich OP-Mikroskop GOZ-Nr. 0110
- zusätzl. provisorischer speicheldichter Verschluss GOZ-Nr. 2020
- ggf. auch für das Füllen von Wurzelkanälen außerhalb des Mundes
- ggf. zusätzlich Reimplantation/Transplantation eines Zahnes.

Behandlungsfall Nr. 44

Herr Vittorio Vitale erscheint am Sonntag, den 12.04. um 15:00 Uhr mit Schmerzen in der Notdienstsprechstunde. Herr Vitale erklärt der Zahnärztin, dass er schon lange Schmerzen oben links habe. Die Zahnärztin untersucht den schmerzenden Zahn 24, die Vitalitätsprüfung ist positiv und die angefertigte Röntgenaufnahme ergibt: tiefe Karies. Die Zahnärztin berät den Patienten über den weiteren Behandlungsverlauf.

Datum	Zahn	Behandlung
		… Behandlung unter OP-Mikroskop
	24	Infiltrationsanästhesie, indirekte Überkappungen je mesial und distal, speicheldichte Verschlüsse
28.04.		eingehende Untersuchung: 24 Karies; aller 8er fehlen; 46, 11: kariös
	24	Patient hat immer noch Schmerzen, Vitalitätsprüfung positiv, Infiltrationsanästhesie, Kofferdam, OP-Mikroskop, Trepanation des Zahnes, Vitalexstirpationen, Lasereinsatz, Wurzelkanalaufbereitungen, Messaufnahme, medikamentöse Einlage, speicheldichter Verschluss
02.05.		9:00 Uhr innerhalb der Sprechstunde, symptombezogene Untersuchung, Schmerzen an Zahn 36
	36	Vitalitätsprüfung negativ, Trepanation des Zahnes, Zahn offen gelassen
02.05.		19:30 Uhr außerhalb der Sprechstunde, Anruf des Patienten
		Gespräch mit Zahnärztin, soll morgen in die Praxis kommen
03.05.	36	Behandlung unter OP-Mikroskop, Lasereinsatz, Wurzelkanalaufbereitungen, medikamentöse Einlage, Messaufnahme, provisorischer speicheldichter Verschluss
05.05.	24	Wurzelfüllungen, Wurzelfüllung-Kontrollaufnahme
	24	adhäsive Aufbaufüllung m-o-d
		Zahn soll später Krone bekommen, HKP auf Wunsch des Patienten ausgestellt
07.05.	11	Oberflächenanästhesie, Infiltrationsanästhesie, Kofferdam,
	11	mesialer und distaler Eckenaufbau in Mehrschichtrekonstruktion
10.05.	36	Kofferdam, Wurzelfüllungen, Wurzelfüllung-Kontroll-Aufnahme
	36	provisorisches Inlay mit Clip angefertigt und eingesetzt. Zahn soll Inlay bekommen
15.05.	36	Leitungsanästhesie, Präparation für Goldinlay,
	36	Retraktionsfäden zur Darstellung der Präparationsgrenze gelegt
	36	provisorisches Inlay, neu angefertigt und eingesetzt
25.05.	36	Leitungsanästhesie, Kofferdam, Goldinlay m-o-d eingesetzt
	46	intraligamentäre Anästhesie, Stillung einer übermäßigen Papillenblutung
	46	SDA-Füllung o-li
26.05.		ZE-Kontrolle, Krone 24 später
		Zahnsteinentfernung an allen Zähnen
		medikamentöse Mundschleimhautbehandlung

Behandlungsfall Nr. 45

Die Patientin Claudia Schneidlich-Klug kommt am 14.10. in die Praxis. Frau Schneidlich-Klug hat einen Termin zur Endodontie-Behandlung.

Die OPG-Aufnahme wurde am 11.10. angefertigt. In der Sitzung am 11.10. wurden auch eine Beratung und die Behandlungsaufklärung durchgeführt.

Ferner wurde der Zahnstein an den Zähnen 17 - 27 und 37 - 47 entfernt, anschließend erfolgte eine medikamentöse Behandlung der Mundschleimhaut im Ober- und Unterkiefer.

Datum	Zahn	Behandlung	GOZ/GOÄ
14.10.		nochmalige Beratung zur Endodontie	
	15	Oberflächen- und Infiltrationsanästhesie	
	15	direkte Überkappung	
	15	provisorischer speicheldichter Verschluss	
28.10.		eingehende Untersuchung: 15 kariös; 18, 28, 38 fehlen	
		48 verlagert; 26, 31, 41: kariös	
	15	Vitalitätsprüfung positiv, Infiltrationsanästhesie	
	15	Trepanation des Zahnes	
	15	Vitalexstirpationen (Zahn hat zwei Wurzeln)	
	15	Wurzelkanalaufbereitungen	
	15	elektrometrische Längenbestimmung	
	15	medikamentöse Einlage, provisorischer speicheldichter Verschluss	
28.10.		20:30 Uhr außerhalb der Sprechstunde, Anruf der Patientin, Beratung durch den Zahnarzt	
28.10.		22:30 Uhr Behandlung in der Praxis, medikamentöse Einlage entfernt	
		Zahn offen gelassen	
		Beratung über Behandlungsverlauf	
29.10.	15	Kontrolle, neue medikamentöse Einlage gelegt, Watte	
01.11.		Feiertag; 9:00 Uhr Schmerzen an Zahn 26, symptombezogene Untersuchung	
	26	Vitalitätsprüfung positiv, Infiltrationsanästhesie	
	26	indirekte Überkappung, Watteverschluss	
10.11.	26	Füllung m-o-d unter Kofferdam	
	26	Stillung einer übermäßigen Papillenblutung, Matrize angelegt	
15.11.	15	Wurzelfüllungen, Kontrollaufnahme	
	15	Füllung m-o-buk	
17.11.	31, 41	Kofferdam, je mesialer und distaler Eckenaufbauten	
10.12.	15	Politur der Füllung	
15.12.		Beratung durch den Zahnarzt, Zahn 48 verlagert, Überweisung zum MKG	

Behandlungsfall Nr. 46

Frau Conny Schröder kommt am 09.11. zur eingehenden Untersuchung in die Praxis.
Der Behandler diktiert den Befund:
17, 16, 14, 11, 21, 23, 25, 26, 27, 46, 45, 43, 32, 33, 37: kariös; 18, 28, 38, 48: fehlen

Nach einer Beratung wird der Behandlungsplan aufgestellt. An allen vorhandenen Zähnen wird Zahnstein entfernt. Da Frau Schröder sehr empfindlich ist, wird vorher an allen Zähnen eine Oberflächenanästhesie durchgeführt.

Die Materialkosten für die parapulpäre Stiftverankerung sind 1,20 € je Stift.

Datum	Zahn	Behandlung
09.11.		...
		Behandlung einer Gingivitis im Unterkiefer
	11, 21	Infiltrationsanästhesien, je mesialer Eckenaufbau in SDA-Technik
		OPG angefertigt: kein Knochenabbau
10.11.	43, 45, 46	Leitungsanästhesie, Vitalitätsprüfung alle positiv
	45, 46	separiert, Füllung approximal-lingual
	43	indirekte Überkappung, Stillung einer übermäßigen Papillenblutung, Watte
10.11.		Anruf der Patientin innerhalb der Sprechstunde 18:00 Uhr
		Beratung durch Zahnarzt, Patientin hat leichte Schmerzen an 45
15.11.	23, 26, 27	Infiltrationsanästhesie
	27	Vitalitätsprüfung positiv, Füllungen mit Adhäsivtechnik
	27	Unterfüllung, Füllung okklusal-distal
	26	Matrize angelegt, Spanngummi gelegt
	26	Füllung okklusal-bukkal-palatinal
	25	OP-Mikroskop, direkte Überkappung
	25	Füllung okklusal-bukkal-palatinal
	23	Füllung labial und palatinal
17.11.	37	Leitungsanästhesie, Exstirpation der vitalen Pulpa (Zahn hat zwei Kanäle)
	37	Wurzelkanalaufbereitung, Röntgenmessaufnahme,
	37	medikamentöse Einlage, einfacher Verschluss
18.11.	37	Wurzelfüllungen, Röntgenkontrollaufnahme, Separation
	37	adhäsive plastische Aufbaufüllung mesial-lingual-bukkal
		Zahn soll später überkront werden, HKP ausgestellt
22.11.	33, 32	intraligamentäre Anästhesien
	33	SDA-Füllung labial und lingual
	32	separiert, SDA-Füllung labial-mesial
	14	Spanngummi, SDA-Füllung labial-mesial
27.11.	16	Infiltrationsanästhesie
	16	Füllung mesial-okklusal-distal
29.11.	17	Füllung bukkal-mesial
29.11.		19:30 Uhr außerhalb der Sprechstunde
		Gespräch mit Zahnarzt über Zahnersatzplanung
30.11.		Politur aller Füllungen, außer Aufbaufüllung

Behandlungsfall Nr. 47

Herr Sebastian Petersen kommt mit Schmerzen um 10:00 Uhr in die Notdienstsprechstunde.

Es ist Sonntag, der 02.07. Nach der symptombezogenen Untersuchung an Zahn 14 wird eine Röntgenaufnahme von dem Zahn angefertigt. In der anschließenden Beratung wird Herr Petersen über den Behandlungsablauf aufgeklärt.

Die Stiftkosten betragen 1,80 € je Stift.

Datum	Zahn	Behandlung
02.07.		...
	14	Vitalitätsprüfung positiv
	14	Infiltrationsanästhesie, OP-Mikroskop, Trepanation des Zahnes
	14	Vitalexstirpationen, Wurzelkanalaufbereitungen,
	14	Röntgenmessaufnahme, medikamentöse Einlage
		Watteverschluss
03.07.		telefonische Beratung durch den Zahnarzt wegen Schmerzen
08.07.		eingehende Untersuchung und Beratung
		Befund: 18, 28, 38, 48 fehlen
	14	Wurzelfüllungen, Röntgenaufnahme: Wurzelfüllung bis Apex
	14	plastische Aufbaufüllung m-o-d-pal
10.07.		Patient verzichtet auf HKP
	14	Infiltrationsanästhesie, Abdrücke im OK, UK
	14	Präparation des Zahnes
	14	Retraktionsfäden zur Darstellung der Präparationsgrenze gelegt
	14	Abdrücke, provisorische Krone angefertigt (GOZ-Nr. 2270)
12.07.	21	Röntgenaufnahme, Befund: Karies
	21	Infiltrationsanästhesie, SDA-Technik
	21	mesialer Eckenaufbau unter Kofferdam mit einer parapulpären Stiftverankerung
15.07.	21	Politur der Füllung
20.07.		Patient zum Einsetzen der Krone nicht erschienen, Telefongespräch mit dem Zahnarzt, zurzeit krank, Einsetzen verschoben

Behandlungsfall Nr. 48

Frau Sandberg kommt mit Schmerzen in die Notdienstsprechstunde.

Datum	Zahn	Behandlung	GOZ/GOÄ
04.04.		Samstag, 10:30 Uhr Patientin erscheint mit Schmerzen an Zahn 24	
		symptombezogene Untersuchung und Beratung	
	24	Röntgenaufnahme Befund: 24 apikale Aufhellung	
	24	Oberflächen- und Infiltrationsanästhesie	
	24	Trepanation des Zahnes, Vitalexstirpationen	
	24	Wurzelkanalaufbereitungen	
	24	Röntgenmessaufnahme	
	24	medikamentöse Einlage	
	24	provisorischer speicheldichter Verschluss	
04.04.		13:30 Uhr telefonische Beratung durch den Zahnarzt wegen Schmerzen	
19.04.	24	Wurzelfüllungen, Röntgenkontrollaufnahme, Befund: Wurzelfüllung bis Apex	
	24	plastische Aufbaufüllung mit adhäsiver Befestigung m-o-d-pal	
	24	eingehende Untersuchung Befund: 18, 28: fehlen; 24: kariös	
		Zahnstein vorhanden und Mundkrankheit	
		Aufklärung über geplante Keramikverblend-krone	
		Heil- und Kostenplan mitgegeben	
25.04.		Zahnsteinentfernung im gesamten Gebiss	
30.04		OK/UK-Abdrücke	
	24	Oberflächen- und Infiltrationsanästhesie	
	24	Präparation des Zahnes	
	24	Retraktionsfäden zur Darstellung der Präparationsgrenze gelegt	
	24	Korrekturabdruck, provisorische Krone angefertigt und eingesetzt	
15.05.	24	Rohbrandanprobe, provisorische Krone wiederbefestigt	
18.05.	24	Infiltrationsanästhesie	
	24	Keramikverblendkrone definitiv eingegliedert	
		Okklusion überprüft	
20.05.		Zahnersatzkontrolle und Beratung über Bleaching	

Behandlungsfall Nr. 49

Herr Michael Wieschner kommt zu seinem alljährlichen Kontrolltermin. Es wird die eingehende Untersuchung durchgeführt, folgender Befund wird erhoben:
14: tiefe Karies, 41, 31, 35, 36: kariös; 18, 28, 38: fehlen.

Nach der Beratung durch den Zahnarzt wird ein Behandlungsplan aufgestellt. Der Patient möchte einen Heil- und Kostenplan für die Endodontiebehandlung an Zahn 14. Der HKP wird ausgestellt und mitgegeben.

Datum	**Zahn**	**Behandlung**
04.04.		...
	17, 16, 26, 27	Zahnstein entfernt, medikamentöse Behandlung der Gingivitis
14.04.	14	Vitalitätsprüfung negativ, OP-Mikroskopeinsatz, Trepanation des Zahnes
	14	Wurzelkanalaufbereitung, medikamentöse Einlage
	14	provisorischer speicheldichter Verschluss
14.04.		19:30 Uhr außerhalb der Sprechstunde
		Patient hat starke Schmerzen an Zahn 14
	14	neue medikamentöse Einlage mit Ledermixpaste, Watte
16.04.	14	Patient ist schmerzfrei
	14	Röntgenmessaufnahme, medikamentöse Einlage,
	14	provisorischer speicheldichter Verschluss mit adhäsiver Befestigung
02.05.	14	Infiltrationsanästhesie, Füllung m-o-d unter Kofferdam, Wurzelfüllung
	14	Stillung einer übermäßigen Papillenblutung
02.05.		20:30 Uhr außerhalb der Sprechstunde
		telefonische Beratung des Patienten durch den Zahnarzt
10.05.	14	Politur der Füllung
	41	intraligamentäre Anästhesie
	31, 35, 36	Leitungsanästhesie
	41, 31, 35, 36	übermäßige Papillenblutung gestillt
	41, 31	je mesiale Eckenaufbauten in SDA-Technik
	35	Füllung m-o
	36	Füllung o-d-ling
20.05.		Politur der Füllungen vom 10.05.
	15 - 25, 35 - 45	professionelle Zahnreinigung und Fluoridierung der Zähne
		medikamentöse Mundschleimhautbehandlung

Behandlungsfall Nr. 50

Frau Jenni Kalthoff kommt am 02.10. auf Empfehlung in die Praxis. Sie möchte eine Komplettsanierung ihrer Zähne. Nach der eingehenden Untersuchung liegt folgender Befund vor:
16, 14, 11, 21, 26, 27, 37, 45: kariös; 18, 28, 38: fehlen; 48 im Durchbruch; Zahnstein und starke Raucherbeläge vorhanden.

Die Zahnärztin berät Frau Kalthoff über den Behandlungsplan. Es wird ein OPG angefertigt, Befund: 48 verlagert; 14 Entzündung an der Wurzel, sonst apikal ohne Befund.

Die Stiftkosten betragen 2,30 € je Stift.

Datum	Zahn	Behandlung
02.10.		…
	UK, OK	Zahnsteinentfernung und Politur der Zähne
		Mundschleimhautbehandlung
		Aufklärung über Osteotomie an 48, soll an MKG überwiesen werden
		Zähne 16, 14, 26, 27, 37 werden mit Keramik-Inlays versorgt
		HKP ausgestellt
		weitere Termine ausgemacht
10.10.	14	Vitalitätsprüfung positiv, Oberflächen- und Infiltrationsanästhesie
	14	Behandlung unter OP-Mikroskop,
	14	Trepanation des Zahnes, Vitalexstirpationen
	14	Wurzelkanalaufbereitungen, Messaufnahme, medikamentöse Einlage, Watteverschluss
15.10.	11, 21	Infiltrationsanästhesien, Kofferdam gelegt, Mehrschichttechnik
	11	mesialer Eckenaufbau mit zwei parapulpären Stiftverankerungen
	21	mesialer Eckenaufbau, Stillung einer übermäßigen Papillenblutung
	14	medikamentöse Einlage gewechselt, Watteverschluss
17.10.	14	Kofferdam, Wurzelfüllungen, Kontrollaufnahme: Wurzelfüllung bis Apex
	14	Unterfüllung, provisorischer speicheldichter Verschluss
25.10.	45	intraligamentäre Anästhesie, Matrize angelegt
	45	Füllung m-o
30.10.	16, 14, 26, 27	Oberflächen- und Infiltrationsanästhesien
	37	intraligamentäre Anästhesie
	16, 14, 26, 27, 37	Präparation der Zähne, Retraktionsfäden zur Darstellung der Präparationsgrenze gelegt im OK und UK, Korrekturabdrücke
	16, 14, 26, 27, 37	Bissnahme, provisorische Inlays mit Clip hergestellt (ohne Abdruck)
14.11.	16, 26, 27	Oberflächen- und Infiltrationsanästhesien
	37	intraligamentäre Anästhesie
		Kofferdam im UK und OK gelegt, Inlays eingegliedert
	16	m-o-d
	14	m-o-pal
	26, 27	m-o-pal
	37	o-ling
16.11.		Kontrolle der Inlays, alles ohne Befund, Patientin ist zufrieden
		Politur der Füllung an 11, 21, 45

Der 7-Jährige Alexander Kuraschinski kommt am 06.01. mit Schmerzen in die Praxis. Die symptombezogene Untersuchung ergibt folgenden Befund: Zahn 46 und 85: kariös. Nach Anfertigung der Röntgenaufnahme und Beratung wird der Behandlungsplan aufgestellt: Der Zahn 46 muss endodontisch behandelt werden und der Zahn 85 wird durch eine Vitalamputation versorgt.

Datum	Zahn	Behandlung	GOZ/GOÄ
06.01.		...	
	46, 85	Vitalitätsprüfungen beide positiv	
	46, 85	Oberflächenanästhesie, Leitungsanästhesie	
	46	Trepanation des Zahnes, Vitalexstirpationen	
	46	Wurzelkanalaufbereitungen, medikamentöse Einlage, speicheldichter Verschluss	
	85	Trepanation des Zahnes, Vitalamputation, Füllung m-o-d	
06.01.		18:00 Uhr innerhalb der Sprechstunde	
		Telefongespräch mit der Mutter, Alexander hat Schmerzen	
08.01.		Eingehende Untersuchung und Beratung	
		Befund: 18, 17, 27, 28, 37, 38, 47, 48: fehlen	
		46, 85, 42, 36, 11, 21: kariös	
	46	Messaufnahme	
	46	medikamentöse Einlage	
	46	speicheldichter Verschluss	
		lokale Fluoridierung	
08.01.		20:15 Uhr außerhalb der Sprechstunde	
	46	medikamentöse Einlage gewechselt, Watteverschluss	
11.01.	11, 21	Kofferdam, Infiltrationsanästhesien	
	11	SDA-Technik mesialer Eckenaufbau	
	21	SDA-Technik distaler Eckenaufbau	
18.01.	46	Wurzelfüllungen, Kontrollaufnahme: Wurzelfüllung bis Apex	
	46	Füllung m-o, Stillung einer übermäßigen Papillenblutung	
25.01.	42	intraligamentäre Anästhesie, Matrize angelegt, separiert	
	42	Füllung ling-distal-labial	
	46, 85	Politur der Füllungen	
27.01.	36	Füllung m-o-d-bukkal, Stillung einer leichten Papillenblutung	
		Aphthe im UK behandelt	
30.01.	11, 21, 36	Politur der Füllungen	
		Beratung KFO, Überweisung ausgestellt	

Behandlungsfall Nr. 52

Herr Louis Brunee kommt am 10.07. in die Schmerzsprechstunde der Praxis. Die lokale Untersuchung ergibt folgenden Befund: Zähne 11, 21 schmerzempfindlich. Nach der Anfertigung der Röntgenaufnahmen der Zähne 11, 21 und 31, 41 liegt folgender Befund vor: 11, 21 apikale Aufhellung; 31, 41 kariös. Nach der Beratung wird der Behandlungsplan aufgestellt.

Stiftkosten betragen 1,50 € je Stift.

Datum	Zahn	Behandlung
10.07.		...
		Vitalitätsprüfung an allen Zähnen, 11, 21, 41 positiv; 31 negativ
	31	Trepanation des Zahnes, Wurzelkanalaufbereitung,
	31	medikamentöse Einlage, speicheldichter Verschluss
12.07.	31	Messaufnahme, medikamentöse Einlage, provisorischer Verschluss
17.07.	11, 21	Infiltrationsanästhesien, Trepanation der Zähne, Vitalexstirpationen
	11, 21	Wurzelkanalaufbereitungen, Messaufnahme, medikamentöse Einlagen
	11, 21	provisorischer speicheldichter Verschluss
19.07.	31	Wurzelfüllung, mesialer Eckenaufbau, SDA-Technik
25.07.	11, 21	Wurzelfüllungen, Kontrollaufnahme
	11	SDA-Füllung palatinal
	21	SDA-Füllung palatinal-distal
28.07.	41	intraligamentäre Anästhesie
	41	Kofferdam gelegt, Matrize angelegt, indirekte Überkappung
	41	distaler Eckenaufbau, SDA-Technik
01.08.	31, 41	Politur der Füllungen
	11, 21	Politur der Füllungen
15.08.	26	alte Füllung verloren, Röntgenaufnahme: tiefe Karies
	26	Infiltrationsanästhesie, direkte Überkappung,
	26	adhäsive plastische Aufbaufüllung m-o-d-pal
		Zahn soll mit einer Krone versorgt werden
		HKP ausgestellt und mitgegeben
25.08.	26	Infiltrationsanästhesie, OK/UK-Abdrücke
	26	Präparation des Zahnes
	26	Retraktionsfäden zur Darstellung der Präparationsgrenze gelegt
	26	provisorische Krone angefertigt und eingesetzt
30.08.	26	Krone fest eingesetzt

Behandlungsfall Nr. 53

Frau Ruben kommt am 01.03. zu einem Kontrolltermin in die Praxis. Nach der Begrüßung durch die Zahnärztin wird die eingehende Untersuchung durchgeführt. Dabei wird folgender Befund dokumentiert: 37, 36, 42: kariös; 17, 18: fehlen; alte Brücke von 26 - 24 vorhanden.

Nach der Beratung stellt sich heraus, dass Frau Ruben die Brücke oben links erneuert haben möchte.

Die Stiftkosten betragen 1,80 € je Stift.

Datum	Zahn	Behandlung	BEMA	Bemerkung	GOZ/GOÄ
01.03.		...			
		OPG angefertigt, Befund: 36, 37 apikal ohne Befund			
		42 Entzündung an der Wurzelspitze			
		26 Sekundärkaries unter der Krone			
		Zahnstein und Mundkrankheit vorhanden			
		HKP für die Brücke 24 - 26 ausgestellt und mitgegeben			
03.03.		eingehende ZE-Beratung, 25 Min.			
10.03.	UK, OK	professionelle Zahnreinigung und Mundschleimhautbehandlung			
15.03.	36, 37	Oberflächen- und Infiltrationsanästhesie			
	37	separiert und Matrize gelegt			
	36	Stillung einer übermäßigen Papillenblutung			
	36	Füllung o-ling			
	37	Füllung distal-okklusal			
		nochmalige ZE-Beratung			
18.03.	43 - 34	scharfe Zahnkanten geglättet			
		mit Fluoridlack touchiert			
20.03.	42	Schmerzen, symptombezogene Untersuchung			
	42	Vitalitätsprüfung positiv			
	42	intraligamentäre Anästhesie			
	42	Vitalexstirpation, Wurzelkanalaufbereitung, Messaufnahme			
	42	medikamentöse Einlage			
	42	provisorischer Verschluss			
21.03.	42	Schmerzen, medikamentöse Einlage gewechselt, Watte			

28.03.	42	Wurzelfüllung, Kontrollaufnahme			
	42	SDA-Füllung ling			
10.04.	24 - 26	Infiltrationsanästhesien, Abdrücke, alte Brücke entfernt			
	24 - 26	Präparation der Zähne, Retraktionsfäden zur Darstellung der Präparationsgrenze gelegt			
		Abdrücke			
		alte Brücke als Provisorium verwendet			
11.04.		Gespräch mit Zahnarzt, Patientin muss ins Ausland, meldet sich später zur Eingliederung, ist zurzeit schmerzfrei			

Behandlungsfall Nr. 54

Bei Herrn Tim Häusler wird am 03.07. folgender Befund bei der eingehenden Untersuchung festgestellt: 45, 16, 33, 37: kariös; 18, 28: fehlen; 26: insuffiziente Krone; Gingivitis.

Der Patient legt einen Allergieausweis mit einer Amalgaminhaltsstoffallergie vor.

Die Stiftkosten betragen je Stift 1,90 €.

Datum	Zahn	Bemerkung	BEMA	Bemerkung	GOZ/GOÄ
03.07.		…			
		Zahnsteinentfernung und Behandlung der Gingivitis			
		Beratung wegen Füllungsmaterialien, Patient wählt die Kassenleistung			
05.07.		OPG angefertigt: 38, 48: nicht angelegt; 37: tiefe Karies; sonst apikal ohne Befund			
	37	Leitungsanästhesie			
	37	OP-Mikroskop			
	37	indirekte Überkappung			
	37	speicheldichter Verschluss			
08.07.	37	Patient hat Schmerzen			
	37	Vitalitätsprüfung positiv			
	37	Leitungsanästhesie			
	37	Oberflächenanästhesie			
	37	Trepanation des Zahnes, Vitalexstirpationen			
	37	Wurzelkanalaufbereitungen			
	37	medikamentöse Einlage			
	37	speicheldichter Verschluss			
08.07.		19:45 Uhr, außerhalb der Sprechstunde			
		Anruf des Patienten hat Schmerzen, Beratung durch den Zahnarzt			
08.07.		21:00 Uhr nochmaliger Anruf, Patient hält es vor Schmerzen nicht mehr aus			
		Anweisung durch den Zahnarzt: soll provisorischen Verschluss entfernen			

Behandlungsfall Nr. 54

09.07.	37	nochmalige Wurzelkanalaufbereitung, einen zusätzlichen Wurzelkanal gefunden (jetzt vier vorhandene Kanäle)			
	37	Messaufnahme: 4 Kanäle			
	37	medikamentöse Einlage, Watteverschluss			
12.07.	37	Wurzelfüllungen, Kontrollaufnahme, Füllung m-o			
	33	mesialer Eckenaufbau in SDA-Technik			
20.07.	16	Infiltrationsanästhesie, Füllung o-buk unter Kofferdam			
25.07.	45	intraligamentäre Anästhesie, Kofferdam wegen starken Speichelflusses			
	45	Füllung o-ling			
31.07.	37	Kontrolle, schmerzfrei			
		Zahnsteinentfernung			

Behandlungsfall Nr. 55

Frau Charlotte Meer kommt am 02.11. mit starken Schmerzen an Zahn 46 in die Praxis. Die Zahnärztin untersucht die schmerzende Stelle und berät die Patientin über den Behandlungsablauf.

Die Stiftkosten betragen je Stift 1,70 €.

Datum	Zahn	Behandlung
02.11		...
	46	Vitalitätsprüfung: sehr stark reagiert, Trepanation des Zahnes
05.11.	46	Leitungsanästhesie wegen Restvitalität, OP-Mikroskop
	46	Wurzelkanalaufbereitungen, Lasereinsatz, Messaufnahme
	46	medikamentöse Einlage, speicheldichter Verschluss
10.11.	46	medikamentöse Einlage, speicheldichter Verschluss
12.11.		eingehende Untersuchung und Beratung
		Befund: 46, 44, 34, 36 kariös; 18, 28, 38, 48 fehlen
		Zahnsteinentfernung, medikamentöse Behandlung der Mundschleimhaut
18.11.	46	Wurzelfüllungen, adhäsive plastische Aufbaufüllung m-o-d-ling
	46	Kontrollaufnahme
		Zahn soll in Vollkeramik überkront werden
		HKP ausgestellt, Kontrolle nach Zahnsteinentfernung
22.11.	34, 36	Leitungsanästhesie
	34	Matrize angelegt, Füllung m-o
	36	indirekte Überkappung, Füllung m-o-d
25.11.		HKP genehmigt, Beratung wegen ZE
30.11.	44, 46	Leitungsanästhesie
	44	Füllung o-d
	46	Abdrücke im OK/UK, Präparation des Zahnes
	46	Beseitigung störenden Zahnfleisches mittels Elektrotom
	46	Retraktionsfaden zur Darstellung der Präparationsgrenze gelegt
	46	Korrekturabdruck, provisorische Krone angefertigt und eingesetzt
08.12.	46	Leitungsanästhesie
	46	Kofferdam, Eingliederung der Vollkeramikkrone mit Adhäsivtechnik
09.12.		ZE-Kontrolle, Patientin ist zufrieden

3. Gegenüberstellung BEMA – GOZ aus LF 5

BEMA-Nr.	Abrechnung	Leistung	Abrechnung	GOZ/ GOÄ-Nr.
Ä 925a - Rö2	• 1 - 2 Aufnahmen	Kleinbildaufnahmen	• 1x je Projektion	**Ä 5000**
Ä 925b - Rö5	• 3 - 5 Aufnahmen	Kleinbildaufnahmen	• 1x je Projektion	**Ä 5000**
Ä 925c - Rö8	• 6 - 8 Aufnahmen	Kleinbildaufnahmen	• 1x je Projektion	**Ä 5000**
Ä 925d - stat	• mehr als 8 Aufnahmen	Kleinbildaufnahmen	• 1x je Projektion	**Ä 5000**
Ä 928a	• 1x je Aufnahme	Handaufnahmen	• 1x je Projektion	**Ä 5037**
Ä 934a	• 1x je Aufnahme	Fernröntgenaufnahme (Fernröntgenseitenaufnahme)	• 1x je Aufnahme • Zuschlag für digitales Röntgen	**Ä 5090** **Ä 5298**
Ä 935d	• 1x je Aufnahme	Orthopantomogramm	• 1x je Aufnahme	**Ä 5004**
23 - EKr	• 1x je Trennstelle	Entfernen von Kronen o. Ä.	• 1x je Trennstelle	**2290**
25 - cp	• 1x je Kavität	indirekte Überkappung Caries profunda	• 1x je Kavität	**2330**
26 - p	• 1x je Zahn	direkte Überkappung	• 1x je Kavität	**2340**
27 - Pulp	• 1x je Zahn • im jugendlichen Gebiss	Pulpotomie Vitalamputation	• 1x je Zahn	**2350**
28 - VitE	• 1x je tatsächlich vorhandenem Kanal	Vitalexstirpation	• 1x je tatsächlich vorhandenem Kanal	**2360**
29 - Dev	• 1x je Zahn • bei Restvitalität Anästhesie möglich	Devitalisierung		**/**
/		Mortalamputation	• 1x je Zahn	**2380**
31 - Trep1	• 1x je Zahn • Trepanation eines pulpatoten Zahnes	Trepanation des Zahnes	• 1x je Zahn • vital oder devitaler Zahn • zusammen mit Endodontiepositionen	**2390**
Privatvereinbarung mit dem Kassenpatienten GOZ-Nr. 2400		elektrometrische Längenbestimmung	• 1x je vorhandenem Kanal	**2400**
32 – WK	• 1x je tatsächlich vorhandenem Kanal	Wurzelkanalaufbereitung	• 1x je tatsächlich vorhandenem Kanal	**2410**
Privatvereinbarung mit dem Kassenpatienten GOZ-Nr. 2420		elektrophysikalisch-chemische Methode	• 1x je vorhandenem Kanal	**2420**
34 - Med	• 1x je Zahn/Sitzung • max. 3x je Zahn im Behandlungsfall	medikamentöse Einlage	• 1x je Zahn/Sitzung • keine Beschränkung in der Anzahl	**2430**

35 - WF	• 1x je tatsächlich vorhandenem Kanal	Wurzelkanalfüllung	• 1x je tatsächlich vorhandenem Kanal	**2440**
40	• 1x je Zahn	intraligamentäre Anästhesie	• i.d.R. 1x je Zahn	**0090**
40 - I	• 1x I für 2 nebeneinanderstehende Zähne • außer 11/21 und 41/31	Infiltrationsanästhesie	• i.d.R. 1x je Zahn	**0090**
41a - L1	• 1x je KH	Leitungsanästhesie	• i.d.R. 1x je KH	**0100**

4. Abrechnungs-Check Lernfeld 5

Geben Sie die richtigen Antworten an!

1. **Welche Aussagen sind zur BEMA-Nr. 25 - cp richtig?** (3 Antworten)	a) Die cp ist je Zahn abrechenbar. b) Die cp ist nur bei devitalen Zähnen zu berechnen. c) Die cp ist je Kavität zu berechnen. d) Die cp dient zur Erhaltung der gefährdeten Pulpa. e) Die cp darf nur bei vitalen Zähnen berechnet werden.	**Antwort:** ______ ______
2. **Welche Aussagen sind zur BEMA-Nr. 26 - P richtig?** (2 Antworten)	a) Die P ist die direkte Überkappung der Pulpa. b) Die P darf zusammen mit der VitE an demselben Zahn berechnet werden. c) Die P ist nur bei devitalen Zähnen abrechenbar. d) Als provisorischen Verschluss kann die BEMA Nr. 11 - pV berechnet werden. e) Die P ist je Zahn abrechenbar.	**Antwort:** ______
3. **Ordnen Sie den BEMA-Nr. die entsprechenden Behandlungen zu.**	a) Vitalexstirpation b) Wurzelkanalaufbereitung c) Pulpotomie d) Wurzelkanalfüllung e) medikamentöse Einlage f) Trepanation des pulpatoten Zahnes 1. 28 - VitE 2. 35 - WF 3. 31 - Trep1 4. 32 - WK 5. 27 - Pulp 6. 34 - Med	**Antwort:** ______ ______ ______ ______ ______
4. **Bei dem GKV-Patienten Gerd Gross wird unter Infiltrationsanästhesie der Zahn 14 trepaniert. Die entzündete Pulpa wird entfernt und die Wurzelkanäle werden aufbereitet. Die Vitalitätsprüfung des Zahnes ist positiv. Welche BEMA-Nr. können Sie abrechnen?** (4 Antworten)	a) 28 - VitE b) 35 - WF c) 31 - Trep1 d) 34 - Med e) 32 - WK f) 8 - ViPr g) 27 - Pulp h) 40 - I	**Antwort:** ______ ______ ______

5. **Die BEMA-Nr. 34 - Med ist …** (2 Antworten)	a) eine medikamentöse Einlage in den Wurzelkanal b) max. 4x je Zahn abrechenbar c) immer eine Privatleistung d) max. 3x je Wurzelkanal abrechenbar e) max. 3x je Zahn abrechenbar	**Antwort:** __________
6. **Welche BEMA-Nr. darf nicht mit der Vitalexstirpation an demselben Zahn in derselben Sitzung berechnet werden?** (3 Antworten)	a) 29 - Dev b) 40 - I c) 32 - WK d) 27 - Pulp e) 34 - Med f) 31 - Trep1	**Antwort:** __________
7. **Welche Aussagen sind richtig?** (3 Antworten)	a) Die WK darf je Zahn berechnet werden. b) Die VitE kann je tatsächlich vorhandenen Wurzelkanal berechnet werden. c) Die Trep1 ist nur bei einem pulpatoten Zahn zu berechnen. d) Die WF darf je Zahn berechnet werden. e) Die Pulpotomie kann ausschließlich bei Milchzähnen berechnet werden. f) Die Med ist grundsätzlich auf drei Behandlungssitzungen begrenzt. g) Die Dev ist bei vitalen Zähnen nicht möglich.	**Antwort:** __________
8. **Bei dem GKV-Patienten Klaus Kleinemann wird in einer Folgesitzung der Wurzelkanal des Zahnes 25 nochmals aufbereitet. Welche Leistung rechnen Sie ab?** (1 Antwort)	a) VitE b) WK c) Med d) Trep1 e) gar nichts f) WK als Privatleistung	**Antwort:** __________ __________
9. **Bei der PKV-Patientin Cordula Cäser wird der Zahn 46 präpariert. Der Zahn hat eine Kavität mesial-okklusal und eine Kavität bukkal. Beide Kavitäten werden mit einem Kunststoffmaterial unter adhäsiver Befestigung provisorisch speicheldicht verschlossen.** **Welche Antwort ist richtig?** (1 Antwort)	a) 2020, 2197 b) 2x 2020, 1x 2197 c) 2060, 2080, 2197 d) 2x 2020, 2x 2197 e) 2060, 2080, 2x 2197 f) es kann nichts berechnet werden	**Antwort:** __________

10. **Der Zahnarzt beginnt nach der Infiltrationsanästhesie mit der Entfernung der Karies an Zahn 24. Dabei ergibt sich eine großflächige Eröffnung der Pulpa, die eine Vitalexstirpation erforderlich macht. Danach erfolgen die Wurzelkanalaufbereitung und eine Röntgenmessaufnahme. Nach der abschließenden Wurzelfüllung wird eine SDA-Füllung mod unter Kofferdam gelegt.** **Welche Leistungen können nach GOZ abgerechnet werden?** (1 Antwort)	a) 2390, 3x 2360, 3x 2410, Ä 5000, 3x 2440, 2090, 2030 b) 0090, 2390, 2x 2360, 2x 2410, Ä 5000, 3x 2440, 2040 c) 0090, 2x 2360, 2x 2410, Ä 5000, 2x 2440, 2100, 2040 d) 0010, 2390, 2x 2360, 2x 2410, Ä 5000, 2x 2440, 2040	**Antwort:** ____________
11. **Der PKV-Patient Herr Timo Schmidt kommt in die Schmerzsprechstunde und klagt über Schmerzen an dem Zahn 25. Nach der symptombezogenen Untersuchung und Beratung durch den Zahnarzt wird eine Röntgenaufnahme des Zahnes angefertigt. Zusätzlich führt der Zahnarzt eine Vitalitätsprüfung durch.** **Welche Gebührennummern können Sie für diese Sitzung berechnen?** (4 Antworten)	a) GOÄ 6 b) GOÄ 5 c) 0010 d) GOÄ 1 e) GOÄ 5000 f) 0070	**Antwort:** ____________

Zielformulierung des Rahmenlehrplans – Lernfeld 6

Die Schülerinnen und Schüler verfügen über die Kompetenz, Patientinnen und Patienten bei einer chirurgischen Behandlung zu begleiten, bei der Behandlung zu assistieren und diese zu dokumentieren.

Die Schülerinnen und Schüler **erschließen sich** die Aufgaben der Patientenbegleitung bei chirurgischen Behandlungen.

Die Schülerinnen und Schüler **informieren** sich über die Vorbereitung der Patientinnen und Patienten und des Behandlungsplatzes für chirurgische Eingriffe (Extraktion, Osteotomie, Wurzelspitzenresektion, Zystektomie, plastische Deckung, Inzision, Exzision, Implantation, Behandlung von Frontzahntraumata und Tumoren). Sie verschaffen sich einen Überblick über die chirurgischen Behandlungsabläufe, die zugehörigen Instrumente und Materialien. Sie ermitteln die für die Nachbereitung notwendigen Tätigkeiten im Hinblick auf die Aufbereitung der Medizinprodukte, Abfallentsorgung, Terminierung und Information der Patientinnen und Patienten. Dazu informieren sie sich auch über die für die chirurgischen Eingriffe relevanten Medikamentengruppen (Analgetika, Antikoagulantia, Antiphlogistika, Antibiotika, Hämostyptika) und deren Anwendung (Neben- und Wechselwirkungen).

Die Schülerinnen und Schüler **richten** den Arbeitsplatz für die verschiedenen chirurgischen Behandlungen **ein**, indem sie die benötigten Instrumente sowie Materialien auswählen und bereitstellen. Dabei beachten sie die anatomischen Gegebenheiten.

Die Schülerinnen und Schüler bereiten die Patientinnen und Patienten auf die chirurgischen Eingriffe vor. Unter Beachtung hygienischer Grundsätze **assistieren** sie bei chirurgischen Behandlungen, handeln vorausschauend und situationsgerecht. Sie erklären patientenbezogen die verschiedenen Abläufe bei einer chirurgischen Behandlung. Sie geben Hinweise zum postoperativen Verhalten, auch in einer fremden Sprache. Sie dokumentieren die Behandlungsabläufe und bereiten die Leistungsabrechnung mit den jeweiligen Kostenträgern für die unterschiedlichen chirurgischen Behandlungen vor. Dabei nutzen sie unterschiedliche Abrechnungshilfen auch in digitaler Form. Sie stellen benötigte Formulare (Arbeitsunfähigkeitsbescheinigung, Rezept) unter Einhaltung gesetzlicher Regeln aus.

Die Schülerinnen und Schüler **analysieren** ihre Patientenbegleitung bezogen auf unterschiedliche Patientengruppen bei chirurgischen Behandlungen.

Die Schülerinnen und Schüler **bewerten** ihre Arbeitsprozesse im Team im Hinblick auf das Zusammenwirken einer unsterilen und sterilen Assistenz und optimieren ihre Arbeitsweise.

1. Chirurgische Leistungen und Wundversorgungen

BEMA-Nr. — **43 - X1**
BEMA-Text — Entfernung eines einwurzeligen Zahnes

abrechenbar:

- für alle einwurzeligen Zähne
- nach der **anatomischen** Wurzelanzahl
- für die Entfernung eines Wurzelrestes eines einwurzeligen Zahnes
- als einwurzelige Zähne gelten:

15		13	12	11	21	22	23		25
		53	52	51	61	62	63		
		83	82	81	71	72	73		
45	44	43	42	41	31	32	33	34	35

nicht abrechenbar:

- für die Extraktion eines einwurzeligen Zahnes, wenn er anatomisch gesehen ein mehrwurzeliger Zahn ist
- zusätzlich die primäre Wundversorgung.

BEMA-Nr. — **44 - X2**
BEMA-Text — Entfernung eines mehrwurzeligen Zahnes

abrechenbar:

- für die Entfernung eines mehrwurzeligen Zahnes
- nach der **anatomischen** Wurzelanzahl
- für die Entfernung eines Wurzelrestes eines mehrwurzeligen Zahnes
- als mehrwurzelige Zähne gelten:

18	17	16		14							24		26	27	28
			55	54							64	65			
			85	84							74	75			
48	47	46											36	37	38

nicht abrechenbar:

- für die Extraktion eines mehrwurzeligen Zahnes, wenn er anatomisch gesehen einwurzelig ist
- zusätzlich die primäre Wundversorgung.

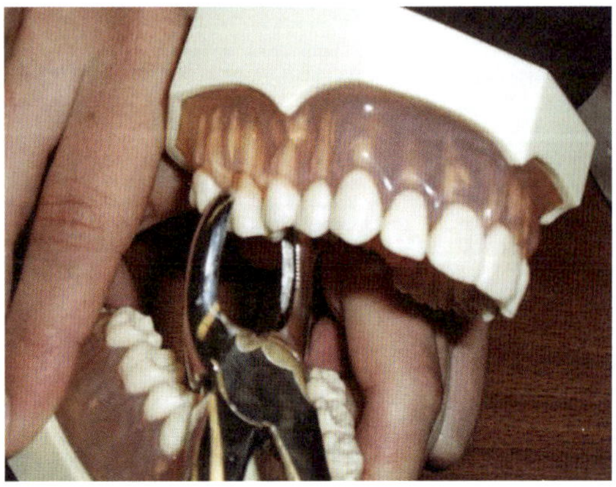

Extraktion von Zahn 16 am Modell

BEMA-Nr.	**45 - X3**
BEMA-Text	Entfernung eines tief frakturierten Zahnes

abrechenbar:

- tief frakturiert: bis ins untere Drittel der Wurzeln abgebrochen
- unabhängig von der Anzahl der Wurzeln oder Topografie.

nicht abrechenbar:

- für einen tief zerstörten Zahn oder zerstörten Zahn
- für die Entfernung durch Aufklappung
- zusätzlich die primäre Wundversorgung.

BEMA-Nr.	**47a - Ost1**
BEMA-Text	Osteotomie eines Zahnes

abrechenbar:

- für die Entfernung eines Zahnes oder Wurzelrestes durch Aufklappen des Zahnfleisches und Osteotomie
- setzt die Aufklappung des Zahnfleisches voraus.

nicht abrechenbar:

- Entfernung eines Zahnes ohne Zahnfleischaufklappung
- zusätzlich die primäre Wundversorgung.

BEMA-Nr.	**47b - Hem**
BEMA-Text	Hemisektion

Leistungsinhalt

- Hemisektion bedeutet, dass ein mehrwurzeliger Zahn durch einen chirurgischen Eingriff halbiert wird
- der erkrankte, nicht erhaltungswürdige Teil wird entfernt
- diese Leistung ist nur in begründeten Ausnahmefällen abrechenbar:
    - zum Erhalt einer geschlossenen Zahnreihe
    - zum Erhalt einer bestehenden prothetischen Versorgung
- die alleinige Halbierung eines mehrwurzeligen Zahnes (Prämolarisierung) ist keine Kassenleistung, z. B. bei einer tiefen Furkation.

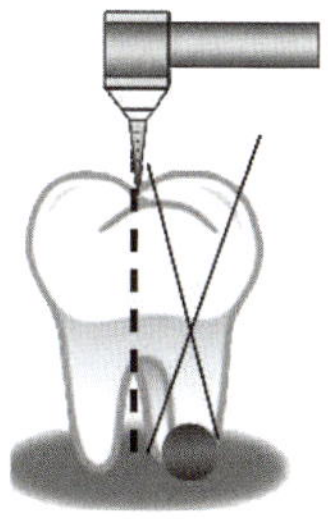

Teilung eines Molaren und Entfernung der erkrankten Hälfte

abrechenbar:

- 1x je Hemisektion und Teilextraktion eines Zahnes.

nicht abrechenbar:

- Prämolarisierung eines mehrwurzeligen Zahnes.

BEMA-Nr.	**48 - Ost2**
BEMA-Text	Osteotomie eines verlagerten Zahnes

Leistungsinhalt

- Entfernung eines verlagerten Zahnes
- Entfernung eines retinierten Zahnes
- Entfernung eines Zahnkeims (Germektomie)
- Entfernung eines impaktierten Wurzelrestes.

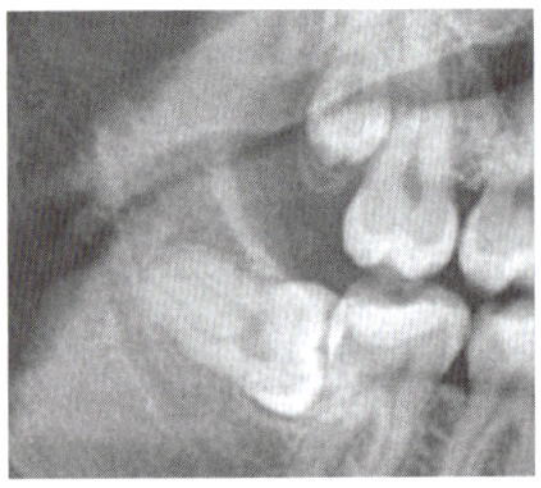

Zahn 48 verlagert

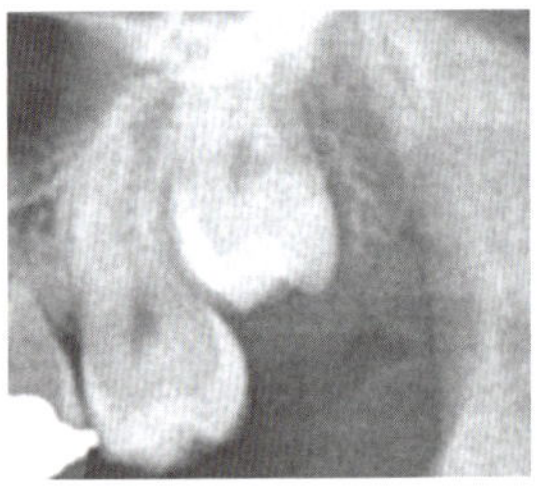

Zahn 28 retiniert

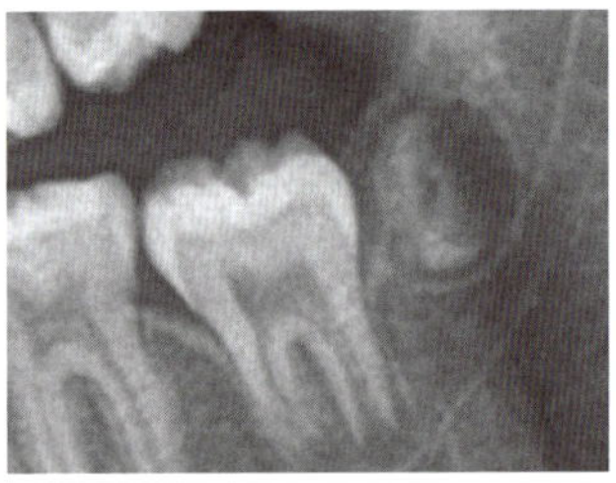

Zahnkeim regio 38

abrechenbar:

- für operative Entfernung eines teilweise retinierten oder impaktierten Zahnes.

nicht abrechenbar:

- zusätzlich die primäre Wundversorgung.

BEMA-Nr.	**36 - Nbl1**
BEMA-Text	Stillung einer übermäßigen Blutung

abrechenbar:

- für die Stillung einer übermäßigen Nachblutung im Zusammenhang mit chirurgischen Leistungen
- als selbstständige Leistung in Folgesitzungen
- in der gleichen Sitzung mit den chirurgischen Leistungen nur, wenn ein erheblicher zusätzlicher Zeitaufwand für den Zahnarzt entsteht
- 1x je Blutungsstelle, ggf. mehrfach an verschiedenen Stellen in einer Sitzung.

nicht abrechenbar:

- zusammen mit BEMA-Nr. 37 - Nbl2, BEMA-Nr. 38 - N, BEMA-Nr. 46 - XN an derselben Stelle
- für die normale anfallende Blutstillung, bzw. Wundversorgung nach der chirurgischen Leistung.

BEMA-Nr.	**37 - Nbl2**
BEMA-Text	Stillung einer übermäßigen Blutung durch z. B. Knochenbolzung

Leistungsinhalt

- **Knochenbolzung** ist eine chirurgische Maßnahme zum Unterbinden einer Blutung aus Knochengefäßen. Mit einem stumpfen meißelförmigen Instrument werden die das Blutgefäß umgebenden Knochenbälkchen zum blutenden Gefäß hin kondensiert; so entsteht ein mechanischer Verschluss des Gefäßes.

abrechenbar:

- Stillung einer übermäßigen Blutung durch Abbinden oder Umstechen eines Gefäßes
- Stillung einer übermäßigen Blutung durch Knochenbolzung
- in der gleichen Sitzung mit chirurgischen Leistungen möglich
- 1x je Blutungsstelle, ggf. mehrfach an verschiedenen Stellen in einer Sitzung.

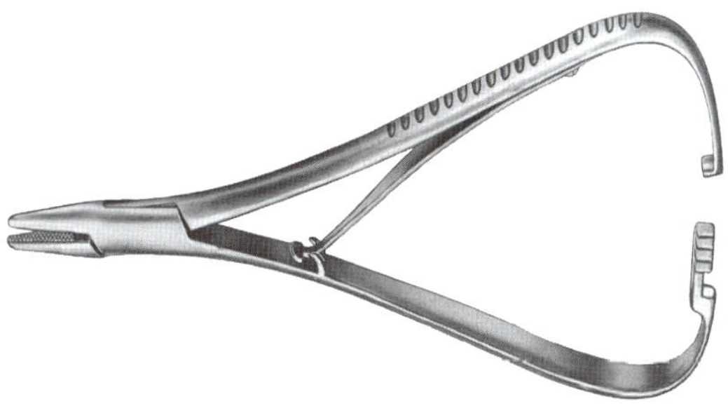

Nadelhalter

nicht abrechenbar:

- zusammen mit BEMA-Nr. 36 - Nbl1, BEMA-Nr. 38 - N, BEMA-Nr. 46 - XN an derselben Stelle.

BEMA-Nr.	**38 - N**
BEMA-Text	Nachbehandlung

Leistungsinhalt
- Nachbehandlungen nach chirurgischen Eingriffen sind nur als selbstständige Leistungen abrechenbar
- als zahnärztliche Leistungen sind möglich:
  - Nahtentfernung
  - Wundspülung, z. B. mit einer Kochsalzlösung
  - Legen einer Tamponade/Drainage
  - Wechseln einer Tamponade/Drainage
  - Entfernen einer Tamponade/Drainage.

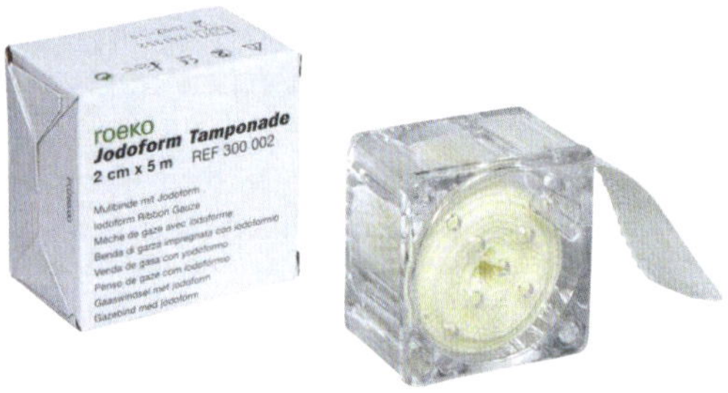

Tamponade

abrechenbar:
- 1x je Kieferhälfte oder Frontzahnbereich
- nur in Folgesitzung nach dem chirurgischen Eingriff ansetzbar.

nicht abrechenbar:
- für eine Wundkontrolle
- mit einem chirurgischen Eingriff an derselben Stelle
- zusammen mit BEMA-Nr. 36 - Nbl1, BEMA-Nr. 37 - Nbl2, BEMA-Nr. 46 - XN an derselben Stelle
- für die Stillung einer übermäßigen Papillenblutung nach BEMA-Nr. 12 - bMF.

BEMA-Nr.	**46 - XN**
BEMA-Text	chirurgische Wundrevision

Leistungsinhalt
- chirurgische Wundrevisionen sind nur als selbstständige Leistungen nach einem chirurgischen Eingriff abrechenbar
- als zahnärztliche Leistungen sind möglich:
  - Glätten des Knochens in kleinem Umfang
  - Entfernung eines Sequesters (Knochensplitter)
  - Auskratzen, bzw. Anfrischen der Wunde
  - Legen einer neuen Naht
  - Legen einer zusätzlichen Naht.

abrechenbar:
- 1x je Kieferhälfte oder Frontzahnbereich
- eine Anästhesie ist zusätzlich möglich.

nicht abrechenbar:
- zusammen mit BEMA-Nr. Nr. 36 - Nbl1, BEMA-Nr. 37 - Nbl2, BEMA-Nr. 38 - N an gleicher Stelle
- neben BEMA-Nr. 58 - KnR und BEMA-Nr. 62 - Alv
- neben einem chirurgischen Eingriff an derselben Stelle.

BEMA-Nr.	**49 - Exz1**
BEMA-Text	Exzision von Schleimhaut

Leistungsinhalt

- Exzision von Schleimhaut oder Granulationsgewebe:
  - Exzision von Mundschleimhaut, z. B. Papillektomie in der Präparationssitzung
  - Exzision von Granulationsgewebe (neu gebildetes Gewebe, hohe Produktion in der Wundheilungsphase)
  - Kauterisation mithilfe des Elektrotoms, z. B. Durchtrennen von Zahnfleischfasern, Entfernung einer Zahnfleischkapuze bei einem erschwerten Zahndurchbruch (Dentitio difficilis)
  - für eine geschlossene Kürettage an einzelnen Zähnen, ohne PAR-Antrag
  - herausschneiden bzw. Entfernung von Gewebe

abrechenbar:

- 1x je Zahn
- in einer Präparationssitzung auch neben BEMA-Nr. 12 - bMF.

nicht abrechenbar:

- neben einer anderen chirurgischen Leistung im selben Gebiet in derselben Sitzung
- im Rahmen einer systematischen PAR
- für die Zahnfleischverdrängung zur Darstellung der Präparationsgrenze
- für eine Probeexzision GOÄ-Nr. 2401.

BEMA-Nr.	**50 - Exz2**
BEMA-Text	Exzision von Schleimhautwucherung

Leistungsinhalt

- für das Entfernen einer Schleimhautwucherung, z. B.:
  - Schleimhautwucherung größeren Umfangs, d. h. über das Gebiet mehrerer Zähne
  - lappiges Fibrom (gutartige Bindegewebswucherung)
  - Epulis (Geschwulst auf dem Zahnfleisch).

abrechenbar:

- 1x je Exzision einer Schleimhautwucherung
- mehrfach je Kiefer, wenn getrennte OP-Gebiete.

nicht abrechenbar:

- zusammen mit einer anderen chirurgischen Leistung im selben Operationsgebiet
- Entfernung eines Schlotterkamms BEMA-Nr. 57 - SMS
- neben BEMA-Nr. Ä 161 - Inz1.

BEMA-Nr.	**51a - Pla1**
BEMA-Text	plastischer Verschluss als selbstständige Leistung oder in Verbindung mit einer Extraktion

Leistungsinhalt

- bei der Extraktion eines oberen Seitenzahnes kann es zur Eröffnung der Kieferhöhle kommen
- diese Verbindung zwischen Kieferhöhle und Mundhöhle wird Mund-Antrum-Verbindung (MAV) genannt
- es erfolgt eine plastische Deckung der eröffneten Kieferhöhle.

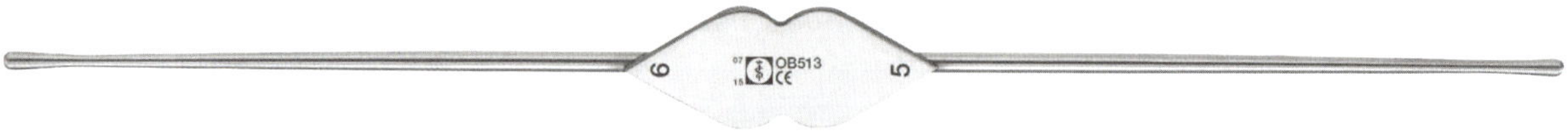

Kleeblattsonde zur Überprüfung einer MAV

abrechenbar:

- plastischer Verschluss einer eröffneten Kieferhöhle als selbstständige Leistung in Folgesitzungen
- plastischer Verschluss einer eröffneten Kieferhöhle in Verbindung mit einer Extraktion
- 1x je Verschluss
- evtl. zusammen mit GOÄ-Nr. 2700 (Verbandplatte).

nicht abrechenbar:

- zusammen mit BEMA-Nr. 47a - Ost1, BEMA-Nr. 48 - Ost2, BEMA-Nr. 54a-c - WR1-3, BEMA-Nr. 55 - RI o. Ä.

BEMA-Nr.	**51b - Pla0**
BEMA-Text	plastischer Verschluss in Verbindung mit Osteotomie

abrechenbar:

- plastischer Verschluss einer eröffneten Kieferhöhle in Verbindung mit Osteotomie/anderen operativen Eingriffen
- neben BEMA-Nr. 54 - WR, BEMA-Nr. 56 - Zy, BEMA-Nr. 63 - FL u. Ä. möglich
- evtl. zusammen mit GOÄ-Nr. 2700 (Verbandplatte).

nicht abrechenbar:

- als alleinige Leistung
- in Verbindung mit einer Extraktion.

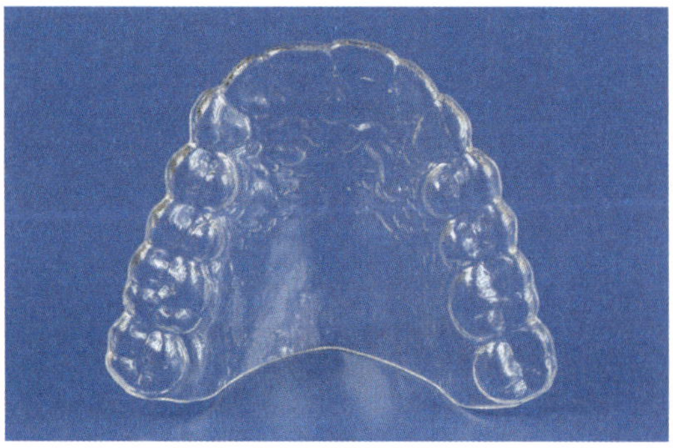

Verbandplatte nach Ä 2700

Übersicht Zahnentfernungen

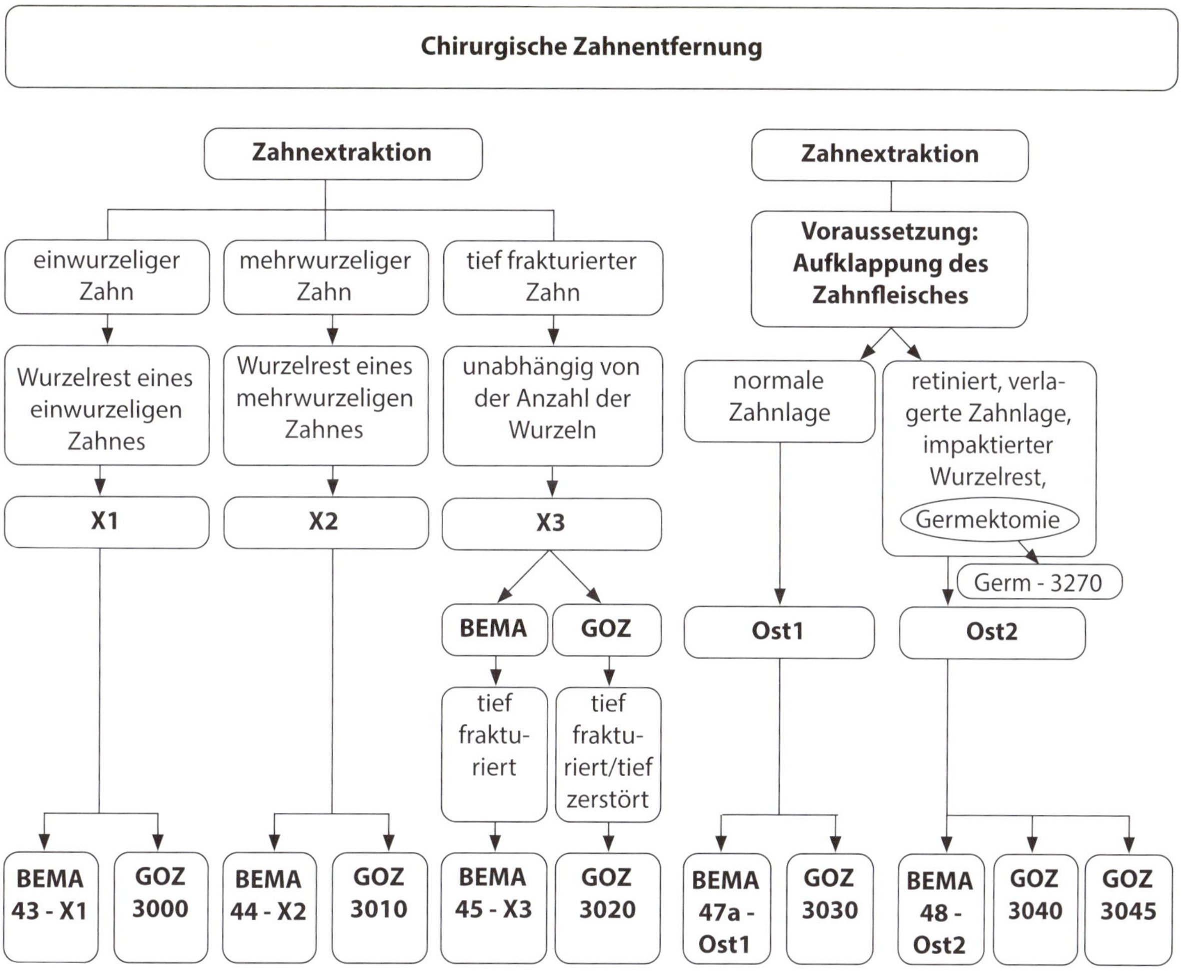

Behandlungsfall Nr. 56

Herr Rudi Reinatz erscheint am Sonntag, den 02.11., mit Schmerzen im Notdienst.

Datum	Zahn	Behandlung	BEMA	Bemerkung
02.11		10:00 Uhr lokale Untersuchung und Beratung		
	48	Röntgenaufnahme: verlagert, Dentitio difficilis		
		Tamponade gelegt wegen Dentitio difficilis		
02.11.	48	15:30 Uhr Tamponade gewechselt		
04.11.	48	starke Schmerzen, Entfernung der Tamponade		
	48	Leitungsanästhesie, Entfernung des Zahnes durch Osteotomie		
	48	Leitungsanästhesie wiederholt wegen langer Dauer, 3 Nähte		
05.11.	48	Stillung einer übermäßigen Nachblutung, Nähte		
06.11.	48	Nachbehandlung		
		eingehende Untersuchung		
		Orthopantomogramm, Befund: 18, 28, 38 angelegt; 48 fehlt; 12 - 22 zerstört; 25 tiefe Karies; 26, 27 Granulome; 34 - 36 Wurzelreste; 37 tief frakturiert		
	44 - 33	Zahnsteinentfernung, erstmalig in diesem Kalenderjahr		
		medikamentöse Behandlung der Mundschleimhaut		
07.11.	25	Vitalitätsprüfung positiv		
	25, 26, 27	Infiltrationsanästhesien		
	25	Trepanation des Zahnes, Vitalexstirpationen (Zahn hat zwei Wurzeln)		
	25	Wurzelkanalaufbereitungen		
	25	Röntgenmessaufnahme: bis Apex aufbereitet		
	25	medikamentöse Einlage, speicheldichter Verschluss		
	26, 27	Entfernung der Zähne, Wundversorgung		
08.11.	48, 26, 27	Nachbehandlungen		
	25	medikamentöse Einlage gewechselt, speicheldichter Verschluss		

10.11.	12, 11, 21, 22	Infiltrationsanästhesien		
	12, 11, 21, 22	Entfernung der Zähne, Nähte		
11.11.		telefonische Beratung wegen leichter Nachblutung		
12.11.	12	Infiltrationsanästhesie, Nähte erneuert		
14.11.	25	Wurzelfüllungen		
	25	plastische Füllung okklusal		
	25	Röntgenkontrollaufnahme: Wurzelfüllung bis Apex		
15.11.	34 - 37	Leitungsanästhesie		
	34, 35	Entfernung der tief zerstörten Wurzelreste		
	36	Entfernung der Wurzelreste durch Aufklappung		
	36	Nähte, Wiederholung der Leitungsanästhesie		
	37	Entfernung des tief frakturierten Zahnes, Naht		
	34 - 37	Wundversorgung		
17.11.	34	intraligamentäre Anästhesie, Sequester entfernt		
20.11.	36	Nähte entfernt		
30.11.	12, 11, 21, 22, 26, 27, 48, 34, 35, 36, 37	Nachbehandlung an allen Wunden		
05.12.		Beratung wegen Zahnersatz		
	35, 36, 48	Wundkontrolle		
		Politur der Füllung		

Behandlungsfall Nr. 57

Frau Christine Baumschneider kommt am 03.10. um 10:00 Uhr in die Notdienstsprechstunde.

Sie gibt Schmerzen oben rechts an. Die Zahnärztin untersucht die schmerzende Stelle und lässt eine Röntgenaufnahme von Zahn 14 anfertigen. Der Befund ergibt eine sehr tiefe Karies an Zahn 14. Nach der Vitalitätsprüfung werden eine direkte Überkappung und ein provisorischer Verschluss gelegt.

Die Stiftkosten betragen je Stift 1,80 €.

Datum	Zahn	Behandlung	BEMA	Bemerkung
03.10.	14	18:00 Uhr Patientin hat starke Schmerzen		
		Infiltrationsanästhesie, Extraktion des Zahnes, Wundversorgung		
04.10.	14	Nachbehandlung		
		eingehende Untersuchung		
		Befund: 14, 48, 38, 28: fehlen; 15, 13, 21, 37, 47: kariös; 26: tief frakturiert, Zahnstein und Mundkrankheit vorhanden		
		Orthopantomogramm, Befund: 48: nicht angelegt, 38: angelegt, 28: verlagert, sonst apikal ohne Befund		
10.10.	15, 13	Infiltrationsanästhesien, Spanngummi gelegt		
	15	Füllung mesial-okklusal-distal mit einer parapulpären Stiftverankerung		
	13	mesialer Eckenaufbau		
12.10.	26	Infiltrationsanästhesie		
	26	Entfernung des tieffrakturierten Zahnes, eine Naht gelegt		
13.10.	26	Infiltrationsanästhesie, Erneuerung der Naht		
15.10.	26, 14	Nachbehandlung		
20.10.	21	distaler Eckenaufbau mit einer parapulpären Stiftverankerung unter Anlegen von Kofferdam		
22.10.	28	Infiltrationsanästhesie, Entfernung des Zahnes durch Osteotomie		
	28	Infiltrationsanästhesie wiederholt, drei Nähte gelegt		
23.10.	28	Nachbehandlung		
25.10.	28	Oberflächenanästhesie, Sequester entfernt		
30.10.	28	Nähte entfernt		
02.11.	38	Leitungsanästhesie, Entfernung des Zahnes durch Osteotomie, Nähte		
10.11.	14, 26, 28, 38	Nachbehandlung aller Wunden		
15.11.		an allen Wunden Kontrolle durchgeführt, alles ohne Befund		

Behandlungsfall Nr. 58

Frau Claudine Fleur, kommt am 05.05. zur eingehenden Untersuchung in die Praxis. Frau Fleur ist schon lange Patientin in der Praxis. Der 01-Befund ergibt: 18, 28, 38, 48 fehlen; 37, 11, 26, 27 kariös; Zahnstein vorhanden.

Es wird ein Orthopantomogramm angefertigt. In dem Beratungsgespräch wird Frau Fleur der Befund mitgeteilt: 48: verlagert, 15: Sekundärkaries, 24: tief frakturiert.

Die Stiftkosten betragen je Stift 1,60 €.

Datum	**Zahn**	**Behandlung**
06.05.		Aufklärungsgespräch für Ost 48
08.05.		Zahnsteinentfernung
		medikamentöse Behandlung der Mundschleimhaut
10.05.	48	Leitungsanästhesie, Entfernung des Zahnes durch Osteotomie
	48	Leitungsanästhesie wiederholt, Nähte gelegt
10.05.		20:30 Uhr außerhalb der Sprechstunde
		Telefongespräch mit Zahnarzt, Patientin hat Schmerzen
		soll eine Schmerztablette nehmen
11.05.	48	Nachbehandlung
11.05.		12:30 Uhr in der Mittagspause
	48	Leitungsanästhesie, Tamponade gelegt
12.05.	48	Tamponade entfernt
18.05.	48	Entfernung der Nähte
	24	Infiltrationsanästhesie, Entfernung des Zahnes, Nähte gelegt
18.05.	24	22:00 Uhr außerhalb der Sprechstunde
	24	Stillung einer übermäßigen Nachblutung, neue Nähte
19.05.	24	Nachbehandlung
21.05.	24	intraligamentäre Anästhesie, Nähte erneuert
22.05.	24	Wundkontrolle ohne Befund
26.05.	24	Nähte entfernt
14.06.	11	Infiltrationsanästhesie, mesialer Eckenaufbau mit einer parapulpären Stiftverankerung
20.06.	15	Infiltrationsanästhesie, plastische Aufbaufüllung m-o-d-pal mit zwei parapulpären Stiftverankerungen
25.06.	26, 27	Infiltrationsanästhesie
	27	indirekte Überkappung, Matrize angelegt, Füllung o-d
	26	direkte Überkappung, Füllungen m-o und bukkal
		HKP für Krone 15 mitgegeben
26.06.		HKP liegt genehmigt vor
	15	Infiltrationsanästhesie, Alginatabdrücke im OK/UK
	15	Präparation des Zahnes, Retraktionsfäden zur Darstellung der Präparationsgrenze gelegt, Korrekturabdruck, provisorische Krone eingesetzt
28.06.	15	Infiltrationsanästhesie, Krone eingesetzt
30.06.		ZE-Kontrolle, Patientin ist zufrieden

Behandlungsfall Nr. 59

Frau Johanna Wolkenbruch kommt am 02.03. zur eingehenden Untersuchung in die Praxis.

Es wird folgender Befund festgestellt: 8er fehlen; 14, 37, 36, 35, 11, 21 kariös; 24, 25, 27 zerstört. Es wird ein OPG angefertigt, Befund: 8er angelegt; 48 retiniert; 14 apikale Aufhellung. Der Zahnarzt klärt Frau Wolkenbruch über die Behandlung auf.

Die Stiftkosten betragen 1,80 € je Stift.

Datum	Zahn	Behandlung
02.03.		...
05.03.	14	Vitalitätsprüfung positiv
	14	Infiltrationsanästhesie, Vitalexstirpationen,
	14	Wurzelkanalaufbereitungen, medikamentöse Einlage
	14	provisorischer Verschluss
07.03.	14	Messaufnahme, CHKM-Einlage, provisorischer Verschluss
07.03.		15:00 Uhr innerhalb der Sprechstunde, telefonische Beratung durch den Zahnarzt, Patientin hat leichte Schmerzen, Anweisungen gegeben
10.03.	37	Leitungsanästhesie
	37	Füllung mesial-okklusal-distal mit einer parapulpären Stiftverankerung
	36	Füllung vestibulär
	35	Füllung okklusal und vestibulär
12.03.	14	Wurzelfüllungen, Wurzelfüllung-Kontrollaufnahme
	14	Füllung mesial-okklusal-distal
13.03.		Beratungsgespräch über Ost an Zahn 48
15.03.	48	Leitungsanästhesie, Entfernung des Zahnes durch Osteotomie
	48	während der OP Leitungsanästhesie wiederholt
	48	Röntgenkontrollaufnahme: Wunde ohne Befund, Nähte gelegt
16.03.	48	Leitungsanästhesie, Sequester entfernt, Nähte gelegt
20.03.	11, 21	Kofferdam, Infiltrationsanästhesien, je mesiale Eckenaufbauten
21.03.	48	Nachbehandlung, Nähte und Tamponade entfernt
25.03.	24, 25, 27	Infiltrationsanästhesien, Entfernung der Zähne
	27	während der Extraktion abgebrochen, Entfernung durch Osteotomie, Nähte gelegt
28.03.	24, 25, 27	Nachbehandlung
29.03.		Politur der gelegten Füllungen
31.03.	48, 24, 25, 27	Nachbehandlung

Behandlungsfall Nr. 60

Frau Elfi Drescher ist schon sehr lange bei Ihnen in Behandlung. Vor ein paar Tagen hat der Dermatologe bei Frau Drescher eine Amalgaminhaltsstoff-Allergie festgestellt. Jetzt sollen alle defekten Amalgamfüllungen gegen neue Füllungen ausgetauscht werden. Weiterhin hat Frau Drescher zwei verlagerte Weisheitszähne, die entfernt werden müssen. Die Patientin wählt im Seitenzahnbereich Füllungen mit Adhäsivtechnik als Kassenleistung.

Die Materialkosten für parapulpäre Stift betragen je Stift 1,20 €.

Datum	Zahn	Behandlung
05.04.		eingehende Untersuchung und Beratung
		Befund: 18, 28, 38, 48 fehlen; 46, 45, 44, 42, 37, 21, 26, 27 kariös; Amalgamfüllungen müssen ausgetauscht werden, Zahnstein vorhanden
		OPG angefertigt: 38, 48 verlagert; 14, 16 Sekundär-Karies
		Patientin über Füllungsmöglichkeiten aufgeklärt, sie entscheidet sich für die Kassenleistung
06.04.		Aufklärungsgespräch für Ost an 38 und 48
		Aufklärungsbogen von der Patientin unterschrieben
		Zahnsteinentfernung, erstmalig in diesem Kalenderjahr
10.04.	48	Leitungsanästhesie, Entfernung des Zahnes durch Osteotomie, zwei Nähte gelegt
11.04.		11:30 Uhr innerhalb der Sprechstunde
	48	Nachbehandlung
11.04.		15:30 Uhr, innerhalb der Sprechstunde, Patientin hat starke Schmerzen
	48	Tamponade gelegt
15.04.	48	Nähte und Tamponade entfernt
28.04.	38	Leitungsanästhesie, Entfernung des Zahnes durch Osteotomie, Leitungsanästhesie wiederholt, zwei Nähte
28.04.		21:00 Uhr außerhalb der Sprechstunde
		Anruf der Patientin: hat starke Schmerzen, Gespräch mit Zahnarzt, soll in die Praxis kommen
28.04.		22:00 Uhr
	38	Nachbehandlung, Schmerzmittel mitgegeben
29.04.	38	Naht hat sich gelöst, intraligamentäre Anästhesie, eine neue Naht gelegt
30.04.	38	Wundkontrolle

Frau Drescher kommt zur Nachbehandlung in die Praxis.

01.05.		Feiertag, 12:00 Uhr Notdienstsprechstunde
	38	Nachbehandlung
03.05.	38	Nähte entfernt
15.05.	21	Kofferdam gelegt, mesialer Eckenaufbau, eine parapulpäre Stiftverankerung
	14, 16	Infiltrationsanästhesien
	14	Stillung einer übermäßigen Papillenblutung
	14	Aufbaufüllung mesial-okklusal-distal mit zwei parapulpären Stiftverankerungen
		Zahn soll später überkront werden
	16	Füllung mesial-okklusal

Behandlungsfall Nr. 60

20.05.	46, 45, 44, 42	Leitungsanästhesie
	46, 45	separiert, Matrize angelegt, Füllung je okklusal-approximal
	44	Füllung okklusal-lingual-mesial mit einer parapulpären Stiftverankerung
	42	Kofferdam, distaler Eckenaufbau
01.06.	26, 27	Infiltrationsanästhesie
	26	Füllung mesial-okklusal-distal
	27	Füllung okklusal, HKP für Krone an 14 mitgegeben
03.06.		HKP genehmigt
13.06.	14	Infiltrationsanästhesie, Abdrücke OK/UK
		Präparation des Zahnes, Retraktionsfäden zur Darstellung der Präparationsgrenze gelegt, Korrekturabdruck, Provisorium angefertigt und eingesetzt
21.06.	14	Eingliederung der Krone unter Infiltrationsanästhesie
22.06.		ZE-Kontrolle, alles ohne Befund, Patientin ist sehr zufrieden

BEMA-Nr.	**54a - WR1 – an einem Frontzahn** **54b - WR2 – an einem Seitenzahn** **54c - WR3 – am selben Seitenzahn durch denselben Zugang**
BEMA-Text	Wurzelspitzenresektion

abrechenbar:

- BEMA-Nr. 54a - WR1 Wurzelspitzenresektion an einem Frontzahn
- BEMA-Nr. 54b - WR2 Wurzelspitzenresektion an einem Seitenzahn einschließlich der ersten resezierten Wurzelspitze
- BEMA-Nr. 54c - WR3 Wurzelspitzenresektion für jede weitere Wurzelspitze an demselben Seitenzahn durch denselben Zugang (Knochenfenster)
- je BEMA-Nr. 54b - WR2 für die Wurzelspitzenresektion an einem Seitenzahn je Wurzelspitze durch getrennte Zugänge (Knochenfenster)
- BEMA-Nr. 32 - WK und BEMA-Nr. 35 - WF für die retrograde Wurzelfüllung.

Übersicht zu BEMA-Nr. 54b-c – Wurzelspitzenresektion an einem Seitenzahn

WR2 und WR3

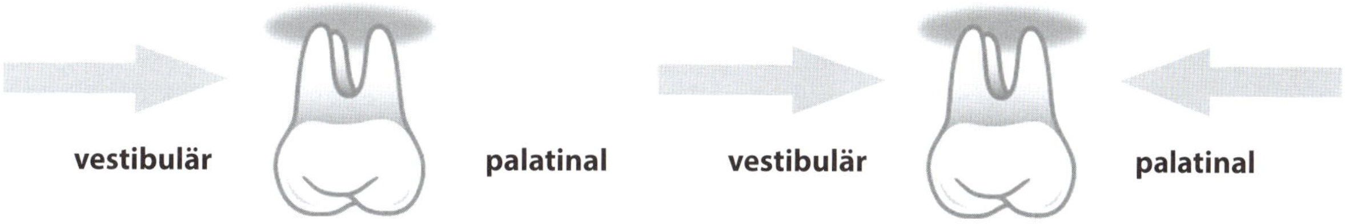

Beispiel

1. Seitenzahn ein Zugang von vestibulär:

- 1x WR2 und 2x WR3

2. Seitenzahn zwei Zugänge von vestibulär und palatinal:

- 1x WR2 und 1x WR3 für vestibulär
- 1x WR2 für palatinal

BEMA-Nr.	**56a - Zy1 – Zystektomie** **56b - Zy2 – Zystostomie** **56c - Zy3 – Zystektomie in Verbindung mit Ost oder WR** **56d - Zy4 – Zystostomie in Verbindung mit Ost oder WR**
BEMA-Text	Zystenentfernung

Leistungsinhalt

Zystektomie

- ist die vollständige Entfernung des Zystenbalgs, über der entstandenen Höhle wird der Mukoperiostlappen vernäht.

Zystostomie

- es erfolgt eine Fensterung der Zyste, das heißt, das Zystenkavum wird zum Nebenraum der Mund-, Nasen- oder Kieferhöhle, der Zystenbalg wird nicht entfernt und durch Offenhalten (mit Tamponade, Nahttechnik, Opdurator) wird das Zystenepithel in Schleimhautepithel umgewandelt.

Zystenformen

- radikuläre Zyste: ausgehend von pulpatoten Zähnen, bzw. der Wurzel
- follikuläre Zyste: ausgehend vom Zahnsäckchen.

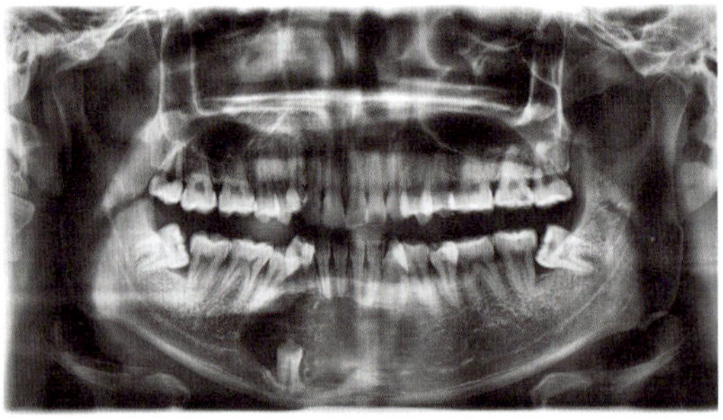

Follikuläre Zyste

abrechenbar:

- BEMA-Nr. 56a Zystektomie als selbstständige Leistung oder in Verbindung mit einer Extraktion
- BEMA-Nr. 56b Zystostomie als selbstständige Leistung oder in Verbindung mit einer Extraktion
- BEMA-Nr. 56c Zystektomie in Verbindung mit Osteotomie oder Wurzelspitzenresektion
- BEMA-Nr. 56d Zystostomie in Verbindung mit Osteotomie oder Wurzelspitzenresektion.

nicht abrechenbar:

- für das Entfernen von Granulationsgewebe und kleinen Zysten
- BEMA-Nr. 56a - Zy1 und BEMA-Nr. 56b - Zy2 neben einer Ost oder WR.

Geben Sie die BEMA-Nr., ggf. die Anzahl und die Eintragung unter „Bemerkung" an.

Datum	Behandlung	BEMA	Anzahl	Bemerkung
10.02.	Schmerzen an Zahn 24			
	lokale Untersuchung und Beratung			
	Röntgenaufnahme: zerstört			
	Infiltrationsanästhesie			
	Extraktion des Zahnes			
	Nähte			
10.02.	18:15 Uhr innerhalb der Sprechstunde, Anruf der Patientin			
	Gespräch mit Zahnarzt			
10.02.	21:00 Uhr außerhalb der Sprechstunde			
	Tamponade gelegt			
11.02.	Zahn 24 Wundkontrolle			
15.02.	Zahn 24 Nähte und Tamponade entfernt			
	eingehende Untersuchung			
	Zahnsteinentfernung			
	medikamentöse Mundschleimhautbehandlung			
20.02.	UK-Front eingeschliffen			
	überempfindliche Zahnflächen touchiert			
25.02.	Privatunfall, Zahn 11 Fraktur			
	Röntgenaufnahme: keine Wurzelfraktur, Pulpa eröffnet			
	Infiltrationsanästhesie			
	Kofferdam			
	Vitalexstirpation			
	Wurzelkanalaufbereitung			
	Messaufnahme			
	Wurzelfüllung			
	mesialer Eckenaufbau			
	mit zwei parapulpären Stiftverankerungen			

Behandlungsfall Nr. 62

Geben Sie die BEMA-Nr., ggf. die Anzahl und die Eintragung unter „Bemerkung“ an.

Datum	Behandlung	BEMA	Anzahl	Bemerkung
10.02.	eingehende Untersuchung und Beratung			
	Zahn 48 Dentitio difficilis			
	Tamponade gelegt			
12.02.	Zahn 48 Tamponade entfernt			
	Röntgenaufnahme: verlagert			
	Leitungsanästhesie			
	Leitungsanästhesie wiederholt			
	Osteotomie des Zahnes, Nähte			
12.02.	19:00 Uhr außerhalb der Sprechstunde			
	Zahn 48 Stillung einer übermäßigen Nachblutung, Nähte			
13.02.	Zahn 48 Nachbehandlung			
16.02.	Zahn 48 Leitungsanästhesie			
	Sequester entfernt, Nähte			
20.02.	Zahn 48 Nähte entfernt			
25.02.	Zahnsteinentfernung			
	Behandlung einer Gingivitis			
01.03.	Zahn 23 Schmerzen			
	Röntgenaufnahme			
	Vitalitätsprüfung positiv			
	Infiltrationsanästhesie			
	Vitalexstirpation			
	Wurzelkanalaufbereitung			
	medikamentöse Einlage			
	provisorischer Verschluss			
05.03.	Zahn 23 Messaufnahme			
	Wurzelfüllung			
	Kofferdam			
	distaler Eckenaufbau			
	mit einer parapulpären Stiftverankerung			

Behandlungsfall Nr. 63

Geben Sie die BEMA-Nr., ggf. die Anzahl und die Eintragung unter „Bemerkung" an.

Datum	Behandlung	BEMA	Anzahl	Bemerkung
01.05.	Notdienst, 11:00 Uhr			
	Zahn 24 Schmerzen			
	Vitalitätsprüfung negativ			
	Röntgenaufnahme			
	Trepanation des pulpatoten Zahnes			
	Wurzelkanalaufbereitung			
	medikamentöse Einlage			
	provisorischer Verschluss			
01.05.	15:00 Uhr			
	Zahn 24 medikamentöse Einlage erneuert			
	provisorischer Verschluss			
05.05.	Zahn 24 wiederholte Wurzelkanalaufbereitung			
	Messaufnahme, medikamentöse Einlage			
	provisorischer Verschluss			
10.05.	Zahn 24 beruhigt sich nicht			
	Infiltrationsanästhesie			
	Extraktion des tief zerstörten Zahnes			
	Wundversorgung			
11.05.	Regio 24, Infiltrationsanästhesie			
	Wundspülung			
13.05.	Regio 24 Infiltrationsanästhesie			
	Sequester entfernt			
15.05.	Regio 24 Nachbehandlung			
20.05.	Beratung über ZE-Planung			
22.05.	Politur einer alten Füllung an 45			
25.05.	Zahnsteinentfernung			
	medikamentöse Mundschleimhautbehandlung			

Behandlungsfall Nr. 64

Geben Sie die BEMA-Nr., ggf. die Anzahl und die Eintragung unter „Bemerkung" an.

Datum	Behandlung	BEMA	Anzahl	Bemerkung
05.08.	Schmerzen an Zahn 46			
	Röntgenaufnahme			
	Beratung			
	Vitalitätsprüfung positiv			
	Leitungsanästhesie			
	Vitalexstirpationen			
	Wurzelkanalaufbereitungen			
	Messaufnahme			
	medikamentöse Einlage			
	provisorischer Verschluss			
07.08.	Zahn 46 neue medikamentöse Einlage			
	provisorischer Verschluss			
09.08.	Zahn 46 Wurzelfüllungen			
	Füllung m-o-d			
11.08.	Aufklärung und Beratung über WR an Zahn 46			
20.08.	Zahn 46 Leitungsanästhesie			
	Wurzelspitzenresektionen von bukkal			
	Leitungsanästhesie wiederholt			
	retrograde Verschlüsse, Nähte			
20.08.	19:15 Uhr innerhalb der Sprechstunde			
	Gespräch mit Zahnarzt			
	Patient soll kühlen			
21.08.	Zahn 46 Nachkontrolle			
25.08.	Zahn 46 Näht entfernt			
30.08.	scharfe Zahnkanten an Zahn 11 und 21 entfernt			
	mit Fluoridlack touchiert			

Behandlungsfall Nr. 65

Geben Sie die BEMA-Nr., ggf. die Anzahl und die Eintragung unter „Bemerkung" an.

Datum	Behandlung	BEMA	Anzahl	Bemerkung
02.10.	lokale Untersuchung und Beratung			
	Zahn 15 Schmerzen			
	Röntgenaufnahme: Zyste			
	Vitalitätsprüfung negativ			
	Trepanation des Zahnes			
	Wurzelkanalaufbereitung			
	Messaufnahme, provisorischer Verschluss			
05.10.	Zahn 15 medikamentöse Einlage			
	provisorischer Verschluss			
	eingehende Untersuchung			
	Zahnsteinentfernung			
	OPG angefertigt: Zahn 28 retiniert			
	Aufklärung über Ost an Zahn 28			
06.10.	Zahn 15 Wurzelfüllung			
	Füllung o			
10.10.	nochmalige Beratung über WR an Zahn 15			
15.10.	Zahn 15 Infiltrationsanästhesie			
	Wurzelspitzenresektion			
	Zystektomie, Nähte			
15.10.	12:30 Uhr in der Mittagspause			
	Zahn 15 Nachbehandlung			
20.10.	Zahn 15 Nähte entfernt, ohne Befund			
28.10.	Zahn 28 Infiltrationsanästhesie			
	Osteotomie des Zahnes			
	Infiltrationsanästhesie wiederholt			
	Nähte			
28.10.	16:00 Uhr innerhalb der Sprechstunde			
	Stillung einer übermäßigen Nachblutung, Nähte			
29.10.	Zahn 28 Nachbehandlung			
31.10.	Zahn 28 und 15 Nachbehandlung, ohne Befund			

Behandlungsfall Nr. 66

Herr Florian Dell kommt mit Schmerzen an Zahn 11 in die Praxis. Nach der lokalen Untersuchung wird eine Röntgenaufnahme von Zahn 11 angefertigt. Der Befund ergibt ein Granulom. Die Vitalitätsprüfung ist negativ und der Zahn wird trepaniert.

Die Stiftkosten betragen je Stift 1,60 €.

Datum	Zahn	Behandlung
02.07.		…
	11	Wurzelkanalaufbereitung, medikamentöse Einlage
	11	provisorischer Verschluss
05.07.	11	nochmalige Wurzelkanalaufbereitung jetzt bis Apex
	11	Messaufnahme, medikamentöse Einlage, provisorischer Verschluss
		eingehende Untersuchung, Befund: 11, 14, 46, 45, 34 kariös
		18, 28, 48 fehlen; Mundkrankheit und Zahnstein vorhanden
		OPG angefertigt: Zähne apikal ohne Befund, 38 retiniert
10.07.	14, 46, 45, 34	Vitalitätsprüfungen: alle positiv
	46, 45	Leitungsanästhesie, Kofferdam gelegt
	46	Matrize gelegt, Füllung mesial-okklusal
	45	separiert, Füllung m-o-d mit einer parapulpären Stiftverankerung
13.07.	11	Wurzelfüllung, Kontrollaufnahme, Füllung palatinal
		Aufklärung über WR an Zahn 11
20.07.	11	Infiltrationsanästhesie, Wurzelspitzenresektion
	11	Kontrollaufnahme nach WR, Wundversorgung, Nähte
20.07.		19:00 Uhr außerhalb der Sprechstunde
		Anruf des Patienten, Gespräch mit Zahnarzt
21.07.	11	Wundkontrolle
23.07.	11	Infiltrationsanästhesie, eine neue Naht gelegt
24.07.	11	Nachbehandlung
30.07.	14	Zahn abgebrochen, Patient hat auf Kern gebissen
	14	Vitalitätsprüfung positiv, Röntgenaufnahme: Pulpa eröffnet
	14	Infiltrationsanästhesie, Vitalexstirpationen
	14	Wurzelkanalaufbereitungen, Messaufnahme
	14	Wurzelfüllungen, Kontrollaufnahme
	14	plastische Aufbaufüllung m-inz-d-lab mit zwei parapulpären Stiftverankerungen
		Zahn muss überkront werden, HKP mitgegeben
	11	Nähte entfernt
01.08.		Zahnersatzberatung, Patient hat noch Fragen
05.08.		HKP genehmigt
	34	intraligamentäre Anästhesie, Füllung o-d
10.08.	14	Infiltrationsanästhesie, Abdrücke OK/UK
	14	Präparation, Retraktionsfäden gelegt zur Darstellung der Präparationsgrenze, Korrekturabdruck, provisorische Krone angefertigt und eingesetzt
20.08.	14	Krone eingesetzt

21.08.		ZE-Kontrolle, Patient ist zufrieden
27.08.		Aufklärung über Osteotomie 38
30.08.	38	Leitungsanästhesie, Osteotomie des Zahnes
		Leitungsanästhesie wiederholt, Wundversorgung, Nähte
30.08.		20:30 Uhr außerhalb der Sprechstunde
	38	Stillung einer übermäßigen Nachblutung, Nähte
01.09.	38	Nachbehandlung
08.09.	38	Nähte entfernt

Behandlungsfall Nr. 67

Frau Olivia Reitermann kommt zu ihrem Kontrolltermin. Sie hat seit gestern Abend Schmerzen an den Kronen 11 und 21. Die Zahnärztin untersucht die schmerzende Stelle und lässt eine Röntgenaufnahme anfertigen, Befund: Zyste an Zahn 11. Nach der Beratung wird ein Behandlungsplan aufgestellt.

Die Stiftkosten betragen je Stift 1,45 €.

Datum	Zahn	Behandlung
09.04.		...
	11, 21	Entfernung der alten Kronen, Vitalitätsprüfung positiv
	11, 21	Infiltrationsanästhesien
	11, 21	je Vitalexstirpation, Wurzelkanalaufbereitung, Messaufnahme
	11, 21	medikamentöse Einlage, Kronen provisorisch wiederbefestigt
12.04.		Aufklärung über WR an 11, 21
15.04.	11, 21	Infiltrationsanästhesien und Wurzelfüllungen
	11, 21	Wurzelspitzenresektionen
	11	Zystektomie, Nähte
	11	Kontrollaufnahme: bis Apex, Kronen wieder provisorisch fest
16.04.	11, 21	Wundkontrolle, alles ohne Befund
		OPG angefertigt, Befund: 35, 36 tief frakturiert
		24 kariös; alle 8er fehlen
22.04.	11, 21	Nähte entfernt
25.04.	24	Infiltrationsanästhesie, Füllung m-o-d-pal mit einer parapulpären Stiftverankerung
30.04.	35, 36	Leitungsanästhesie, Entfernung der Zähne
	35	während der Extraktion noch tiefer abgebrochen, musste durch Osteotomie entfernt werden, Nähte
		Patientin ohnmächtig geworden, erheblicher zusätzlicher Zeitaufwand für die Zahnärztin
01.05.		Feiertag 12:30 Uhr
	35, 36	Nachbehandlung
01.05.		18:00 Uhr Telefongespräch mit der Zahnärztin
03.05.	35, 36	Leitungsanästhesie, Sequester entfernt, neue Nähte
05.05.	35, 36	Nachbehandlung
10.05.	35, 36	Nähte entfernt
	24	Politur der Füllung

Behandlungsfall Nr. 68

Herr Frank Knallberger kommt mit einer Überweisung in die Praxis. Es soll eine komplette Endodontiebehandlung und eine Wurzelspitzenresektion an Zahn 14 durchgeführt werden.

Datum	Zahn	Behandlung
03.03.		Beratung und lokale Untersuchung
	14	Röntgenaufnahme, Befund: Wurzelfüllung noch nicht vorhanden
	14	Vitalitätsprüfung positiv, Infiltrationsanästhesie
	14	Vitalexstirpationen, Wurzelkanalaufbereitungen
	14	medikamentöse Einlage, provisorischer Verschluss
06.03.	14	Wurzelfüllungen, provisorischer Verschluss
	14	Wurzelfüllung-Kontrollaufnahme, Befund: bis Apex
		Aufklärung über WR, Abdruck für Verbandplatte
10.03.	14	Infiltrationsanästhesie, Wurzelspitzenresektionen
		ein Zugang bukkal und ein Zugang palatinal
	14	WR-Kontrollaufnahme, Nähte, Verbandplatte eingesetzt
10.03.		20:15 Uhr außerhalb der Sprechstunde
		Gespräch mit Zahnarzt, Blutung an Zahn 14
10.03.		21:00 Uhr, Stillung einer übermäßigen Nachblutung
11.03.	14	Wundkontrolle
12.03.	14	Infiltrationsanästhesie, eine neue Naht gelegt
13.03.	14	Wundkontrolle
18.03.	14	Entfernung der Nähte
20.03.	14	Infiltrationsanästhesie, Füllung m-o
		Patient möchte bei uns in Behandlung bleiben
		eingehende Untersuchung, Befund: 18, 28, 38 fehlen; 11, 21 kariös
		Zahnstein und Mundkrankheit vorhanden
		weitere Termine im nächsten Quartal

Behandlungsfall Nr. 69

Bei Frau Ballhuber wird am Zahn 26 eine Wurzelspitzenresektion durchgeführt.

Sie kommt heute zu ihrem Aufklärungsgespräch. Nach der Anfertigung einer Röntgenaufnahme wird Zahn 26 mit einer Infiltrationsanästhesie anästhesiert.

Die Stiftkosten betragen je Stift 1,80 €.

Datum	Zahn	Behandlung	BEMA	Bemerkung
02.02.	26	Vitalexstirpationen		
	26	Wurzelkanalaufbereitungen		
	26	medikamentöse Einlage, provisorischer Verschluss		
05.02.	26	Messaufnahme		
	26	Wurzelfüllungen		
	26	Kontrollaufnahme		
	26	Füllung m-o-d, Aufklärungsbogen liegt unterschrieben vor		
10.02.	26	Infiltrationsanästhesie		
	26	Wurzelspitzenresektionen, 1 Zugang bukkal für die beiden bukkalen Wurzelspitzen, 1 Zugang palatinal für die palatinale Wurzelspitze		
	26	Infiltrationsanästhesie wiederholt		
	26	Kontrollaufnahme, Wundversorgung, Nähte		
10.02.		18:00 Uhr innerhalb der Sprechstunde, Patientin hat starke Schmerzen		
		Beratung durch den Zahnarzt		
10.02.		21:00 Uhr außerhalb der Sprechstunde		
		Beratung durch den Zahnarzt per Telefon		
11.02.	26	Nachbehandlung, starke Schwellung		
13.02.	26	Infiltrationsanästhesie		
	26	Sequester entfernt, neue Nähte		
14.02.	26	Wundkontrolle		
17.02.	26	Nähte entfernt, Wunde o. B.		
20.02.	31, 41	Röntgenaufnahme, Befund: apikal ohne Befund		
	31, 41	Kofferdam gelegt, je mesiale Eckenaufbauten		
	31	eine parapulpäre Stiftverankerung		
25.02.		Zahnsteinentfernung und Mundschleimhautbehandlung		

Behandlungsfall Nr. 70

Herr Manfred Andresen am 30.08. zu ersten Mal mit Schmerzen in die Praxis. Der Patient wird beraten. Es wird ein OPG angefertigt, Befund: 18: verlagert, 28, 38, 48: angelegt, 16: Zyste, 45,46: kariös, 17: tief zerstört. Heute wird der Zahnstein entfernt und die Mundschleimhaut medikamentös behandelt.

Datum	**Zahn**	**Behandlung**	**BEMA**	**Bemerkung**
03.09.	18 - 17	Infiltrationsanästhesie,		
	18	Entfernung durch Osteotomie, Wundversorgung, Nähte		
	16	Infiltrationsanästhesie,		
	16	Zystektomie, Nähte		
	17	Entfernung des Zahnes		
03.09.		19:00 Uhr außerhalb der Sprechstunde		
	18, 16	Infiltrationsanästhesie,		
	18, 16	Stillung einer übermäßigen Blutung durch Knochenbolzung, neue Nähte		
04.09.	18, 17, 16	Nachbehandlung		
10.09.	18, 17, 16	Nähte entfernt, Wunde ohne Befund, Zyste ohne pathologischen Befund		
12.09.		Zahnersatzberatung HKP für Kronen an 45, 46 mitgegeben		
16.09.	45, 46	Leitungsanästhesien, Abdrücke OK / UK,		
	45, 46	Präparation der Zähne, Retraktionsfäden zur Darstellung der Präparationsgrenze gelegt,		
		Korrekturabdruck, Bissnahme		
	45, 46	provisorische Kronen angefertigt und eingesetzt		
17.09.	45, 46	überempfindliche Zahnflächen touchiert		
26.09.	45, 46	Leitungsanästhesie, Kronen eingesetzt		
30.09.		ZE-Kontrolle, medikamentöse Mundschleimhautbehandlung regio 47		

BEMA-Nr.	58 - KNR
BEMA-Text	Knochenresektion

abrechenbar:

- Knochenresektion am Alveolaransatz zur Formung des Prothesenlagers
- nur am ausgeheilten Knochen, frühestens 6 - 8 Wochen nach der Zahnentfernung
- 1x je Kieferhälfte oder Frontzahnbereich
- unabhängig von der Anzahl der zuvor entfernten Zähne oder einer Osteotomie.

nicht abrechenbar:

- im zeitlichen Zusammenhang mit der Entfernung von Zähnen
- mit einer Osteotomie nach BEMA-Nr. 47a - Ost1, BEMA-Nr. 48 - Ost2, BEMA-Nr. 53 - Ost3 in derselben Sitzung in derselben Kieferhälfte oder demselben Frontzahnbereich
- am nicht ausgeheilten Kiefer
- neben BEMA-Nr. 46 - XN
- neben BEMA-Nr. 57 - SMS.

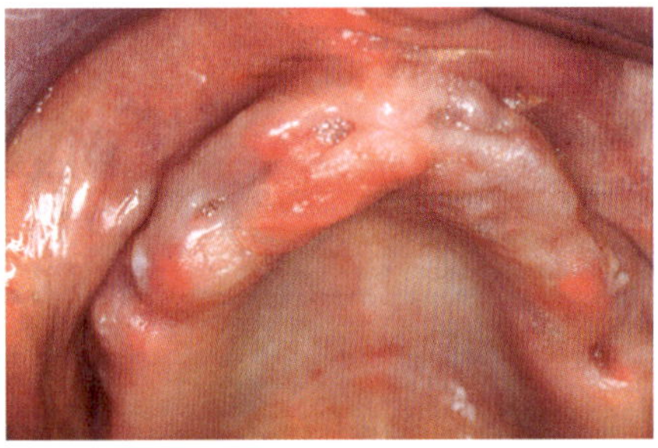

Knochenkanten im Oberkiefer müssen abgetragen werden, Zustand vor Knochenresektion

BEMA-Nr.	62 - Alv
BEMA-Text	Alveolotomie

abrechenbar:

- Resektion der Alveolarfortsätze
- nur im zeitlichen Zusammenhang mit der Entfernung von Zähnen
- 1x Alveolotomie in einem Gebiet von
  - mind. vier entfernten Zähnen in einem Kiefer
  - das Gebiet muss nicht zusammenhängend sein
- 2x Alveolotomie in einem Gebiet von mehr als acht Zähnen in einem Kiefer
- in besonderer Sitzung ab dem 1. Zahn.

nicht abrechenbar:

- in gleicher Sitzung, wenn weniger als vier Zähne entfernt werden
- am ausgeheilten Knochen
- anstelle der BEMA-Nr. 46 - XN
- zusammen mit BEMA-Nr. 38 - N, BEMA-Nr. 58 - KNR, BEMA-Nr. 46 - XN.

Übersicht zu BEMA-Nr. 62 - Alveolotomie

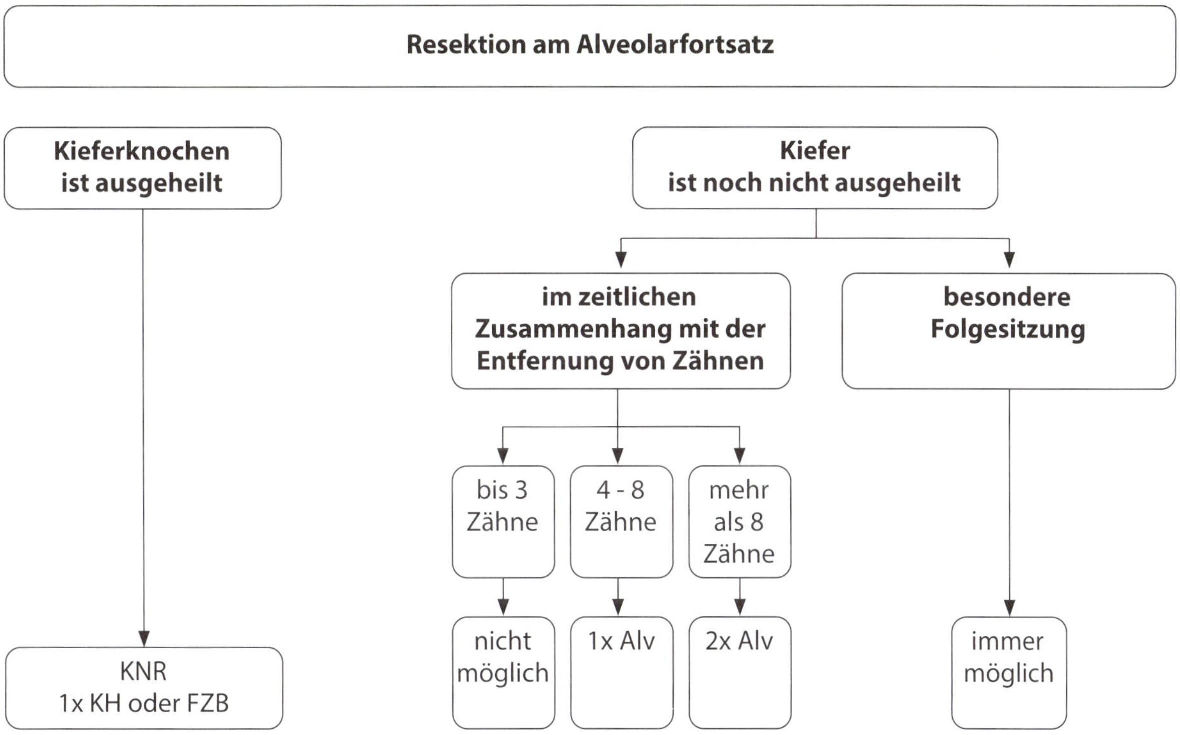

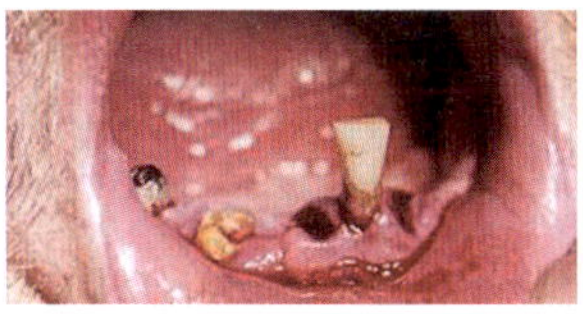

Zustand nach Extraktion der Frontzähne

Behandlungsfall Nr. 71

Die Patientin Cordula Hagen erscheint am 01.10. zum vereinbarten Kontrolltermin.

Die Zahnärztin führt eine eingehende Untersuchung und Beratung durch.
Das angefertigte Orthopantomogramm ergibt folgenden Befund: horizontaler und vertikaler Knochenabbau.

Stiftkosten je Stift 2,00 €.

Datum	Zahn	Behandlung
01.10.		...
		Befund: 18, 12, 11, 24, 34, 36, 37 fehlen
		16, 23, 27, 28 zerstört; 25, 26, 46, 45 tief frakturiert
		Zahnstein und Mundkrankheit vorhanden
		Vitalitätsprüfung an allen Zähnen positiv
		Zahnsteinentfernung
		medikamentöse Mundschleimhautbehandlung
02.10.	23, 25, 26, 27, 28	Infiltrationsanästhesien, Entfernung der Zähne
	23, 25, 26, 27, 28	Alveolotomie, Wundversorgung, fünf Nähte
02.10.		16:00 Uhr innerhalb der Sprechstunde
		Patientin hat starke Schmerzen, Verhaltensmaßregeln durch die Zahnärztin per Telefon
02.10.		22:00 Uhr außerhalb der Sprechstunde
	regio 25 - 28	Stillung einer übermäßigen Nachblutung, Tamponade gelegt
03.10.		Feiertag Notdienstsprechstunde, 10:00 Uhr
		regio 23 - 28 Nachbehandlung
05.10.	regio 23 - 28	Tamponade entfernt
10.10.	16	Infiltrationsanästhesie, Extraktion des Zahnes, Wundversorgung
12.10.	regio 23 - 28	Nähte entfernt
	16	Nachbehandlung
15.10.	45, 46	Leitungsanästhesie, Extraktion der Zähne
	46	während der Extraktion abgebrochen, muss durch Osteotomie entfernt werden, drei Nähte
		Rezept über Schmerzmittel ausgestellt
16.10.	45, 46	Wundkontrolle, alles ohne Befund
20.10.	45, 46	Nähte entfernt
22.10.	45	intraligamentäre Anästhesie, Sequester entfernt
30.10.		Zahnersatzberatung
02.11.	23, 25, 26, 27, 28	Nachbehandlung
	16, 45, 46	Nachbehandlung, alle Wunden ohne Befund
01.12.		nochmalige Zahnersatzberatung
06.12.	21	abgebrochen, Röntgenaufnahme: Wurzel ohne Befund
	21	Infiltrationsanästhesie, mesialer Eckenaufbau mit einer parapulpären Stiftverankerung

Behandlungsfall Nr. 72

Der Patient Richard Regen kommt am 06.02. in die Praxis.

Der Zahnarzt nimmt den Befund der eingehenden Untersuchung auf: 18 fehlt; 46, 45 tief frakturiert; 17, 11, 44, 35, 38 kariös. Zahnstein und Gingivitis vorhanden.

Die Stiftkosten in der Praxis betragen 2,50 € je Stift.

Datum	**Zahn**	**Behandlung**
06.02.		...
		Zahnsteinentfernung und medikamentöse Behandlung
	18, 17, 48, 46, 45,	Röntgenaufnahmen
	44, 35, 37, 38	Befund: 48, 18 verlagert; 11 Zyste; 44, 35 ohne Befund
		46, 45 tief frakturiert; 17, 37, 38 apikale Veränderungen
07.02.		Besprechung der Röntgenaufnahmen und Beratung
10.02.	44, 35	Leitungsanästhesien, übermäßige Papillenblutungen gestillt
	44, 35	Füllungen je lingual-okklusal-bukkal
20.02.	18, 17	Infiltrationsanästhesie
	17	Extraktion des Zahnes
	18	Entfernung durch Osteotomie, Wundversorgung, zwei Nähte
22.02.	18,17	Infiltrationsanästhesie, Legen einer neuen Naht
01.03.	48, 46, 45, 37, 38	Leitungsanästhesien
	38, 48	Entfernung durch Osteotomie
	46, 45	Entfernung der tief frakturierten Zähne
	37	Extraktion des Zahnes
	48, 46, 45, 37, 38	Alveolotomie, Wundversorgung, vier Nähte gelegt
		Arbeitsunfähigkeitsbescheinigung ausgestellt
02.03.	48, 46, 45, 37, 38	Wundversorgung, Nachbehandlung
25.03.	11	Infiltrationsanästhesie, Zystektomie, Naht
26.03.	11	Wundkontrolle
30.03.	11	mesialer Eckenaufbau mit zwei parapulpären Stiftverankerungen
	11	Naht entfernt
	48, 46, 45, 37, 38	Nähte entfernt, alles ohne Befund
		Zahnersatzberatung

Behandlungsfall Nr. 73

Frau Carla Celle kommt am 03.10 (Feiertag) um 11:30 Uhr in die Notdienstsprechstunde. Frau Celle klagt über starke Schmerzen oben links.

Die angefertigten Röntgenaufnahmen der Zähne 17 - 13, 23 - 27, 38 - 33 und 43 - 48 zeigen folgenden Befund: 17, 16, 15 tief frakturiert; 25 - 27 zerstört; 46, 47 tiefe Karies; 38, 48 verlagert und retiniert. Der Zahnarzt berät die Patientin über den weiteren Behandlungsverlauf.

Die Stiftkosten betragen je Stift 1,80 €.

Datum	Zahn	Behandlung
		…
03.10.	25 - 27	Infiltrationsanästhesien, Extraktion der Zähne, zwei Nähte gelegt
04.10.	25 - 27	Nachbehandlung
	17 - 15	Infiltrationsanästhesien, Entfernung der Zähne, Tamponade
05.10.		12:30 Uhr in der Mittagspause
		Gespräch mit dem Zahnarzt, Wunde schmerzt stark, Patientin soll in die Praxis kommen
05.10.		15:00 Uhr in der Praxis
	17 - 15	Infiltrationsanästhesien, Tamponade entfernt, Wundspülung
06.10.	17 - 15	Infiltrationsanästhesien, Alveolotomie, Nähte
10.10.	25 - 27	Nähte entfernt
	17 - 15	Nachbehandlung, Nähte entfernt
13.10.	23	alte Füllung poliert, 4-flächig
14.10.		Beratungsgespräch über Ost an 38
20.10.	38	Leitungsanästhesie, Entfernung des Zahnes durch Osteotomie
	38	Leitungsanästhesie wegen langer Dauer wiederholt
	38	Röntgenaufnahme intraoperativ, Befund: Wurzelfraktur
	38	drei Nähte gelegt, Röntgenaufnahme: postoperativ alles ohne Befund
25.10.		Patientin hat Schmerzen
	38	Leitungsanästhesie, Auskratzen der Wunde, neue Nähte
30.10.	38	Nähte entfernt
01.11.		Notdienst, 10:00 Uhr, Patientin hat Schmerzen unten rechts
	46, 47	intraligamentäre Anästhesien
	46	Füllung okklusal-distal
	47	direkte Überkappung, Füllung mesial-okklusal-distal
03.11.		Zahnersatzberatung, HKP mitgegeben
10.11.	18, 14, 24, 28	Infiltrationsanästhesien (Berechnung nach GOZ)
	46, 47	Leitungsanästhesie
		Abdruck OK/UK, Präparation der Zähne
	46, 47	Retraktionsfäden zur Darstellung der Präparationsgrenze gelegt,
		UK Korrekturabdruck, provisorische Kronen
	18, 14, 24, 28	Retraktionsfäden gelegt (Berechnung nach GOZ)

18.11.		provisorische Kronen und Brücken abgenommen und wiederbefestigt
		OK, UK Gerüste anprobiert
25.11.	18, 14, 24, 28	Infiltrationsanästhesien (Berechnung nach GOZ)
	46, 47	Leitungsanästhesie
	18 - 14, 24 - 28	Metallkeramikbrücken eingegliedert (Berechnung nach GOZ)
	46, 47	Metallkeramikkronen eingegliedert
27.11.		ZE-Kontrolle, alles ohne Befund, Patientin ist zufrieden

Chirurgische Behandlungen begleiten

BEMA-Nr.	**Ä 161 - Inz1**
BEMA-Text	Eröffnung eines oberflächlichen Abszesses

abrechenbar:

- Eröffnung eines oberflächlichen unmittelbar unter der Haut oder Schleimhaut liegenden Abszesses
- 1x je Inzision
- für alle subkutanen, subperiostalen, submukösen Abszesse
- Einschnitt in die Haut oder Schleimhaut.

nicht abrechenbar:

- zusammen mit BEMA-Nr. 49 - Exz1 und BEMA-Nr. 50 - Exz2.

GOÄ-Nr.	**Ä 2430**
GOÄ-Text	Eröffnung eines tief liegenden Abszesses

abrechenbar:

- 1x je Inzision
- für alle submandibulären und perimandibulären Abszesse
- für Kassen- und Privatpatienten.

Terminologie

<table>
<tr><td>subkutan</td><td>unter der Haut</td><td rowspan="3">Inz1</td></tr>
<tr><td>submukös</td><td>unter der Schleimhaut</td></tr>
<tr><td>subperiostal</td><td>unter der Knochenhaut</td></tr>
<tr><td>perimandibulär</td><td>um den Unterkiefer herum</td><td rowspan="3">Ä 2430 für BEMA und GOZ</td></tr>
<tr><td>submandibulär</td><td>unter dem Unterkiefer</td></tr>
<tr><td>sublingual</td><td>unter der Zunge</td></tr>
</table>

Die präprothetische Chirurgie umfasst die chirurgischen Eingriffe, mit denen das Prothesenlager vor (prä) Eingliederung des neuen Zahnersatzes chirurgisch korrigiert wird. Besonders für den Halt von Totalprothesen ist es wichtig, dass der Kieferknochen und die Gingiva für das Prothesenlager geeignet sind.

Zu den präprothetischen Eingriffen gehören:

- Knochenresektionen nach KNR und Alv
- Plastiken des Weichteillagers nach SMS, Pla2, Pla3.

BEMA-Nr.	**57 - SMS**
BEMA-Text	Beseitigen störender Schleimhautbänder, Muskelansätze oder eines Schlotterkammes

Leistungsinhalt

- Beseitigen störender
  - Schleimhautbänder (Frenektomie)
    - Lippenbändchen, Zungenbändchen, Wangenbändchen
  - Muskelansätze
  - oder eines Schlotterkamms
  - entsteht infolge von ungünstiger Belastung, z.B. durch nicht exakt anliegende Vollprothesen entstandener Überschuss des weichgewebigen Kieferkamms, der eine schlotternde Form annimmt
  - Zustand kann nur operativ korrigiert werden.

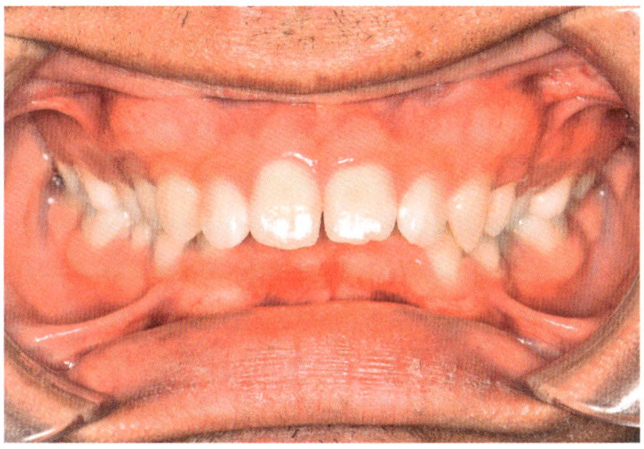

Störendes Wangenbändchen im Unterkiefer

abrechenbar:

- Durchtrennen des Lippenbändchens beim zahnlosen Kiefer
- operative Plastik des Zungenbändchens
- 1x je Kieferhälfte oder Frontzahnbereich
- Ausnahme: neben BEMA-Nr. 59 - Pla2 nur, wenn es sich um getrennte Gebiete handelt.

nicht abrechenbar:

- Korrektur eines echten Diastema mediale
- neben einer PAR-Behandlung und BEMA-Nr. 59 - Pla2 im gleichen Gebiet.

BEMA-Nr.	**59 - Pla2**
BEMA-Text	Mundboden- oder Vestibulumplastik

Leistungsinhalt

- Mundbodenplastik
  - operative Tieferlegung des Mundbodens zur Verbesserung des Prothesenlagers für den Halt einer totalen Unterkiefer-Prothese
- Vestibulumplastik
  - die Schleimhaut wird über dem Kieferkamm vergrößert, d. h. störende Bänder und Muskelansätze werden verlegt, dies dient dazu, einen besseren Prothesenhalt zu ermöglichen.

abrechenbar:

- Mundboden- oder Vestibulumplastik
- 1x je Kieferhälfte oder Frontzahnbereich
- 1x je Plastik.

nicht abrechenbar:

- mit BEMA-Nr. 57 - SMS im gleichen Gebiet
- mit BEMA-Nr. 51a - Pla1, BEMA-Nr. 51b - Pla0
- für eine Tuberplastik BEMA-Nr. 60 - Pla3.

BEMA-Nr.	**60 - Pla3**
BEMA-Text	Tuberplastik

Leistungsinhalt

- wird bei einem atrophierten Tuber maxillare vorgenommen
- durch Ablösen der Muskulatur wird hinter dem Tuber ein Sulkus geschaffen, jetzt kann die Prothese den Oberkiefer besser umgreifen und es entsteht eine höhere Stabilität der Vollprothese
- oft in Verbindung mit einer Vestibulumplastik.

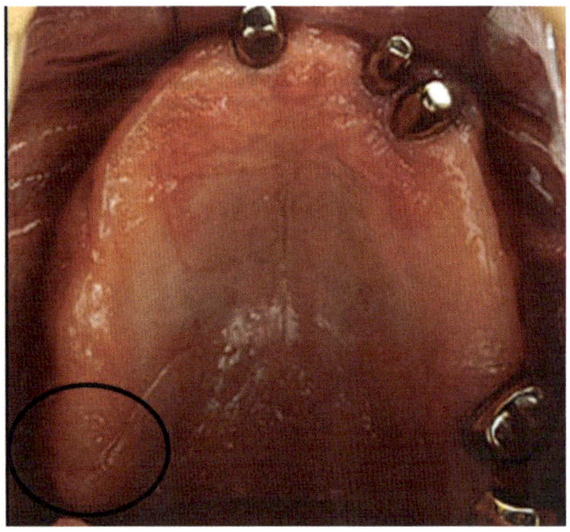

Tuber oben rechts

abrechenbar:

- 1x je Plastik.

nicht abrechenbar:

- zusammen mit BEMA-Nr. 51a-b - Pla1 - Pla0, BEMA-Nr. 58 - KNR, BEMA-Nr. 59 - Pla2, BEMA-Nr. 62 - Alv an gleicher Stelle.

Übersicht präprothetische Leistungen

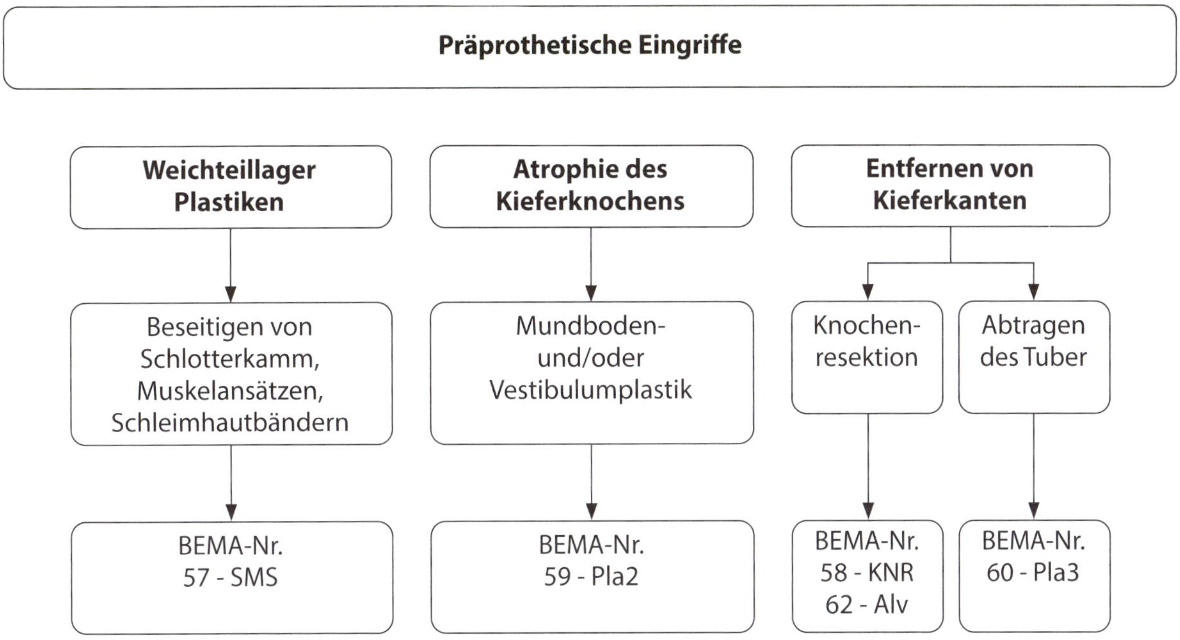

BEMA-Nr.	**52 – Trep2**
BEMA-Text	Trepanation des Kieferknochens

Leistungsinhalt

- sog. Schrödersche-Lüftung
  - ist erforderlich, wenn Entzündungsprozesse im Knochen an der Wurzelspitze ablaufen
- mit einer chirurgischen Knochenfräse wird der Knochen trepaniert (eröffnet).

abrechenbar:

- 1x je Trepanation
- zusätzliche Endodontiebehandlung möglich.

nicht abrechenbar:

- zusammen mit BEMA-Nr. 58 - KNR in gleicher KH oder FZB
- neben BEMA-Nr. 54a - c - WR1-3, BEMA-Nr. 47a - Ost1, BEMA-Nr. 48 - Ost2
- für das Freilegen eines Zahnes aus KFO-Zwecken.

BEMA-Nr.	**53 – Ost3**
BEMA-Text	Sequestrotomie bei Osteomyelitis der Kiefer

Leistungsinhalt

- bei einer Osteomyelitis (Knochenmarkentzündung) liegt eine Entzündung im Knochen vor, die sich immer flächenhafter ausbreitet
- größere Knochenteile können absterben und so entstehen Sequester, die operativ entfernt werden müssen.

abrechenbar:

- 1x je Eingriff
- für die operative Entfernung eines (tiefliegenden) Sequesters
- für die operative Freilegung eines retinierten oder impaktierten Zahnes, der nicht durch orthodontische Maßnahmen in die Zahnreihe eingeordnet werden muss.

nicht abrechenbar:

- für die chirurgische Freilegung eines retinierten oder verlagerten Zahnes zu KFO-Zwecken,
- BEMA-Nr. Nr. 63 - FL
- Entfernung kleiner oberflächlicher Sequester BEMA-Nr. 46 - XN
- zusammen mit BEMA-Nr. 58 - KnR in der gleichen Kieferhälfte oder dem gleichen Frontzahnbereich
- für die Entfernung eines impaktierten Wurzelrestes BEMA-Nr. 48 - Ost2
- für die Fremdkörperentfernung GOÄ-Nr. 2009, GOÄ-Nr. 2010.

BEMA-Nr.	**55 – RI**
BEMA-Text	Reimplantation eines Zahnes

abrechenbar:

- Reimplantation eines Zahnes, ggf. einschließlich einfacher Fixation an den benachbarten Zähnen
- 1x je Zahn
- für die Reimplantation eines Zahnes nach iatrogener oder traumatischer Luxation
- Endodontiebehandlung außerhalb des Mundes möglich.

nicht abrechenbar:

- zusammen mit BEMA-Nr. 54a - c - WR1 - 3
- für Implantate oder Zahntransplantate
- für eine transdentale Fixation.

BEMA-Nr.	**61 – Dia**
BEMA-Text	Diastema mediale

Leistungsinhalt

- Diastema ist eine Lücke zwischen zwei Zähnen
- Diastema mediale ist die Zahnlücke zwischen den mittleren oberen Schneidezähnen
- ein echtes Diastema mediale entsteht durch ein tief angesetztes und überentwickeltes Lippenbändchen
- dieses Lippenbändchen zieht sich durch die Schneidezähne bis zum Gaumen durch
- durch eine plastische Operation des Lippenbändchens, die operative Durchtrennung des bindegewebsartigen Septums (Scheidewand) und anschließender KFo-Maßnahme wird das Diastema behandelt.

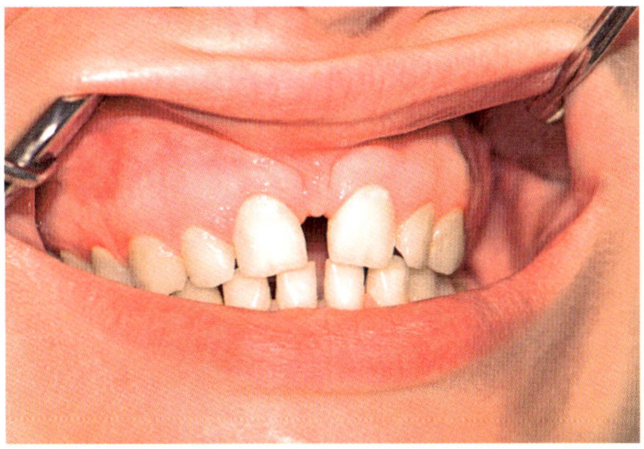

Ausgeprägtes Diastema mediale zwischen 11 und 21

abrechenbar:

- Korrektur des Lippenbändchens bei echtem Diastema mediale
- 1x je Lippenbändchen
- Lösen, Verlegen und Fixieren des Lippenbändchens
- nur bei Durchtrennen des Septums, d. h. bei einem echten Diastema.

nicht abrechenbar:

- für das alleinige Durchtrennen von Lippen- oder Zungenbändchen (Frenektomie) BEMA-Nr. 57 - SMS
- Beseitigen störender Schleimhautbänder BEMA-Nr. 57 - SMS
- bei einem zahnlosen Kiefer.

Chirurgische Behandlungen begleiten

BEMA-Nr.	**63 – FL**
BEMA-Text	Freilegen eines retinierten oder verlagerten Zahnes

abrechenbar:

- Freilegen eines retinierten und/oder verlagerten Zahnes zur orthopädischen Einstellung
- 1x je Zahn, zur kieferorthopädischen Einstellung
- ggf. zusätzlich BEMA-Nr. 126a (Bracket).

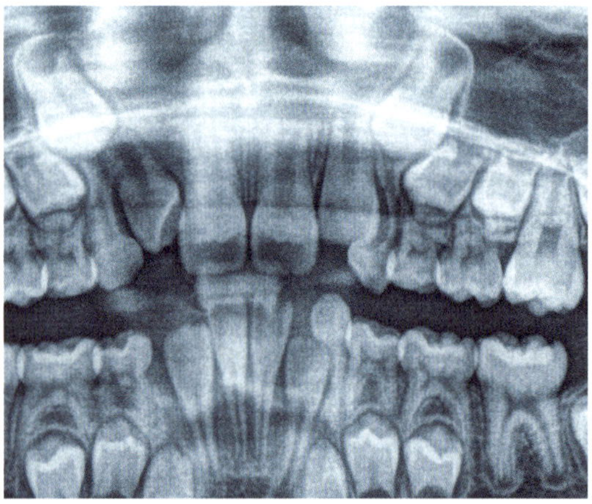

Verlagerter Zahn 13

Behandlungsfall Nr. 74

Der langjährige Patient Gottfried Decker, erscheint am 04.07. pünktlich zum vereinbarten Kontrolltermin.

Die Zahnärztin führt eine eingehende Untersuchung und Beratung durch, diese ergibt folgenden Befund: 18, 28, 38, 48 fehlend; 17 - 27 ersetzt durch eine Totalprothese; 47 - 45, 34 - 37 ersetzt durch eine Modellgussprothese; 41, 31 kariös; Zahnstein und Gingivitis vorhanden.

Die anschließende Anfertigung eines Orthopantomogramms ergibt folgende Auswertung: horizontaler und vertikaler Knochenabbau.

Stiftkosten betragen 2,30 € je parapulpären Stift

Datum	Zahn	Behandlung
04.07.		...
	34 - 44	Zahnsteinentfernung, medikamentöse Behandlung der Gingivitis
14.07.	44	Vitalitätsprüfung negativ, Entfernen der alten Krone
	44	Trepanation des pulpatoten Zahnes, Wurzelkanalaufbereitung
	44	medikamentöse Einlage, provisorischer Verschluss, Krone provisorisch fest
		nochmalige Behandlung der Gingivitis
14.07.		19:00 Uhr außerhalb der Sprechstunde, Patient hat starke Druckschmerzen
	44	provisorischer Verschluss entfernt, neue medikamentöse Einlage
	44	provisorischer Verschluss mit Watte
16.07.	44	nochmalige Wurzelkanalaufbereitung
	44	Röntgenmessaufnahme, medikamentöse Einlage,
	44	provisorischer Verschluss; Aufklärungsbogen zur geplanten Wurzelspitzenresektion mitgegeben
01.08.	44	Infiltrationsanästhesie, Wurzelspitzenresektion
		erneute Infiltrationsanästhesie, Zystektomie, Wurzelfüllung
		drei Nähte gelegt, Röntgenkontrollaufnahme ohne Befund
		Arbeitsunfähigkeitsbescheinigung ausgestellt
01.08.		21:00 Uhr außerhalb der Sprechstunde:
		telefonische Beratung durch die Zahnärztin
10.08.	44	Nähte entfernt, Krone wieder fest einzementiert
	31, 41	Infiltrationsanästhesien, übermäßige Papillenblutung gestillt
	31, 41	jeweils mesiale Eckenaufbauten
	31, 41	Verankerung mit je einem parapulpären Stift
02.09.		Patient erscheint mit Beschwerden im Bereich der Prothese oben links
	28	Leitungsanästhesie, Tuberplastik, drei Nähte
	regio 25, 26	Infiltrationsanästhesie, Beseitigen störender Schleimhautbänder
		(Wangenbändchen), zwei Nähte
03.09.	regio 26	Infiltrationsanästhesie, neue Naht gelegt
10.09.	28, 26, 25	Nähte entfernt

Behandlungsfall Nr. 75

Der Neupatient Herr Ekkehard Balkenstein erscheint zum Untersuchungstermin am 04.04. in der Praxis.

Die eingehende Untersuchung ergibt folgenden Befund: 18, 28, 38, 48 fehlen; 21, 24, 26, 46, 45, 44, 42 kariös; Zahnstein vorhanden.

Es wird ein Orthopantomogramm angefertigt. Anschließend teilt der Zahnarzt in einem Beratungsgespräch dem Patienten folgenden Befund mit: 38: verlagert, 24: apikale Aufhellung, Wurzel gefüllt.

Die Stiftkosten betragen 1,80 € je Stift.

Datum	Zahn	Behandlung
04.04.		...
	OK, UK	Zahnstein entfernt, medikamentöse Behandlung der Gingivitis
06.04.	38	Leitungsanästhesie, Entfernung des Zahnes durch Osteotomie
	38	Wundversorgung, 3 Nähte gelegt
06.04.		19:45 Uhr außerhalb der Sprechstunde
		telefonische Beratung durch den Zahnarzt
07.04.	38	Wundkontrolle, alles ohne Befund
13.04.	38	Nähte entfernt
	21	Infiltrationsanästhesie, Kofferdam gelegt, Stillung einer übermäßigen Papillenblutung, mesialer Eckenaufbau mit einem parapulpären Stift
16.04.	24	Vitalitätsprüfung negativ, Infiltrationsanästhesie
	24	Wurzelspitzenresektionen (1 Zugang bukkal, 1 Zugang palatinal)
	24	retrograde Verschlüsse, Infiltrationsanästhesie wiederholt
	24	Zystektomie, Patient wird ohnmächtig, Hilfeleistung durch den Zahnarzt (Dauer ca. 35 Minuten), Röntgenkontrollaufnahme
		Befund: Zustand nach Wurzelspitzenresektion, Nähte gelegt
		Arbeitsunfähigkeitsbescheinigung ausgestellt
17.04.	24	Erneuerung der Naht unter Infiltrationsanästhesie
	26	Infiltrationsanästhesie, Matrize gelegt
	26	Aufbaufüllung mesial-okklusal-distal-bukkal mit zwei parapulpären Stiften
24.04.	24	Nähte entfernt
		HKP für Krone an Zahn 26 ausgestellt und mitgegeben
15.05.	46 - 44, 42	Leitungsanästhesie
	46, 45	separiert
	46	indirekte Überkappungen, Füllungen mesial-okklusal und bukkal
	45	Füllung okklusal-lingual
	44	Füllung mesial-okklusal-distal
	42	distaler Eckenaufbau
20.05.	26	Infiltrationsanästhesie, Präparation des Zahnes, Retraktionsfäden zur Darstellung der subgingivalen Präparationsgrenze, Durchtrennen der Zahnfleischfasern mittels Elektrotom, Korrekturabdruck, provisorische Krone angefertigt und eingesetzt
27.05.	26	Krone unter Infiltrationsanästhesie eingesetzt
01.06.		ZE-Kontrolle, Patient ist zufrieden

Die Patientin Frau Sibylle Klaasen-Klein kommt am 01.04. in die Praxis.

Die Stiftkosten betragen 2,50 € je Stift.

Datum	Zahn	Behandlung
01.04.		eingehende Untersuchung und Beratung
		Befund: 18, 28, 48, 38 fehlen; 34 - 45 zerstört; 24, 36, 14: kariös
		Zahnsteinentfernung und medikamentöse Mundschleimhautbehandlung
	OK, UK	OPG, Befund: 48: verlagert, 45: Granulom; 34 - 44: apikale Veränderungen
07.04.		Besprechung der Röntgenaufnahmen und Beratung
08.04.		10:00 Uhr, Feiertag
	24	Beratung wegen Schmerzen
	24	Röntgenaufnahme: tiefe Karies vorhanden
	24	Infiltrationsanästhesie, provisorischer Verschluss, Behandlung abgebrochen
10.04.	24	Infiltrationsanästhesie, übermäßige Papillenblutung gestillt
	24	Füllung lingual-okklusal-bukkal mit einer parapulpären Stiftverankerung
12.04.	12, 11	Infiltrationsanästhesie, Kronen entfernt, indirekte Überkappungen, Kronen provisorisch eingesetzt
20.04.	36	Leitungsanästhesie, Aufbaufüllung distal-okklusal-lingual
	36	mit zwei parapulpären Stiftverankerungen
25.04.	34 - 48	Leitungsanästhesien
	48	Entfernung durch Osteotomie
	34 - 45	Entfernung der Zähne, Alveolotomie, fünf Nähte
	34 - 48	Anästhesie wiederholt wegen langer Dauer
25.04.		22:10 Uhr außerhalb der Sprechstunde
	48	Stillung einer übermäßigen Blutung
26.04.	34 - 48	Nachbehandlungen
27.04.	34	intraligamentäre Anästhesie, eine neue Naht gelegt
28.04.	12, 11	Aufbaufüllungen je m-inz-d-vest
	11	zusätzlich eine parapulpäre Stiftverankerung gesetzt
		Kronen wieder provisorisch festgesetzt
30.04.	34 - 48	Nähte entfernt
03.05.	14	Infiltrationsanästhesie, Füllung m-o-d
10.05.	34 - 48	Nachbehandlung

Behandlungsfall Nr. 77

Herr Dagobert Düsing erscheint am 05.01. zum vereinbarten Termin.

Er leidet laut Anamnesebogen an Hypertonie und einer Penicillin-Allergie.

Die Zahnärztin erhebt den 01-Befund. Die eingehende Untersuchung ergibt folgenden Befund:
18, 17, 24, 48, 47, 38 = fehlen
13, 45, 44, 36 = kariös
25, 26, 43, 42, 41, 31, 32, 33, 34 = zerstört
23 = tief frakturiert

Die Stiftkosten betragen je Stift 1,50 €.

Datum	Zahn	Behandlung
05.01	45, 44, 36	Leitungsanästhesien
	45, 44	übermäßige Papillenblutungen gestillt
	45, 44	Füllungen je okklusal-bukkal-lingual
	36	Aufbaufüllung mesial-okklusal-distal-bukkal
	36	mit einer parapulpären Stiftverankerung
12.01.		Orthopantomogramm angefertigt
		Befund: 23, 25 Granulom; 26 apikale Veränderung; 48 retiniert
	13, 23	Vitalitätsprüfungen negativ
	13, 23	Trepanation der Zähne, bleiben offen
16.01.	25, 26	Infiltrationsanästhesie (2x wegen langer Dauer)
	25, 26	Entfernung der Zähne durch Osteotomie, Nähte
		Arbeitsunfähigkeitsbescheinigung ausgestellt
22.01.	25, 26	Nähte entfernt
	13	Wurzelkanalaufbereitung, Röntgenmessaufnahme
	13	medikamentöse Einlage, provisorischer Verschluss
27.01.	13	medikamentöse Einlage gewechselt, provisorischer Verschluss
10.02.	43 - 34	Leitungsanästhesien, Entfernung der Zähne, Alveolotomie
		Arbeitsunfähigkeitsbescheinigung ausgestellt, Nähte
11.02.	43 - 34	Nachbehandlungen
	13	Wurzelfüllung, Röntgenkontrollaufnahme: Wurzelfüllung vollständig
	13	Füllung mesial-distal-palatinal
16.02.	43 - 34	Nachbehandlungen, Nähte entfernt
25.02.	13, 23	Infiltrationsanästhesien
	23	Extraktion des Zahnes
	13	Wurzelspitzenresektion; Stillung einer übermäßigen Blutung mit erheblichem Zeitaufwand, Nähte
25.02.		19:30 Uhr außerhalb der Sprechstunde
		telefonische Beratung durch den Zahnarzt
26.02.	13	Wundkontrolle: alles ohne Befund
03.03.	13	Nähte entfernt

Behandlungsfall Nr. 78

Die 10-jährige Anni Klose erscheint mit einer Überweisung ihres Kieferorthopäden. Auf der Überweisung ist angegeben, dass der Zahnkeim 38 entfernt werden soll.

Die Stiftkosten betragen je Stift 1,80 €.

Datum	Zahn	Behandlung
10.04.	38	Überweisung KFO: Zahnkeim 38 soll entfernt werden
		eingehende Untersuchung und Beratung
		Befund: 18, 28, 38, 48 fehlen; sonst ohne Befund
		OPG angefertigt: alle 8er angelegt
		Aufklärungsbogen liegt unterschrieben vor
20.04.	38	Leitungsanästhesie, Entfernung des Zahnkeims
		Patientin wird ohnmächtig, erheblicher Zeitaufwand für den Zahnarzt
20.04.		22:15 Uhr Anruf der Mutter: Anni hat starke Schmerzen
		Aufklärung durch den Zahnarzt zur Einnahme von Schmerzmitteln
23.04.	38	Leitungsanästhesie, chirurgische Wundrevision, Nähte
30.04.	38	Nachbehandlung
01.05.		Feiertag
	38	Nähte entfernt, sonst ohne Befund
05.05.	75, 14	intraligamentäre Anästhesien
	75	Pulpotomie, Füllung okklusal
	14	Füllung m-o-d, Matrize angelegt und mit Holzkeilen verkeilt
	14	zwei parapulpäre Stifte gesetzt
10.05.	85	intraligamentäre Anästhesie, Aufbaufüllung m-o-d-li mit zwei parapulpären Stiften, konfektionierte Kinderkrone eingesetzt
11.05.		Zahnsteinentfernung, medikamentöse Behandlung der Mundschleimhaut
20.05	11, 21	Infiltrationsanästhesien, Lippenbändchenplastik bei echtem Diastema mediale, zwei Nähte
21.05.	11, 21	Wundkontrolle, alles ohne Befund, ein OP-Gebiet
27.05.	11, 21	Nähte entfernt

Behandlungsfall Nr. 79

Frau Trude Schneider kommt zu ihrem Füllungstermin in die Praxis. Frau Schneider ist schon lange bei Ihnen in Behandlung. Vor einiger Zeit hat der Dermatologe bei Frau Schneider eine Amalgaminhaltstoff-Allergie festgestellt. Jetzt sollen alle Amalgamfüllungen bei Frau Schneider entfernt werden. Weiterhin hat Frau Schneider zwei verlagerte Weisheitszähne, die entfernt werden müssen und andere Erkrankungen im Zahn-, Mund- und Kieferbereich. Im Seitenzahnbereich wählt die Patientin Kompositfüllungen mit Adhäsivtechnik

Die Stiftkosten betragen 1,80 € je Stift.

Datum	Zahn	Behandlung
01.10.		eingehende Untersuchung und Beratung
		Befund: 18, 28, 38, 48 fehlen; 11 kariös; 21 tief zerstört
		insuffiziente Brücke 14 - 16 vorhanden, ca. 15 Jahre alt
		46, 45, 44, 42, 37, 26, 27 kariös; Amalgamfüllungen müssen ausgetauscht werden, Zahnstein vorhanden
		OPG angefertigt: PAR-Spalt verbreitert, leichter Knochenabbau
		48, 38 verlagert und retiniert; 14,16 Sekundär-Karies
		Patientin möchte neuen Zahnersatz
02.10.	48, 38	Leitungsanästhesien, Entfernung der Zähne durch Osteotomie
	48	Leitungsanästhesie wiederholt, Röntgenaufnahme 48 postoperativ
		Befund: keine Wurzelreste, drei Nähte
03.10.		Notdienst, 10:30 Uhr
	48	Stillung einer übermäßigen Nachblutung, Nähte
04.10.	48	eine neue Naht unter Leitungsanästhesie gelegt
	38	Nachbehandlung
10.10.	48, 38	Nähte entfernt, Wunde ohne Befund
20.10.	11	Infiltrationsanästhesien, je mesialer und distaler Eckenaufbau
	11	Kofferdam gelegt, einen parapulpären Stift gesetzt
25.10.	26	Infiltrationsanästhesie, Füllung mesial-okklusal
	27	indirekte Überkappung, Füllung okklusal-distal
30.10.	14, 16	Infiltrationsanästhesien, OK/UK-Abdrücke, Präparation der Zähne
	14, 16	Retraktionsfäden zur Darstellung der subgingivalen Stufe gelegt
	16	Aufbaufüllung m-o-d, 1 Stift gesetzt, Korrekturabdruck
	14, 16	Provisorium angefertigt
05.11.		OK-Gerüstanprobe
	14 - 16	provisorische Brücke 1x Abnehmen und Wiederbefestigen
10.11.		Rohbrandanprobe, Farbe und Form o.K.
20.11.	14 - 16	Metallkeramikbrücke eingesetzt
	46, 45, 44, 42	Leitungsanästhesie, Kofferdam gespannt
	46	Füllung okklusal
	45	Füllung mesial-okklusal, Stillung einer übermäßigen Papillenblutung
	44	Füllung m-o-d mit einer parapulpären Stiftverankerung
	42	mesialer Eckenaufbau
	35	intraligamentäre Anästhesie, Füllung okklusal
21.11		Zahnersatzkontrolle, Patientin ist zufrieden
		Politur aller Füllungen, Zahnsteinentfernung
	48, 38	Wundkontrolle, alles ohne Befund

Der Patient Klaus Schmutzke erscheint am Samstag 10:00 Uhr in Ihrer Notfallsprechstunde.

Datum	**Zahn**	**Behandlung**
02.11.		Patient erscheint mit Schmerzen an Zahn 48 im Notdienst
		symptombezogene Untersuchung und Beratung
	48	Röntgenaufnahme: verlagert, Dentitio difficilis
	48	Tamponade gelegt wegen Dentitio difficilis
04.11.	48	Patient hat starke Schmerzen
	48	Leitungsanästhesie, Entfernung des Zahnes durch Osteotomie, drei Nähte
05.11.	48	Stillung einer übermäßigen Nachblutung, Nähte
06.11.	48	Nachbehandlung
		eingehende Untersuchung
		Orthopantomogramm, Befund: 18, 28, 38 angelegt
		48 fehlt; 12 - 22 zerstört; 25 tiefe Karies
		26, 27 Granulome; 34 - 36 Wurzelreste; 37 tief frakturiert
	UK	Zahnsteinentfernung
		medikamentöse Behandlung der Mundschleimhaut
07.11.	25, 26, 27	Infiltrationsanästhesien
	25	Entfernung des tief zerstörten Zahnes
	26, 27	Entfernung der Zähne, Wundversorgung
08.11.	48, 25, 26, 27	Nachbehandlungen
10.11.	12, 11, 21, 22	Infiltrationsanästhesien
	12, 11, 21, 22	Entfernung der Zähne, Nähte
12.11.	12	Infiltrationsanästhesie, Nähte erneuert
15.11.	34 - 37	Leitungsanästhesie
	34, 35	Entfernung der Wurzelreste
	36	Entfernung der Wurzelreste durch Aufklappung, Nähte
	36	Wiederholung der Leitungsanästhesie
	37	Entfernung des tief frakturierten Zahnes
	34 - 37	Wundversorgung
20.11.	36	Nähte entfernt
30.11.		Nachbehandlung an allen Wunden, außer 25 - 27

2. Chirurgische Leistungen in der Privatabrechnung

Abschnitt L der GOZ
Zuschläge zu bestimmten zahnärztlich-chirurgischen Leistungen
Allgemeine Bestimmungen

1. Bei nichtstationärer Durchführung bestimmter zahnärztlich-chirurgischer Leistungen in der Praxis niedergelassener Zahnärzte oder in Krankenhäusern können zur Abgeltung der Kosten für die Aufbereitung wiederverwendbarer Operationsmaterialien bzw. -geräte und/oder von Materialien, die mit der einmaligen Verwendung verbraucht sind, Zuschläge berechnet werden.
2. Die Zuschläge nach den **Nummern 0500 bis 0530** sind nur mit dem **einfachen Gebührensatz** berechnungsfähig.
3. Die Zuschläge nach den Nummern 0500 bis 0530 sind den zahnärztlich-chirurgischen Leistungen
   - 3020, 3030, 3040, 3045, 3090, 3100, 3110, 3120, 3130, 3140, 3160, 3190, 3200, 3230, 3240, 3250, 3260, 3270, 3280,
   - 4090, 4100, 4130, 4133,
   - 9010, 9020, 9090, 9100, 9110, 9120, 9130, 9140, 9150, 9160, 9170

   zugeordnet.
4. Die Zuschläge sind in der Rechnung unmittelbar im Anschluss an die zugeordnete zahnärztlich-chirurgische Leistung aufzuführen.
5. Maßgeblich für den Ansatz eines Zuschlags ist die erbrachte zahnärztlich-chirurgische Leistung mit der höchsten Punktzahl.
6. Die Zuschläge sind nicht berechnungsfähig, wenn der Patient an demselben Tag wegen derselben Erkrankung in stationäre Krankenhausbehandlung aufgenommen wird.
7. Die Zuschläge nach den Nummern 0110, 0120, sowie 0500 bis 0530 sind neben den entsprechenden Zuschlägen nach den Nummern 440 bis 445 der GOÄ für dieselbe Sitzung nicht berechnungsfähig.

GOZ-Nr.	**0500**
GOZ-Text	Zuschlag bei nichtstationärer Durchführung von zahnärztlich-chirurgischen Leistungen, die mit Punktzahlen von 250 bis 499 Punkten bewertet sind, oder zu den Leistungen nach den Nummern 4090 oder 4130

GOZ-Nr.	**0510**
GOZ-Text	Zuschlag bei nichtstationärer Durchführung von zahnärztlich-chirurgischen Leistungen, die mit Punktzahlen von 500 bis 799 Punkten bewertet sind

GOZ-Nr.	**0520**
GOZ-Text	Zuschlag bei nichtstationärer Durchführung von zahnärztlich-chirurgischen Leistungen, die mit Punktzahlen von 800 bis 1199 Punkten bewertet sind

GOZ-Nr.	**0510**
GOZ-Text	Zuschlag bei nichtstationärer Durchführung von zahnärztlich-chirurgischen Leistungen, die mit Punktzahlen von 1200 und mehr bewertet sind

abrechenbar:

- 1x je Behandlungstag
- nur der einfache Gebührensatz
- maßgeblich für den Zuschlag ist die erbrachte zuschlagsberechtigte zahnärztlich-chirurgische Leistung mit der höchsten Punktzahl
- unmittelbar an die zugeordnete zahnärztlich-chirurgische Leistung aufführen
- ggf. plus GOZ-Nr. 0110 und 0120.

nicht abrechenbar:

- neben anderen OP-Zuschlägen in derselben Sitzung
- neben GOÄ-Zuschlägen.

Übersicht der Zuordnungen, Auszug aus den Gebührennummern

GOZ-Nr.	Leistung	Punktzahl	Zuschlag	Leistung
3020	Entfernung eines tief frakturierten oder tief zerstörten Zahnes	270	**0500**	… Punktzahl von 250 bis 499 Punkten …
3030	Entfernung eines Zahnes oder eines enossalen Implantats durch Ostetomie	350	**0500**	… Punktzahl von 250 bis 499 Punkten …
3040	Entfernung eines retinierten, impaktierten oder verlagerten Zahnes durch Ostetomie	540	**0510**	… Punktzahl von 500 bis 799 Punkten …
3045	Entfernung eines extrem verlagerten und/oder extrem retinierten Zahnes durch umfangreiche Osteotomie bei gefährdeten anatomischen Nachbarstrukturen	767	**0510**	… Punktzahl von 500 bis 799 Punkten …
3090	plastischer Verschluss einer eröffneten Kieferhöhle	370	**0500**	… Punktzahl von 250 bis 499 Punkten …
3100	plastische Deckung im Rahmen einer Wundversorgung	270	**0500**	… Punktzahl von 250 bis 499 Punkten …
3110	Wurzelspitzenresektion Frontzahn	460	**0500**	… Punktzahl von 250 bis 499 Punkten …
3120	Wurzelspitzenresektion Seitenzahn	580	**0510**	… Punktzahl von 500 bis 799 Punkten …
3130	Hemisektion und Teilextraktion eines mehrwurzeligen Zahnes	280	**0500**	… Punktzahl von 250 bis 499 Punkten …
3140	Reimplantation eines Zahnes	550	**0510**	… Punktzahl von 500 bis 799 Punkten …
3160	Transplantation eines Zahnes	650	**0510**	… Punktzahl von 500 bis 799 Punkten …
3190	Zystektomie in Verbindung mit einer Osteotomie oder Wurzelspitzenresektion	270	**0500**	… Punktzahl von 250 bis 499 Punkten …
3200	Zystektomie, als selbstständige Leistung	500	**0510**	… Punktzahl von 500 bis 799 Punkten …
3230	Knochenresektion am Alveolarfortsatz	440	**0500**	… Punktzahl von 250 bis 499 Punkten …
3240	Vestibulum- oder Mundbodenplastik	550	**0510**	… Punktzahl von 500 bis 799 Punkten …
3250	Tuberplastik	270	**0500**	… Punktzahl von 250 bis 499 Punkten …
3260	Freilegen eines retinierten oder verlagerten Zahnes	550	**0510**	… Punktzahl von 500 bis 799 Punkten …
3270	Germektomie	590	**0510**	… Punktzahl von 500 bis 799 Punkten …
3280	Lösen, Verlegen und Fixieren des Lippenbändchens	270	**0500**	… Punktzahl von 250 bis 499 Punkten …

GOZ-Nr.	**3000**
GOZ-Text	Entfernung eines einwurzeligen Zahnes

abrechenbar:

- Entfernung eines einwurzeligen Zahnes, unabhängig ob Front- oder Seitenzahn
- Entfernung eines enossalen Implantates
- nach **tatsächlicher** Anzahl der Wurzeln
- kein Unterschied zwischen Milch- und bleibenden Zähnen
- inkl. primärer Wundversorgung.

nicht abrechenbar:

- tief frakturierter Zahn
- tief zerstörter Zahn
- für mehrwurzelige Zähne.

GOZ-Nr.	**3010**
GOZ-Text	Entfernung eines mehrwurzeligen Zahnes

abrechenbar:

- Entfernung eines mehrwurzeligen Zahnes, unabhängig ob Front- oder Seitenzahn
- nach **tatsächlicher** Anzahl der Wurzeln
- kein Unterschied zwischen Milch- und bleibenden Zähnen
- inkl. primärer Wundversorgung.

nicht abrechenbar:

- tief frakturierter Zahn
- tief zerstörter Zahn
- einwurzeliger Zahn.

GOZ-Nr.	**3020**
GOZ-Text	Entfernung eines tief frakturierten oder tief zerstörten Zahnes

abrechenbar:

- Entfernung eines tief frakturierten oder tief zerstörten Zahnes, unabhängig von der Anzahl der Wurzeln
- kein Unterschied zwischen Milch- und bleibenden Zähnen
- zusätzlich Zuschlag Nr. 0500
- zusätzlich ggf. OP-Mikroskop Nr. 0110
- inkl. primärer Wundversorgung.

nicht abrechenbar:

- zerstörte Zähne.

GOZ-Nr. GOZ-Text	**3030** Osteotomie eines Zahnes

abrechenbar:

- Entfernung eines Zahnes oder eines Wurzelrestes durch Osteotomie
- Entfernung eines enossalen Implantates durch Osteotomie
- zusätzlich Zuschlag Nr. 0500
- zusätzlich ggf. OP-Mikroskop Nr. 0110
- inkl. primärer Wundversorgung.

nicht abrechenbar:

- Entfernung eines retinierten, verlagerten, impaktierten Zahnes.

Chirurgische Behandlungen begleiten

GOZ-Nr.	**3040**
GOZ-Text	Osteotomie eines retinierten Zahnes

abrechenbar:

- Entfernung eines retinierten, impaktierten, verlagerten Zahnes oder Wurzelrestes durch Osteotomie
- auch für einen teilretinierten Zahn
- unabhängig ob Front- oder Seitenzahn und von der Wurzelanzahl
- zusätzlich Zuschlag Nr. 0510
- zusätzlich ggf. OP-Mikroskop Nr. 0110
- inkl. primäre Wundversorgung

nicht abrechenbar:

- Entfernung eines Zahnkeims
- Entfernung eines tief liegenden Fremdkörpers
- Sequestrotomie

GOZ-Nr.	**3045**
GOZ-Text	Osteotomie eines extrem verlagerten und/oder extrem retinierten Zahnes

abrechenbar:

- Entfernung eines extrem verlagerten und/oder extrem retinierten Zahnes
- Osteotomie muss über das gewöhnliche Maß hinausgehen
- anatomische Nachbarstrukturen (z. B. Nerven o. Ä.) müssen gefährdet sein
- zusätzlich Zuschlag Nr. 0510
- zusätzlich ggf. OP-Mikroskop Nr. 0110
- inkl. primärer Wundversorgung.

nicht abrechenbar:

- GOÄ-Nr. 2650

GOZ-Nr.	**3270**
GOZ-Text	Germektomie

abrechenbar:

- für die Entfernung eines Zahnkeims
- 1x je Zahnkeim
- zusätzlich Zuschlag Nr. 0510
- inkl. primärer Wundversorgung.

nicht abrechenbar:

- Entfernung eines verlagerten/retinierten Zahnes GOZ-Nr. 3040
- neben Extraktionen GOZ-Nr. 3000 - 3020.

GOZ-Nr. GOZ-Text	**3100** plastische Deckung im Rahmen einer Wundversorgung

abrechenbar:

- plastische Deckung (Bildung eines Schleimhautlappens) im Rahmen einer Wundversorgung einschließlich einer Periostschlitzung
- wenn eine einfache Readaptation nicht möglich ist
- 1x je OP-Gebiet (Raum einer zusammenhängenden Schnittführung)
- neben einer Extraktion, Osteotomie, Wurzelspitzenresektion, Zystenentfernung
- zusätzlich Zuschlag Nr. 0500
- inkl. primärer Wundversorgung.

nicht abrechenbar:

- GOZ-Nr. 3090.

Übersicht Zahnentfernungen

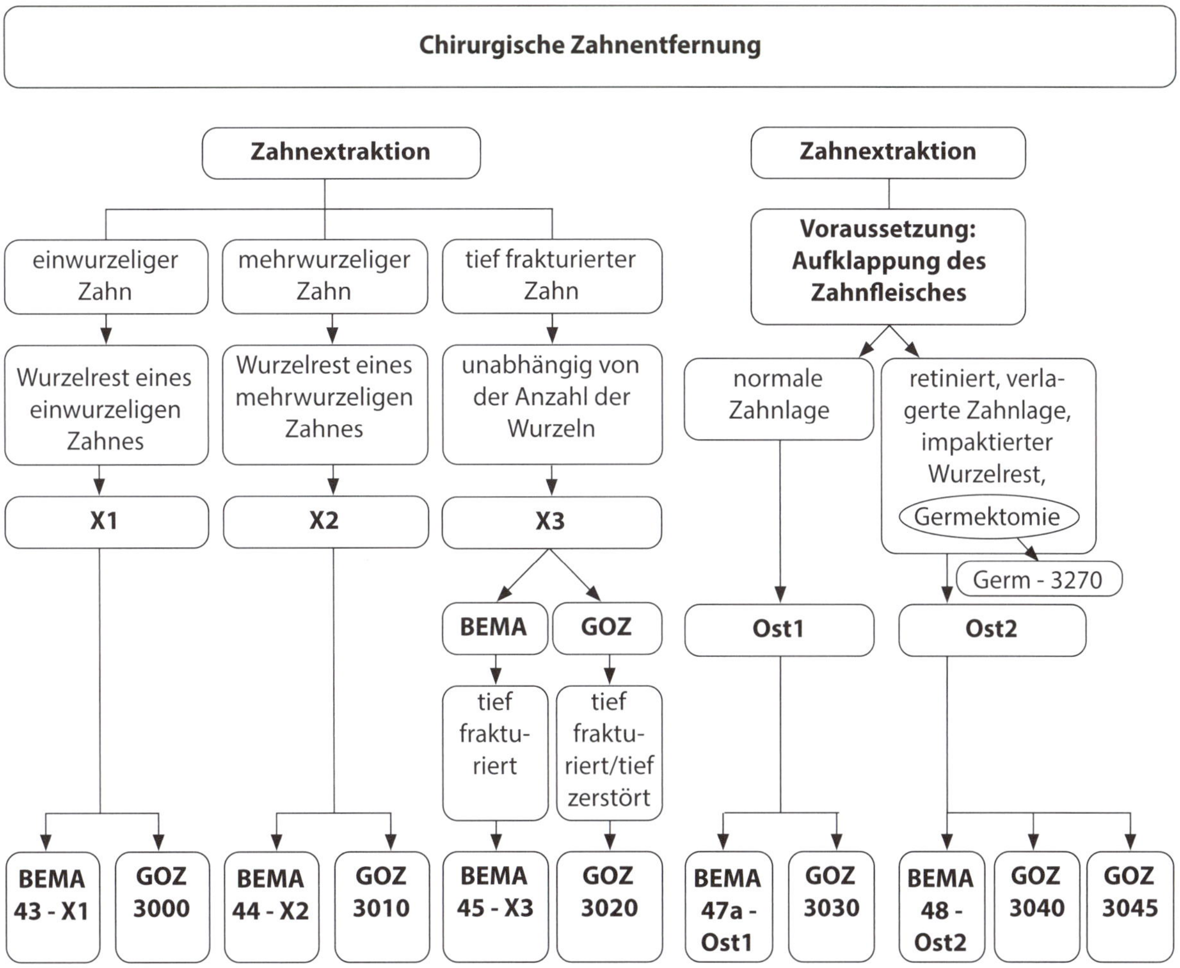

Chirurgische Behandlungen begleiten

GOZ-Nr.	**3290**
GOZ-Text	Kontrolle nach chirurgischem Eingriff

abrechenbar:

- für eine Sichtkontrolle, ohne eine Behandlungsmaßnahme
- 1x je Sitzung, als selbstständige Leistung
- 1x je Kieferhälfte oder Frontzahnbereich.

nicht abrechenbar:

- zusammen mit GOZ-Nr. 4150 an derselben Stelle.

GOZ-Nr.	**3300**
GOZ-Text	Nachbehandlung nach chirurgischem Eingriff

abrechenbar:

- Nachbehandlungen nach chirurgischen Eingriffen sind nur als selbstständige Leistungen abrechenbar
- als zahnärztliche Leistungen sind möglich:
  - Nahtentfernung
  - Wundspülung, z.B. mit einer Kochsalzlösung
  - Legen oder Wechseln einer Tamponade/Drainage
- 1x je OP-Gebiet (Raum einer zusammenhängenden Schnittführung)
- max. 2x je Kieferhälfte oder Frontzahnbereich, bei getrennten OP-Gebieten
- GOZ-Nr. 3290 zusätzlich möglich.

nicht abrechenbar:

- an derselben Stelle mit GOZ-Nr. 3060, 3310, 4150.

GOZ-Nr.	**3310**
GOZ-Text	chirurgische Wundrevision

abrechenbar:

- chirurgische Wundrevisionen sind nur als selbstständige Leistungen nach chirurgischen Leistungen abrechenbar
- als zahnärztliche Leistungen sind möglich:
  - Glätten des Knochens in kleinem Umfang
  - Entfernung eines Sequesters (Knochensplitter)
  - Auskratzen bzw. Anfrischen der Wunde
  - Legen einer neuen Naht
  - Legen einer zusätzlichen Naht
- 1x je OP-Gebiet (Raum einer zusammenhängenden Schnittführung)
- max. 2x je Kieferhälfte oder Frontzahnbereich, bei getrennten OP-Gebieten
- GOZ-Nr. 3290 zusätzlich möglich.

nicht abrechenbar:

- an derselben Stelle mit GOZ-Nr. Nr. 3060, 3300, 4150
- Entfernen oder Auskratzen kleiner Zysten/Granulationsgewebe
- anstelle GOZ-Nr. 3230 und GOZ-Nr. 3220.

GOZ-Nr.	3050
GOZ-Text	Stillung einer übermäßigen Blutung

abrechenbar:

- als selbstständige Leistung, d. h. zeitliche Trennung zum chirurgischen Eingriff
- in gleicher Sitzung mit dem chirurgischen Eingriff nur möglich bei erheblichem zusätzlichen Zeitaufwand für den Zahnarzt
- 1x je Blutungsstelle, ggf. auch mehrfach bei getrennten OP-Gebieten.

nicht abrechenbar:

- an derselben Stelle zusammen mit GOZ-Nr. 3060, 3290, 3300, 3310
- für eine Stillung einer übermäßigen Papillenblutung GOZ-Nr. 2030.

GOZ-Nr.	3060
GOZ-Text	Stillung einer übermäßigen Blutung durch Knochenbolzung

abrechenbar:

- Stillung einer Blutung durch Abbinden oder Umstechen des Gefäßes oder durch Knochenbolzung
- auch bei der Anwendung anderer geeigneter Verfahren zur Stillung der Blutung
- 1x je Blutungsstelle bzw. je OP-Gebiet
- zusätzlich möglich OP-Mikroskop GOZ-Nr. 0110
- im zeitlichen Zusammenhang mit den chirurgischen Leistungen möglich.

nicht abrechenbar:

- an derselben Stelle zusammen mit GOZ-Nr. 3050, 3290, 3300, 3310
- für eine Stillung einer übermäßigen Papillenblutung GOZ-Nr. 2030.

GOZ-Nr. GOZ-Text	3070 Exzision von Schleimhaut

abrechenbar:

- 1x je Exzision, als selbstständige Leistung
- für eine Kauterisation, Papillektomie
- Entfernung einer Zahnfleischkapuze bei Dentitio difficilis
- Entfernung von intraoralem Weichgewebe
- zusätzlich ggf. Lasereinsatz GOZ-Nr. 0120.

nicht abrechenbar:

- für eine Schleimhautwucherung größeren Umfangs GOZ-Nr. 3080
- für die Beseitigung von störendem Zahnfleisch im Zusammenhang mit Präparationen und Füllungen GOZ-Nr. 2030.

GOZ-Nr. GOZ-Text	3080 Exzision einer Schleimhautwucherung

Leistungsinhalt

- für das Entfernen einer Schleimhautwucherung, z. B.:
  - Schleimhautwucherung größeren Umfangs, d. h. über das Gebiet mehrerer Zähne
  - lappiges Fibrom (gutartige Bindegewebswucherung)
  - Epulis (Geschwulst auf dem Zahnfleisch)
  - Exzisionsmaßnahmen im Rahmen einer Tunnelierung von Molaren
  - Schleimhauthyperplasie.

abrechenbar:

- 1x je Exzision einer Schleimhautentfernung größeren Umfangs (in der Regel 2 - 3 zusammenhängende Zähne)
- mehrfach je Kiefer, wenn getrennte OP-Gebiete
- zusätzlich ggf. Lasereinsatz GOZ-Nr. 0120.

nicht abrechenbar:

- für Diastema GOZ-Nr. 3280, Tuberplastik GOZ-Nr. 3250, Schlotterkammentfernung
- für die Entnahme einer Probeexzision.

GOZ-Nr. GOZ-Text	3090 plastischer Verschluss einer eröffneten Kieferhöhle

abrechenbar:

- 1x je plastischer Verschluss einer MAV (Mund-Antrum-Verbindung)
- im Zusammenhang mit chirurgischen Leistungen
- zusätzlich Zuschlag Nr. 0500.

nicht abrechenbar:

- neben GOZ-Nr. 3100.

Behandlungsfall Nr. 81

Die Patientin Frau Lilo Hackenberg ist am 02.05. zur eingehenden Untersuchung einbestellt.

Der Untersuchungsbefund ergibt Folgendes: 8er fehlen; 14, 37, 36, 35, 11, 21: kariös; 24, 27: zerstört; 25: tief zerstört. Zahnstein und Mundkrankheit vorhanden. Die Zahnärztin berät die Patientin über die Entfernung des Zahnes 48.

Datum	Zahn	Behandlung	GOZ/GOÄ
02.05.		Orthopantomogramm angefertigt: 8er angelegt, 48 retiniert, 14 apikale Aufhellung	
	OK, UK	Zahnsteinentfernung, Mundschleimhautbehandlung	
05.05.	14	Vitalitätsprüfung positiv	
	14	Oberflächen- und Infiltrationsanästhesie	
	14	Vitalexstirpationen, Wurzelkanalaufbereitungen	
	14	medikamentöse Einlage, Watteverschluss	
07.05.	14	Messaufnahme, medikamentöse Einlage	
	14	speicheldichter Verschluss	
07.05.		15:00 Uhr innerhalb der Sprechstunde, telefonische Beratung durch die Zahnärztin, Patientin hat leichte Schmerzen, Anweisungen gegeben	
10.05.	37	Leitungsanästhesie	
	37	Füllung mesial-okklusal-distal	
	36	Füllung vestibulär, separiert	
	35	indirekte Überkappungen	
	35	Füllung okklusal und vestibulär	
12.05.	14	Wurzelfüllungen, WF-Kontrollaufnahme,	
	14	Füllung mesial-okklusal-distal mit Matrize und Holzkeilen separiert	
15.05.	48	Oberflächen- und Leitungsanästhesie	
	48	Entfernung des Zahnes durch Osteotomie	
	48	während der OP Leitungsanästhesie wiederholt	
	48	Röntgenkontrollaufnahme	
		Wunde ohne Befund, Nähte	
16.05.	48	Oberflächenanästhesie, Sequester entfernt, Nähte	
20.05.	11, 21	Infiltrationsanästhesien, Kofferdam gelegt	
	11, 21	je mesiale Eckenaufbauten	
21.05.	48	Nähte und Tamponade entfernt	
25.05.	24, 25, 27	Infiltrationsanästhesien	
	24, 25	Entfernung der Zähne	
	27	während der Extraktion abgebrochen, Entfernung durch Osteotomie, Nähte gelegt	
25.05.		19:15 Uhr außerhalb der Sprechstunde	
	27	Stillung einer übermäßigen Nachblutung	
28.05.	24, 25, 27	Nachbehandlung	
29.05.		Politur der gelegten Füllungen	
31.05.	48, 24, 25, 27	Wundkontrollen, alles ohne Befund	

Behandlungsfall Nr. 82

Herr Ingo Schleicher erscheint am Sonntag, den 02.11. mit Schmerzen in der Notdienstsprechstunde.

Datum	Zahn	Behandlung
02.11.		10:00 Uhr, symptombezogene Untersuchung und Beratung
	48	Röntgenaufnahme: extrem verlagert, Dentitio difficilis
	48	Tamponade gelegt wegen Dentitio difficilis
02.11.	48	15:30 Uhr, Tamponade gewechselt
04.11.	48	starke Schmerzen, Entfernung der Tamponade
		Leitungsanästhesie, Entfernung des Zahnes durch Osteotomie, drei Nähte
05.11.	48	Stillung einer übermäßigen Nachblutung, Nähte
06.11.	48	Nachbehandlung
		eingehende Untersuchung
		Orthopantomogramm, Befund: 18, 28, 38 angelegt; 48 fehlt; 12 - 22 zerstört; 17, 16, 15 tiefe Karies; 34 - 36 Wurzelreste; 37 tief frakturiert
	44 - 33	Zahnsteinentfernung
		medikamentöse Behandlung der Mundschleimhaut
07.11.	15, 16, 17	Oberflächen- und Infiltrationsanästhesien
	15	Vitalitätsprüfung negativ, Trepanation des Zahnes
	15	Wurzelkanalaufbereitung
	15	Röntgenmessaufnahme: bis Apex aufbereitet
	15	medikamentöse Einlage, speicheldichter Verschluss
	16, 17	Entfernung der Zähne, Wundversorgung
08.11.	48, 16, 17	Nachbehandlungen
	15	medikamentöse Einlage gewechselt, Watte eingelegt
10.11.	12, 11, 21, 22	Oberflächenanästhesie, Infiltrationsanästhesien
	12, 11, 21, 22	Entfernung der Zähne, Nähte
11.11.		telefonische Beratung wegen leichter Nachblutung
12.11.	12	Oberflächenanästhesie, Nähte erneuert
14.11.	15	Wurzelfüllung, Füllung okklusal
	15	Röntgenkontrollaufnahme: Wurzelfüllung bis Apex
	15	Infiltrationsanästhesie, Wurzelspitzenresektion
	15	Röntgen-Kontrollaufnahme: WR ohne Befund, drei Nähte
15.11.	34 - 37	Leitungsanästhesie
	34, 35	Entfernung der tief zerstörten Wurzelreste
	36	Entfernung der Wurzelreste durch Aufklappung, Nähte
	36	Wiederholung der Leitungsanästhesie
	37	Entfernung des tief frakturierten Zahnes
	34 - 37	Wundversorgung
	15	Wundkontrolle
17.11.	34	Oberflächenanästhesie, Sequester entfernt, Nähte
20.11.	36, 34	Nähte entfernt
30.11.	12 - 22, 15, 16, 17, 48, 34, 35, 36, 37	Nachbehandlung an allen Wunden, Nähte entfernt
05.12.		Beratung wegen Zahnersatz
	15, 36, 48	Wundkontrolle
	15	Politur der Füllung

Behandlungsfall Nr. 83

Frau Klaudia Kuhnert erscheint heute zu ihrem Termin in der Praxis. Bei Frau Kuhnert müssen einige chirurgische Behandlungen durchgeführt werden. Nach Abschluss der konservierend/chirurgischen-Behandlung wird Frau Kuhnert mit neuem Zahnersatz versorgt.

Am 12.08. erschien sie zum ersten Mal in der Praxis, es wurde ein 01-Befund aufgenommen und ein OPG angefertigt. Der Röntgenbefund ergab: 15, 16 tief frakturiert; 13 tief zerstört; 12, 11, 21, 22, 23 zerstört; 24, 25 kariös, 28 verlagert; 48 - 45 und 35 - 38 ersetzt durch eine Prothese; 44 - 34 Wurzelreste. Frau Kuhnert wurde über den Behandlungsverlauf aufgeklärt und beraten.

Die Materialkosten betragen 1,50 € je Stift.

Datum	**Zahn**	**Behandlung**
		...
20.08.	15, 16	Oberflächenanästhesie, Infiltrationsanästhesie, Extraktion der Zähne, dabei Kieferhöhle eröffnet und plastische Deckung, zwei Nähte
20.08.		19:30 Uhr außerhalb der Sprechstunde, Anruf der Patientin
		Gespräch mit der Zahnärztin: Patientin hat Schmerzen, soll Schmerzmittel nehmen und kühlen
21.08.	15, 16	Nachbehandlungen
23.08.	24, 25	Infiltrationsanästhesie, 24 Stillung einer übermäßigen Papillenblutung
	24	plastische Aufbaufüllung m-o-d
	25	plastische Aufbaufüllung m-o-d-p
	15, 16	Nähte entfernt
30.08.	28	Infiltrationsanästhesie, Osteotomie des Zahnes
	28	während der Osteotomie Infiltrationsanästhesie wiederholt
	28	Röntgenaufnahme während OP: kein Wurzelrest, zwei Nähte
31.08.	28	Nachbehandlung
03.09.	28	eine Naht gelöst, Infiltrationsanästhesie, Legen einer neuen Naht
03.09.		22:10 Uhr außerhalb der Sprechstunde, Anruf der Patientin
		Gespräch mit Zahnärztin, Patientin hat Nachblutung
		soll sofort in die Praxis kommen
03.09.		23:15 Uhr
	28	Stillung einer übermäßigen Nachblutung durch Knochenbolzung, drei Nähte
04.09.	28	Nachbehandlung
07.09.		OK-Alginat-Abdruck für Interimsversorgung Zahn 13 - 23
09.09.	13 - 23	Infiltrationsanästhesien, Extraktion der Zähne, fünf Nähte
	13 - 23	Interimsprothese eingegliedert
11.09.	28, 13 - 23	Nachbehandlung
18.09.	28, 13 - 23	Nähte entfernt
25.09.	44 - 34	Leitungsanästhesien, Extraktion der Zähne, Nähte
		Abdrucknahme für Erweiterung der Prothese
		HKP für prothetische Versorgung OK, UK-Neuplanung aufgestellt und mitgegeben
27.09.	44 - 34	Nachbehandlung
30.09.	44 - 34	Nähte entfernt
04.10.		Wundkontrolle an allen behandelten Regionen

Behandlungsfall Nr. 84

Herr Sebastian Maus kommt am 02.02. in die Praxis. Er gibt Schmerzen oben rechts regio 14, 13 an. Der Zahnarzt untersucht die schmerzende Stelle und fertigt eine Röntgenaufnahme an, Befund: 14, 13: tiefe Karies. Er berät den Patienten über den weiteren Behandlungsablauf.

Datum	Zahn	Behandlung	GOZ/GOÄ
02.02.	14, 13	symptombezogene Untersuchung und Beratung	
	14, 13	Röntgenaufnahme: tiefe Karies	
		Behandlung einer Gingivitis	
	14, 13	Vitalitätsprüfung positiv	
	14, 13	Infiltrationsanästhesien	
	14, 13	Trepanation der Zähne, Vitalexstirpationen	
	14, 13	Aufbereitung der Wurzelkanäle, Messaufnahme: bis Apex	
	14, 13	medikamentöse Einlagen	
	14, 13	provisorischer, speicheldichter Verschluss	
06.02.		eingehende Untersuchung Befund: 14, 13, 11, 21, 46, 42, 41, 32: kariös; 17, 33: zerstört; 36 - 38: PAR-Spalt verbreitert, Mundkrankheit und Zahnstein vorhanden	
	11, 21	Vitalitätsprüfung positiv	
	11, 21	Infiltrationsanästhesien, indirekte Überkappungen	
	11	SDA-Füllung labial-distal-palatinal	
	21	SDA-Füllung labial-distal	
		medikamentöse Mundschleimhautbehandlung	
10.02.	14, 13	Wurzelfüllungen, Kontrollaufnahme: WF bis Apex	
	14	SDA-Füllung m-o-d-buk	
	13	SDA-Füllung palatinal	
18.02.	46, 42, 41	Leitungsanästhesie	
	32	intraligamentäre Anästhesie	
	46	Füllung mesial-okklusal-distal	
	42	SDA-Füllung labial	
	41	mesialer Eckenaufbau in Mehrschichttechnik	
	32	SDA-Füllung labial und lingual	
25.02.	17, 33	Röntgenaufnahmen, Befund: 17, 33 apikale Veränderung	
	17	Oberflächen- und Infiltrationsanästhesie	
	17	Entfernung des Zahnes durch Osteotomie, dabei Kieferhöhle eröffnet, plastischer Verschluss der eröffneten Kieferhöhle, Nähte	
26.02.	17	Wundkontrolle und Nachbehandlung	
02.03.	17	Wundkontrolle und Nähte entfernt	
15.03.	33	Leitungsanästhesie und intraligamentäre Anästhesie	
	33	Entfernung des Zahnes, Nähte	
18.03.	33	Wundkontrolle und Nähte entfernt	
	17	Wundkontrolle	

GOZ-Nr.	**3110 - WR an einem Frontzahn** **3120 - WR an einem Seitenzahn**
GOZ-Text	Wurzelspitzenresektion

abrechenbar:

- 1x je tatsächlich vorhandener Wurzelspitze
- mehrfach an einem Seitenzahn
- zusätzlich Zuschlag Nr. 0500 zu Nr. 3110
- zusätzlich Zuschlag Nr. 0510 zu Nr. 3120
- zusätzlich ggf. OP-Mikroskop Nr. 0110
- zusätzlich für die retrograde Verschlussfüllung GOZ-Nr. 2050
- im Zusammenhang mit einer Zystenentfernung GOZ-Nr. 3190 oder GOZ-Nr. 3200
- zusätzlich die Endodontiebehandlung nach GOZ-Nr. 2410 - 2440 möglich.

GOZ-Nr.	**3190 - Zystektomie in Verbindung mit Ost oder WR** **3200 - Zystektomie**
GOZ-Text	Zystenentfernung

Leistungsinhalt

Zystektomie

- ist die vollständige Entfernung des Zystenbalgs, über der entstandenen Höhle wird der Muko-Periost-Lappen vernäht

Zystenformen

- radikuläre Zyste: ausgehend von pulpatoten Zähnen bzw. der Wurzel
- follikuläre Zyste: ausgehend vom Zahnsäckchen.

abrechenbar:

- GOZ-Nr. 3190 Zystenentfernung durch Zystenentfernung in Verbindung mit einer Osteotomie oder Wurzelspitzenresektion
- GOZ-Nr. 3200 Zystenentfernung durch Zystektomie als selbstständige Leistung
- 1x je Zyste
- zusätzlich Zuschlag Nr. 0500 zu Nr. 3190
- zusätzlich Zuschlag Nr. 0510 zu Nr. 3200
- zusätzlich ggf. OP-Mikroskop Nr. 0110.

nicht abrechenbar:

- für das Auskratzen von Granulationsgewebe oder kleinen Zysten.

Behandlungsfall Nr. 85

Der neue Patient Mario Marinelli erscheint am 03.10. (Feiertag) um 10:30 Uhr mit Beschwerden in der Praxis. Nach der lokalen Untersuchung der regio 24 und Beratung wird eine Röntgenaufnahme von Zahn 24 angefertigt, Befund: Zyste.

Die Stiftkosten betragen 1,90 € je Stift.

Datum	Zahn	Behandlung
		...
	24	Vitalitätsprüfung negativ, Trepanation des Zahnes, Watteverschluss
03.10.		12:00 Uhr
		Telefonische Beratung durch den Zahnarzt
		Patient hat noch leichte Druckschmerzen, soll Watte entfernen
07.10.		Eingehende Untersuchung und Beratung
		Befund: alle 8er fehlen; 24, 16, 15 kariös; Gingivitis
		Zahnstein und Mundkrankheit vorhanden
	24	Wurzelkanalaufbereitungen, Messaufnahme: bis Apex aufbereitet
	24	elektrometrische Längenbestimmungen, medikamentöse Einlage
	24	provisorischer speicheldichter Verschluss
		PZR an 15 - 24, medikamentöse Behandlung einer Gingivitis
13.10.	24	Wurzelfüllungen, Röntgenaufnahme: Wurzelfüllung bis Apex
	24	Füllung m-o-d mit einer parapulpären Stiftverankerung
16.10.		Aufklärung über Operation an Zahn 24
		Einverständniserklärung mitgegeben
25.10.		Einverständniserklärung liegt unterschrieben vor
	24	Infiltrationsanästhesie, Wurzelspitzenresektionen
	24	Infiltrationsanästhesie wiederholt, Zystektomie, plastische Deckung im Rahmen einer Wundversorgung
	24	drei Nähte, Kontrollaufnahme: Wunde ohne Befund
25.10.		21:00 Uhr telefonische Beratung durch den Zahnarzt
26.10.	24	Infiltrationsanästhesie, Naht erneuert
29.10.	24	Nachbehandlung
31.10.	24	Wundkontrolle, Wunde ohne Befund
02.11.	24	Nähte entfernt
		Politur der Füllung
05.11.		Beratung über Füllungstherapie
		HKP über Inlays auf Wunsch des Patienten ausgestellt

Behandlungsfall Nr. 86

Frau Isabella Parisi ist am 02.01. zur eingehenden Untersuchung einbestellt.

Es wird folgender Befund erhoben: 18, 28, 38, 48 fehlen; 13, 25, 26, 33 kariös; 45, 44 tief frakturiert; 37 zerstört; Mundkrankheit vorhanden. Nach der Beratung über die weitere Therapie werden die Zähne 11, 21, 37 geröntgt. Der Röntgenbefund zeigt: 11, 21 apikale Aufhellungen; Wurzelfüllung bis Apex; 37 Zyste.

Die Stiftkosten betragen 1,40 € je Stift.

Datum	Zahn	Behandlung
02.01.		...
	13, 25, 26	Vitalitätsprüfungen alle positiv
	13, 25, 26	Infiltrationsanästhesien
	25, 26	Stillung einer übermäßigen Papillenblutung
	25	Füllung mesial-palatinal-distal
	26	Füllung mesial-okklusal-bukkal
	25, 26	separiert
	13	Kofferdam, mesialer Eckenaufbau in SDA-Technik
		medikamentöse Behandlung einer Aphthe
06.01.	33	intraligamentäre Anästhesie
	33	distaler Eckenaufbau in SDA-Technik unter Kofferdam
	33	Matrize zur Formgebung angelegt
08.01.		Aphthe behandelt, Zahnsteinentfernung
10.01.	45, 44	Leitungsanästhesie
	45, 44	Entfernung der Zähne, Nähte gelegt
15.01.	45, 44	Nähte entfernt
18.01.		Aufklärung und Beratung (25 Minuten) über WR an 11 und 21
20.01.	11, 21	Infiltrationsanästhesien
	11, 21	Wurzelspitzenresektionen, retrograde Füllungen, Nähte gelegt
21.01.	11, 21	Nachbehandlungen
30.01.	37	Leitungsanästhesie
	37	Entfernung des Zahnes durch Osteotomie, Zystektomie,
	37	Leitungsanästhesie wiederholt, Nähte gelegt, Kontrollaufnahme
	11, 21	Nähte entfernt
30.01.		22:10 Uhr Beratung durch den Zahnarzt per Telefon, Anweisung gegeben
05.02.	37	Nähte entfernt, alles ohne Befund

Behandlungsfall Nr. 87

Frau Mina Bäcker erscheint am 03.07. mit Schmerzen oben links. Der Zahnarzt untersucht die schmerzende Stelle und lässt eine Röntgenaufnahme der Zähne 23 und 25 anfertigen.

Der Röntgenbefund wird Frau Bäcker erläutert: 23, 25 Granulome; 26 Zyste. Frau Bäcker wird über den weiteren Behandlungsverlauf aufgeklärt.

Die Stiftkosten betragen 1,40 € je Stift.

Datum	Zahn	Behandlung
03.07.		...
	23, 25, 26	Oberflächen- und Infiltrationsanästhesien
	23	Trepanation des Zahnes, Patientin hatte Druckschmerzen
	25, 26	Trepanation der Zähne
05.07.		Aufklärung über Zystenentfernung durch den Zahnarzt
07.07.	25, 26	Infiltrationsanästhesien
	25	Entfernung des Zahnes, Wundversorgung
	26	Osteotomie des Zahnes, Wundversorgung
	26	Zystektomie, Nasenblasversuch positiv
	26	plastischer Verschluss der eröffneten Kieferhöhle, Nähte gelegt
07.07.		19:45 Uhr Anruf der Patientin und Beratung durch den Zahnarzt, Patientin hat Wundschmerzen
08.07.	25, 26	Nachbehandlung
12.07.	23	OP-Mikroskop, Lasereinsatz, Wurzelkanalaufbereitung, Messaufnahme
	23	medikamentöse Einlage, provisorischer speicheldichter Verschluss
14.07.	25, 26	Nähte entfernt
15.07.	48	Schmerzen, lokale Untersuchung und Beratung
	48	Röntgenaufnahme: extrem verlagert und retiniert
	48	Leitungsanästhesie, Entfernung durch Osteotomie
	48	Wundversorgung und Nähte
16.07.	48	Nachbehandlung
20.07.	23	Kofferdam, Wurzelfüllung, Kontrollaufnahme
	23	mesialer Eckenaufbau in SDA-Technik
	23	Stillung einer übermäßigen Papillenblutung
25.07.	48	Nähte entfernt
		Beratung über Zahnersatz
		HKP für Brücke 24 - 27 aufgestellt und mitgegeben

Behandlungsfall Nr. 88

Herr Olaf Löwenthal kommt am 06.10. in die Notdienstsprechstunde. Es ist Samstag 10:30 Uhr. Er gibt Schmerzen an seinem Frontzahn 11 an.

Nach der lokalen Untersuchung und Beratung wird eine Röntgenaufnahme angefertigt, Befund: tiefe Karies. Die Vitalitätsprüfung ist positiv, der Zahn 11 wird mit einer Infiltrationsanästhesie anästhesiert und anschließend trepaniert.

Die Stiftkosten betragen 1,80 € je Stift.

Datum	Zahn	Behandlung
06.10.	11	OP-Mikroskop, Trepanation
	11	Vitalexstirpation, Wurzelkanalaufbereitung
	11	medikamentöse Einlage, Watte
06.10.		15:00 Uhr Patient hat Druckschmerz
		telefonische Beratung durch den Zahnarzt, soll Watte entfernen
07.10.	11	Messaufnahme
	11	Wurzelfüllung, SDA-Füllung palatinal
		eingehende Untersuchung, Befund: 14, 45, 44, 37 kariös; 18, 38 fehlen; Zahnstein vorhanden
09.10.		eingehende Beratung über WR an Zahn 11, Dauer 20 Minuten
15.10.	11	Oberflächen- und Infiltrationsanästhesie
	11	Wurzelspitzenresektion, retrograder Verschluss
	11	Granulationsgewebe und kleine Zyste entfernt, Nähte gelegt
	11	Kontrollaufnahme; Befund: alles ohne Befund
		Arbeitsunfähigkeitsbescheinigung ausgestellt
15.10.		20:30 Uhr Anruf des Patienten, hat Nachblutung
		Beratung durch den Zahnarzt, soll zur Praxis kommen
15.10.	11	21:30 Uhr in der Praxis, Infiltrationsanästhesie
	11	Stillung einer übermäßigen Nachblutung, Nähte
16.10.	11	Nachbehandlung, Wunde ohne klinischen Befund
21.10.	11	Nähte entfernt, Wunde gut geheilt
25.10.	14	Infiltrationsanästhesie, Füllung m-o-buk
30.10.	45, 44	Leitungsanästhesie
	45, 44	separiert, Füllung je okklusal-approximal
02.11.	14, 11, 45, 44	Politur der Füllungen

Behandlungsfall Nr. 89

Herr Lars Johanson kommt am 02.02. zur eingehenden Untersuchung und Beratung in die Praxis.

Befund: 14, 24, 36 kariös; 35 linguale Wand abgebrochen; 48 im Durchbruch; Zahnstein vorhanden. Es wird ein OPG angefertigt, Befund: 48 retiniert; 14, 24 tiefe Karies.

Die Stiftkosten betragen 1,80 € je Stift.

Datum	Zahn	Behandlung
02.02.		...
		Zahnstein im gesamten Gebiss entfernt
		Mundschleimhautbehandlung
		Aufklärung über Ost an Zahn 48
05.02.	48	Leitungsanästhesie, Osteotomie des Zahnes
		Wundversorgung, Nähte gelegt
06.02.	48	Wundkontrolle
08.02.	35	Vitalitätsprüfung positiv, intraligamentäre Anästhesie
	35	Vitalexstirpation, Wurzelkanalaufbereitung, Messaufnahme
	35	medikamentöse Einlage, provisorischer speicheldichter Verschluss
13.02.	48	Nähte entfernt
	35	Wurzelfüllung, Kontrollaufnahme
	35	adhäsive plastische Aufbaufüllung m-o-d-ling, Krone kommt später
18.02.	14	Vitalitätsprüfung positiv, Vitalexstirpationen, Wurzelkanalaufbereitungen
	14	Messaufnahme, Wurzelfüllungen, Kontrollaufnahme, Infiltrationsanästhesie
	14	Füllung okklusal
20.02.	14	Zahn bleibt nicht ruhig, WR soll gemacht werden
		Aufklärung über WR an Zahn 14
01.03.	14	Infiltrationsanästhesie, Wurzelspitzenresektionen
	14	ein Zugang bukkal
	14	retrograder Verschluss, Kontrollaufnahme, drei Nähte gelegt
02.03.	14	Wundkontrolle
10.03.	24	Infiltrationsanästhesie, Kofferdam, Füllung bukkal
	14	Nähte entfernt
12.03.		auf Wunsch des Patienten HKP für Krone an Zahn 35 aufgestellt
		Politur der Füllung 24

GOZ-Nr. GOZ-Text	**3230** Knochenresektion

abrechenbar:

- Knochenresektion am Alveolarfortsatz zur Formung des Prothesenlagers, z. B. für die Entfernung von Exostosen oder Knochenkanten
- nur als selbstständige Leistung
- 1x je Kiefer
- zusätzlich Zuschlag Nr. 0500.

nicht abrechenbar:

- zusammen mit einer Osteotomie oder Extraktion von Zähnen an derselben Stelle.

GOÄ-Nr. GOÄ-Text	**Ä 2428** Eröffnung eines oberflächlich liegenden Abszesses

abrechenbar:

- 1x je Inzision
- subkutane, subperiostale, submuköse Abszesse.

GOÄ-Nr. GOÄ-Text	**Ä 2430** Eröffnung eines tief liegenden Abszesses

abrechenbar:

- 1x je Inzision
- für alle submandibulären und perimandibulären Abszesse
- für Kassen- und Privatpatienten.

Terminologie

<table>
<tr><td>subkutan</td><td>unter der Haut</td><td rowspan="3">Inz1</td></tr>
<tr><td>submukös</td><td>unter der Schleimhaut</td></tr>
<tr><td>subperiostal</td><td>unter der Knochenhaut</td></tr>
<tr><td>perimandibulär</td><td>um den Unterkiefer herum</td><td rowspan="3">Ä 2430 für BEMA und GOZ</td></tr>
<tr><td>submandibulär</td><td>unter dem Unterkiefer</td></tr>
<tr><td>sublingual</td><td>unter der Zunge</td></tr>
</table>

Chirurgische Behandlungen begleiten

Die präprothetische Chirurgie umfasst die chirurgischen Eingriffe, mit denen das Prothesenlager vor (prä) Eingliederung des neuen Zahnersatzes chirurgisch korrigiert wird. Besonders für den Halt von Totalprothesen ist es wichtig, dass der Kieferknochen und die Gingiva für das Prothesenlager geeignet sind.

Zu den präprothetischen Eingriffen gehören:

- Knochenresektionen nach KnR und Alv
- Plastiken des Weichteillagers nach SMS, Pla2, Pla3.

GOZ-Nr.	**3210**
GOZ-Text	Beseitigung störender Schleimhautbänder

Leistungsinhalt

- für die operative Beseitigung störender Schleimhautbänder
  - Lippenbändchen (Frenektomie)
  - Wangenbändchen
  - Zungenbändchen.

abrechenbar:

- 1x je Kieferhälfte oder Frontzahnbereich
- zusätzlich ggf. Lasereinsatz Nr. 0120.

nicht abrechenbar:

- für das Entfernen eines Diastemas GOZ-Nr. 3280.

GOÄ-Nr.	**Ä 2670**
GOÄ-Text	operative Entfernung eines Schlotterkamms

abrechenbar:

- 1x je Kieferhälfte oder Frontzahnbereich.

GOZ-Nr.	**3240**
GOZ-Text	Vestibulum- oder Mundbodenplastik

abrechenbar:

- für eine Plastik in kleinerem Umfang
- auch für eine Gingivaextensionsplastik (Ausdehnung der Gingiva)
- 1x je Kieferhälfte oder Frontzahnbereich
- 1x für den Bereich von bis zu zwei nebeneinanderliegenden Zähnen
- auch bei einem zahnlosen Kieferabschnitt
- zusätzlich ggf. Lasereinsatz Nr. 0120
- zusätzlich Zuschlag Nr. 0510.

nicht abrechenbar:

- für das Beseitigen störender Schleimhautbänder GOZ-Nr. 3210
- für eine Tuberplastik GOZ-Nr. 3250.

GOZ-Nr.	**3250**
GOZ-Text	Tuberplastik

abrechenbar:

- 1x je Tuberplastik, einseitig
- zusätzlich Zuschlag Nr. 0500.

nicht abrechenbar:

- für eine große Tuberplastik GOÄ-Nr. 2675 + OP-Zuschlag 444.

GOZ-Nr.	**3130**
GOZ-Text	Hemisektion und Teilextraktion eines mehrwurzeligen Zahnes

abrechenbar:

- Hemisektion und Abtrennung an einem mehrwurzeligen Zahn
- einschließlich der komplikationslosen Entfernung der abgetrennten Zahnwurzel
- ist der abgetrennte Zahnteil tief frakturiert, ist die GOZ-Nr. 3020 zusätzlich möglich
- muss der abgetrennte Teil durch eine Osteotomie entfernt werden, ist zusätzlich die GOZ-Nr. 3030 möglich
- zusätzlich Zuschlag Nr. 0500.

nicht abrechenbar:

- die Prämolarisierung eines Molaren ist analog nach § 6 Abs. 1 zu berechnen.

GOZ-Nr.	**3140**
GOZ-Text	Reimplantation eines Zahnes

abrechenbar:

- Wiedereinsetzen eines Zahnes in seine Alveole nach traumatischer oder iatrogener Entfernung einschließlich einfacher Fixation
- 1x je Zahn
- zusätzlich Zuschlag Nr. 0510.

nicht abrechenbar:

- für eine Transplantation eines Zahnes GOZ-Nr. 3160.

GOZ-Nr.	**3160**
GOZ-Text	Transplantation eines Zahnes

Leistungsinhalt

- Transplantation bedeutet Verpflanzung von lebendem Gewebe, i. d. R. von einem Zahn oder Zahnkeim mit noch nicht abgeschlossenem Wurzelwachstum
- nach Entfernung eines Seitenzahnes oder nach Vorbereitung des Kieferknochens wird der zu transplantierende Zahn entnommen
- der Zahn darf sich nur sehr kurz außerhalb des Mundes befinden
- nach der Transplantation wird der Zahn mittels einer Schiene stabilisiert.

abrechenbar:

- 1x je Zahn/Zahnkeim
- Entnahme des Transplantatzahnes kann zusätzlich berechnet werden
- zusätzlich Zuschlag Nr. 0510.

nicht abrechenbar:

- für die Reimplantation GOZ-Nr. 3140
- zusätzlich die Schaffung oder Umgestaltung des Knochenbettes.

GOZ-Nr.	**3260**
GOZ-Text	Freilegen eines retinierten oder verlagerten Zahnes

abrechenbar:

- Freilegen eines retinierten oder verlagerten Zahnes zur orthopädischen Einstellung
- 1x je Zahn
- auch eine Teilfreilegung
- im Zusammenhang mit Kfo-Leistungen
- zusätzlich Zuschlag Nr. 0510.

GOZ-Nr.	**3280**
GOZ-Text	Diastema mediale

Leistungsinhalt
- Diastema ist eine Lücke zwischen zwei Zähnen
- Diastema mediale ist die Zahnlücke zwischen den mittleren oberen Schneidezähnen
- ein echtes Diastema mediale entsteht durch ein tief angesetztes und überentwickeltes Lippenbändchen
- dieses Lippenbändchen zieht sich durch die Schneidezähne bis zum Gaumen durch
- durch eine plastische Operation des Lippenbändchens, die operative Durchtrennung des bindegewebsartigen Septums (Scheidewand) und anschließende Kfo-Maßnahme wird das Diastema behandelt.

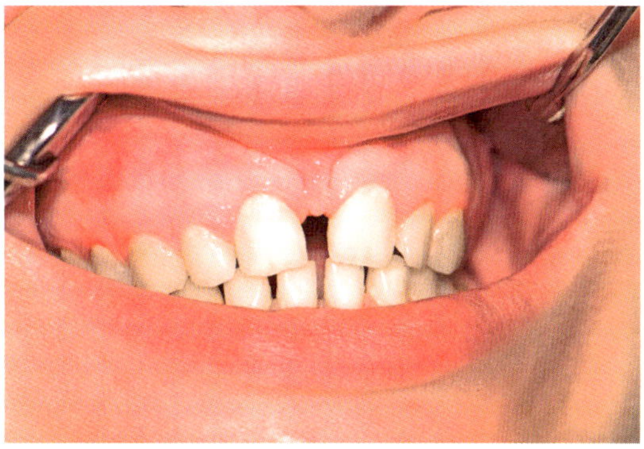

Ausgeprägtes Diastema mediale zwischen 11 und 21

abrechenbar:
- Lösen, Verlegen und Fixieren des Lippenbändchens und
- Durchtrennen des Septums bei echtem Diastema
- 1x je Lippenbändchen
- zusätzlich Zuschlag Nr. 0500.

nicht abrechenbar:
- für das alleinige Durchtrennen von Lippen- oder Zungenbändchen (Frenektomie) GOZ-Nr. 3210
- Beseitigen störender Schleimhautbänder GOZ-Nr. 3210.

Behandlungsfall Nr. 90

Bei der jungen Patientin Mia Grünberg soll der Zahnkeim 48 entfernt werden. Außerdem wird eine Lippenbändchenplastik durchgeführt.

Datum	Zahn	Behandlung	BEMA	Bemerkung	GOZ/GOÄ
02.11		symptombezogene Untersuchung und Beratung			
		Aufklärung von Mia und ihrer Mutter über die Operationsverläufe			
		OPG angefertigt: 18, 28, 38: fehlen; 48: angelegt, 13: verlagert			
10.11.	48	Leitungsanästhesie, Entfernung des Zahnkeims			
	48	Leitungsanästhesie wiederholt, Nähte gelegt			
10.11.		18:30 Uhr innerhalb der Sprechstunde			
		Anruf der Mutter und Gespräch mit Zahnarzt			
		Mia hat starke Nachblutung, soll in die Praxis kommen			
10.11.		19:30 Uhr innerhalb der Sprechstunde			
	48	Stillung einer übermäßigen Nachblutung mit 5 Nähten, Tupfer gelegt			
11.11.	48	Nachkontrolle, Mia geht es gut			
13.11.	48	Nachbehandlung, Wunde ohne Befund			
18.11.	48	Nähte entfernt			
25.11.	11, 21	Oberflächen- und Infiltrationsanästhesien			
	11, 21	Diastemaplastik bei echtem Diastema mediale, zwei Nähte gelegt			
26.11.	11, 21	Nachbehandlung, keine große Schwellung			
30.11.	11, 21	Nähte entfernt			
	48	Wundkontrolle			
05.12.		Termin zur Freilegung abgesagt, Mia braucht eine Pause			
		Beratung der Mutter und Mia über weitere Termine			
		Termine werden ins neue Jahr gelegt			
	13	Röntgenaufnahme: 13 verlagert			

Bei Herrn Paul Kugler ist der Zahn 13 nicht beschwerdefrei. Der Zahn ist klopfempfindlich und reagiert bei der Vitalitätsprüfung sehr auf Kälte. Die angefertigte Röntgenaufnahme ergibt eine Entzündung an der Wurzelspitze.

Datum	**Zahn**	**Behandlung**
02.03.		Lokale Untersuchung und Beratung
	13	Infiltrationsanästhesie, Brücke von 13 - 15 entfernt
	13	Vitalexstirpation, Wurzelkanalaufbereitung, Messaufnahme
	13	medikamentöse Einlage, Brücke wieder provisorisch fest
02.03.		12:30 Uhr in der Mittagspause, Beratung durch den Zahnarzt
		Patient hat Schmerzen, soll nachmittags in die Sprechstunde kommen
02.03.		14:30 Uhr in der Sprechstunde
	13	nochmalige Wurzelkanalaufbereitung aufgrund besonderer anatomischer Wurzelverhältnisse, medikamentöse Einlage, Zahn offen gelassen
03.03.		eingehende Untersuchung
		Befund: 28, 38, 48 fehlen; 18 im Durchbruch; 13 - 15 alte Brücke
05.03.		Zahnsteinentfernung an allen Zähnen
		medikamentöse Mundschleimhautbehandlung
07.03.	13	Wurzelfüllung, Kontrollaufnahme: Wurzelfüllung bis Apex
	13	Füllung pal, Brücke wieder provisorisch festgesetzt
		Aufklärung über WR an Zahn 13
15.03.	13	Infiltrationsanästhesie, Wurzelspitzenresektion
	13	retrograder Verschluss,
	13	drei Nähte, Kontrollaufnahme
16.03.	13	Nachbehandlung, Wunde leicht geschwollen
		HKP für neue Brücke 13 - 15 aufgestellt
25.03.	13	Nähte entfernt
15.04.		Aufklärung über Ost Zahn 18
18.04.	18	Infiltrationsanästhesie, Osteotomie des Zahnes
	18	kleine Zyste und Granulationsgewebe ausgekratzt, zwei Nähte
23.04.	18	Nähte entfernt, alles ohne Befund

Behandlungsfall Nr. 92

Der neue Patient Herr Hans Lieder kommt zu seinem Kontrolltermin. Es wird die eingehende Untersuchung durchgeführt, Befund: Oberkiefer Totalprothese, 48 - 45 und 35 - 38 durch eine Modellgussprothese ersetzt; 44 - 34 zerstört; Zahnstein und Mundkrankheit vorhanden.

Datum	Zahn	Behandlung
02.07.		OPG angefertigt, Befund: Zahn 38 im Unterkiefer tief verlagert
		44 - 41 tief zerstört; 31 - 33 zerstört; 34 tief frakturiert
		Beratung über Behandlungsverlauf
05.07.	38	Aufklärung über Ost an 38
10.07.	38	Leitungsanästhesie, Osteotomie des Zahnes
	38	Leitungsanästhesie wiederholt, drei Nähte
11.07.	38	Wundkontrolle
		HKP für neue Prothese im UK ausgestellt
11.07.		12:00 Uhr innerhalb der Sprechstunde
		Anruf des Patienten, Gespräch mit Zahnärztin, Patient hat eine Naht verloren
11.07.	38	Leitungsanästhesie, Legen einer neuen Naht
13.07.	38	Nachbehandlung, alles ohne Befund
20.07.	44 - 34	Oberflächen- und Leitungsanästhesien
	44 - 33	Entfernung der Zähne
	34	muss durch Osteotomie entfernt werden
	44 - 34	Alveolotomie
	44 - 34	fünf Nähte
20.07.		18:30 Uhr außerhalb der Sprechstunde
	34	Leitungsanästhesie, Stillung einer übermäßigen Nachblutung durch Gefäßnaht, Nähte gelegt
21.07.	34	Nachbehandlung
27.07.	44 - 34	Nähte entfernt
28.07.		nochmalige ZE-Beratung
30.07.	44 - 34, 38	Nachbehandlung

Behandlungsfall Nr. 93

Herr Heinz Vogl kommt am 04.05. um 10:30 Uhr mit einer Schwellung oben links in die Notdienstsprechstunde. Nach der lokalen Untersuchung regio 24, 25 wird eine Röntgenaufnahme angefertigt, Befund: Entzündung an 24. Unter Oberflächenanästhesie wird der submuköse Abszess gespalten und eine Tamponade gelegt. Herr Vogl soll seinen Zahnarzt aufsuchen.

Datum	Zahn	Behandlung
05.05.		Patient möchte weiter hier in Behandlung bleiben
	24	Tamponade entfernt
	24	Vitalitätsprüfung negativ, Trepanation des Zahnes
	24	Wurzelkanalaufbereitungen, medikamentöse Einlage
	24	provisorischer Verschluss
07.05.		Eingehende Untersuchung und Beratung
		Befund: 24, 26, 11, 17 kariös; 18, 28 fehlen
		Unterkiefer-Totalprothese
		Zahnstein vorhanden
	24	Messaufnahme, medikamentöse Einlage, provisorischer Verschluss
10.05.	26	Infiltrationsanästhesie, indirekte Überkappung
	26	Füllung m-o-buk, Stillung einer übermäßigen Papillenblutung
13.05.	24	Wurzelfüllungen, Kontrollaufnahme, Füllung palatinal
	OK	Zahnsteinentfernung
20.05.	24	Zahn ist ohne Probleme
		Aufklärung und Beratung über WR an 24
25.05.	24	Infiltrationsanästhesie, Wurzelspitzenresektionen, ein Zugang vestibulär
	24	retrograde Verschlüsse, Kontrollaufnahme, Nähte
25.05.		Beratung 21:30 Uhr außerhalb der Sprechstunde
		Patient hat Schmerzen, soll Schmerzmittel nehmen
26.05.	24	Wundkontrolle, leichte Schwellung
30.05.	24	Nähte entfernt
	11, 17	Infiltrationsanästhesien
	11	Kofferdam gelegt, Stillung einer übermäßigen Papillenblutung
	11	mesialer Eckenaufbau
	17	Matrize angelegt
	17	Füllung m-o-d
03.06.		Politur aller Füllungen

Behandlungsfall Nr. 94

Frau Renate Herwüst kommt mit einer Überweisung in die MKG-Praxis. Bei ihr soll eine Vestibulumplastik im Unterkiefer durchgeführt werden.

Datum	Zahn	Behandlung	BEMA	Bemerkung	GOZ/GOÄ
05.08.		symptombezogene Untersuchung			
		OPG angefertigt: starker Knochenabbau im UK			
		Aufklärung der Patientin und Beratung			
07.08.		Frau Herwüst hat noch ein paar Fragen			
		nochmalige Beratung durch den Zahnarzt (12 Minuten)			
15.08.	UK	Leitungsanästhesien links und rechts			
		Infiltrationsanästhesien zusätzlich regio 43 - 33			
		Vestibulumplastik regio 45 - 35			
		Leitungsanästhesie links wiederholt			
		während der OP kommt es zur übermäßigen Nachblutung, erheblicher zusätzlicher Zeitaufwand für den Zahnarzt, Blutung gestillt, 8 Nähte gelegt			
		Arbeitsunfähigkeitsbescheinigung ausgestellt			
15.08.		21:00 Uhr außerhalb der Sprechstunde			
		telefonische Beratung durch den Zahnarzt, Patientin geht es soweit gut			
16.08.	regio 45 - 35	Nachbehandlung			
17.08.	regio 45, 44	Leitungsanästhesie, eine Naht hat sich gelöst			
		Legen einer neuen Naht			
18.08.		Wundkontrolle			
		scharfe Kante an der UK-Prothese entfernt			
20.08.	45 - 35	Nachbehandlung, Wunde ohne Befund			
25.08.	45 - 35	alle Nähte entfernt			
26.08.		nochmalige Beratung durch den Zahnarzt			

3. Gegenüberstellung BEMA – GOZ/GOÄ aus LF 6

BEMA-Nr.	Abrechnung	Leistung	Abrechnung	GOZ/ GOÄ-Nr.
43 – X1	• immer nach anatomischen Wurzelverhältnissen • Entfernung eines Wurzelrestes	Entfernung eines einwurzeligen Zahnes	• immer nach tatsächlichen Wurzelverhältnissen • Entfernung eines Wurzelrestes	**3000**
44 – X2	• immer nach anatomischen Wurzelverhältnissen • Entfernung eines Wurzelrestes	Entfernung eines mehrwurzeligen Zahnes	• immer nach tatsächlichen Wurzelverhältnissen • Entfernung eines Wurzelrestes	**3010**
45 – X3	• nur für tief frakturierte Zähne • nicht für zerstörte oder tief zerstörte Zähne	Entfernung eines tief frakturierten Zahnes	• für tief frakturierte und tief zerstörte Zähne • nicht für zerstörte Zähne • Zuschlag 0500 • OP-Mikroskop 0110	**3020**
47a – Ost1	• Entfernung eines Zahnes durch Osteotomie	Osteotomie	• Entfernung eines Zahnes durch Osteotomie • Zuschlag 0500 • OP-Mikroskop 0110	**3030**
48 – Ost2	• Entfernung eines verlagerten, retinierten, impaktierten Zahnes durch Osteotomie	Osteotomie eines verlagerten Zahnes	• Entfernung eines verlagerten, retinierten, impaktierten Zahnes durch Osteotomie • Zuschlag 0510 • OP-Mikroskop 0110	**3040**
48 – Ost2	• Entfernung eines verlagerten, retinierten, impaktierten Zahnes durch Osteotomie	Osteotomie eines extrem verlagerten/ extrem retinierten Zahnes	• Entfernung eines extrem verlagerten/ extrem retinierten Zahnes durch Osteotomie • Zuschlag 0510 • OP-Mikroskop 0110	**3045**
48 – Ost2	• 1x je Zahnkeim	Zahnkeimentfernung, Germektomie	• 1x je Zahnkeim • Zuschlag 0510	**3270**
36 – Nbl1	• in gleicher Sitzung mit dem chirurgischen Eingriff nur mit erheblichem zusätzlichen Zeitaufwand • selbstständige Leistung • 1x je Blutungsstelle	Stillung einer übermäßigen Blutung	• nur als selbstständige Leistung	**3050**
37 – Nbl2	• Knochenbolzung • Gefäßumstechung • 1x je Blutungsstelle • auch neben einem chirurgischen Eingriff	Stillung einer übermäßigen Blutung durch …	• Knochenbolzung • Gefäßumstechung • 1x je Blutungsstelle • auch neben einem chirurgischen Eingriff • OP-Mikroskop 0110	**3060**

BEMA-Nr.	Abrechnung	Leistung	Abrechnung	GOZ/ GOÄ-Nr.
38 - N	• 1x je KH oder FZB • Naht entfernen • Legen, Wechseln, Entfernen einer Tamponade/ Drainage • Wundspülung • nicht für eine Wundkontrolle	Nachbehandlung	• 1x je OP-Gebiet, max. 2x je KH oder FZB • Naht entfernen • Legen, Wechseln, Entfernen einer Tamponade/ Drainage • nicht für eine Wundkontrolle	**3300**
/		Wundkontrolle	• 1x je Wunde • 1x je KH oder FZB • ohne Behandlungsmaßnahmen • nachschauen	**3290**
46 - XN	• 1x je KH oder FZB • Auskratzen einer Wunde • Erneuerung der Naht • Sequester entfernen • Legen einer zusätzlichen Naht • Glätten des Knochens in kleinem Umfang	chirurgische Wundrevision	• 1x je OP-Gebiet, max. 2x je KH oder FZB • Auskratzen einer Wunde • Erneuerung der Naht • Sequester entfernen • Legen einer zusätzlichen Naht • Glätten des Knochens in kleinem Umfang	**3310**
49 - Exz1	• 1x je Zahn • Exzision von Schleimhaut oder Granulationsgewebe • Elektrotom • Durchtrennen von Zahnfleischfasern • Papillektomie	Exzision	• 1x je Zahn • Exzision von Schleimhaut oder Granulationsgewebe • Elektrotom • Papillektomie • Laser 0120	**3070**
50 - Exz2	• Epulis • lappiges Fibrom	Entfernung einer Schleimhautwucherung	• Epulis • lappiges Fibrom • Schleimhauthyperplasie • Laser 0120	**3080**
51a - Pla1	• selbstständige Leistung • in Verbindung mit Extraktion	plastischer Verschluss einer eröffneten Kieferhöhle (MAV)	• selbstständige Leistung • 1x je Verschluss • nicht mit Nr. 3100 • Zuschlag 0500	**3090**
51b - Pla0	• in Verbindung mit Osteotomie • auch mit WR/Zy	plastischer Verschluss einer eröffneten Kieferhöhle	• selbstständige Leistung • 1x je Verschluss • nicht mit Nr. 3100 • Zuschlag 0500	**3090**
/		plastische Deckung im Rahmen einer Wundversorgung	• 1x je OP-Gebiet • nicht neben Nr. 3090 • Zuschlag 0500	**3100**
52 - Trep2	• nur als selbstständige Leistung • 1x je Trepanation	Trepanation des Kieferknochens		/
54a - WR1	• Frontzahn	Wurzelspitzenresektion	• Frontzahn • OP-Mikroskop 0110 • Zuschlag 0500	**3110**

BEMA-Nr.	Abrechnung	Leistung	Abrechnung	GOZ/ GOÄ-Nr.
54b - WR2	• an einem Seitenzahn einschl. der ersten resezierten Wurzelspitze	Wurzelspitzenresektion	• Seitenzahn • je Wurzelspitze • OP-Mikroskop 0110 • Zuschlag 0510	**3120**
54c - WR3	• für jede weitere Wurzelspitze an demselben Seitenzahn durch denselben Zugang	Wurzelspitzenresektion		/
55 - RI	• 1x je Zahn	Reimplantation	• 1x je Zahn • Zuschlag 0510	**3140**
56a - Zy1	• Zystektomie • als alleinige Leistung • in Verbindung mit Extraktion	Zystenentfernung durch Zystektomie	• Zystektomie • als alleinige Leistung • in Verbindung mit Extraktion • OP-Mikroskop 0110 • Zuschlag 0510	**3200**
56c - Zy3	• Zystektomie • in Verbindung mit Ost/ WR	Zystenentfernung durch Zystektomie	• Zystektomie • in Verbindung mit Ost/ WR • OP-Mikroskop 0110 • Zuschlag 0500	**3190**
56b - Zy2	• Zystostomie • als alleinige Leistung • in Verbindung mit Extraktion	Zystenentfernung durch Zystostomie		/
56d - Zy4	• Zystostomie • in Verbindung mit Ost/ WR	Zystenentfernung durch Zystostomie		/
58 - KNR	• 1x je KH oder FZB • nur am ausgeheilten Knochen	Knochenresektion	• 1x je Kiefer • nur am ausgeheilten Knochen • Zuschlag 0500	**3230**
62 - Alv	• am nicht ausgeheilten Kiefer • Extraktion von mind. vier Zähnen in einem Kiefer • Gebiet muss nicht zusammenhängend sein • mehr als acht Zähne = 2x Alv	Alveolotomie		/
63 - FL	• 1x je Zahn	Freilegen zur kieferorthopädischen Einstellung	• 1x je Zahn • Zuschlag 0510	**3260**
Ä 161 - Inz1	• subkutan, subperiostal, submukös • 1x je Inzision	Inzision oberflächlich	• subkutan, subperiostal, submukös • 1x je Inzision	**Ä 2428**
Ä 2430	• submandibulär, perimandibulär • 1x je Inzision	Inzision tiefliegend	• submandibulär, perimandibulär • 1x je Inzision	**Ä 2430**

4. Abrechnungs-Check Lernfeld 6

Geben Sie die richtigen Antworten an!

1. **In der heutigen Sitzung wird bei dem GKV-Patienten Herrn Westermann ein Zahn extrahiert. Der Zahn 14 wird ohne Komplikationen unter Infiltrationsanästhesie entfernt. Nach der Extraktion sollen Sie die Leistungen in die Karteikarte eintragen.** **Was darf abgerechnet werden?** (2 Antworten)	a) 40 - I b) 43 - X1 c) 44 - X2 d) 45 - X3 e) 41a - L1	**Antwort:** __________ __________
2. **Einige Stunden nach der Extraktion treten starke Nachblutungen auf und Herr Westermann kommt am gleichen Tag um 22:10 Uhr erneut in die Praxis. Die Nachblutung wird gestillt.** **Welche Leistungen können in der zweiten Sitzung abgerechnet werden?** (1 Antwort)	a) Ä 1, 03 - Zu, 37 - Nbl2 b) 03 - Zu, 38 - N c) 03 - Zu (mit Uhrzeit 22:10 Uhr unter Bemerkung), 36 - Nbl1 d) 03 - Zu, 36 - Nbl1 e) Ä 1, 03 - Zu, 36 - Nbl1 f) 03 - Zu, 46 - XN	**Antwort:** __________
3. **Am folgenden Tag findet eine Kontrolluntersuchung der Wunde statt. Welche BEMA–Nummern sind abrechenbar?** (1 Antwort)	a) 38 - N b) 46 - XN c) Ä 1, 38 - N d) Ä 1 e) nichts f) 105 - Mu	**Antwort:** __________

4. **Die Privatpatientin Frau Cagla Dogan kommt heute in die Sprechstunde um den verlagerten Weisheitszahn 48 entfernen zu lassen. Wie berechnen Sie die Entfernung des Zahnes 48 durch Osteotomie nach GOZ?** (1 Antwort)	a) 3020 + 0500 b) 3030 + 0500 c) 3045 + 0510 d) 3040 + 0510 e) 3040 + 0500 f) 3020 + 0510	**Antwort:** ____________
5. **Welche Aussagen sind in Bezug auf die OP-Zuschläge aus der GOZ richtig?** (2 Antworten)	a) Die OP-Zuschläge sind nur 1x je Behandlungstag abrechenbar. b) Die OP-Zuschläge sind je Behandlungssitzung abrechenbar. c) Die OP-Zuschläge werden immer mit dem 2,3-fachen Faktor berechnet. d) Die OP-Zuschläge werden immer mit dem 1,0-fachen Faktor berechnet.	**Antwort:** ____________
6. **Welche GOZ-Nr. kann für eine Wundkontrolle berechnet werden?** (1 Antwort)	a) 3300 b) 3310 c) 3280 d) 3290 e) Ä 2007	**Antwort:** ____________
7. **Ordnen Sie die Leistungsinhalte den BEMA-Leistungen zu!**	a) Stillung einer übermäßigen Blutung b) Entfernen einer Naht c) Sequester entfernen d) Stillung einer übermäßigen Papillenblutung e) Wundspülung 1) 46 - XN 2) 38 - N 3) 12 - bmF 4) 36 - Nbl1	**Antwort:** ____________ ____________

8. **Welche Aussagen zu Nachbehandlungspositionen in der GOZ sind richtig?** (2 Antworten)	a) Nachbehandlungen in getrennter Sitzung sind mit dem chirurgischen Eingriff abgegolten. b) Nachbehandlungen können maximal 2x je Sitzung je Kieferhälfte oder Frontzahnbereich bei getrennten OP-Gebieten abgerechnet werden. c) Kontrollen nach einem chirurgischen Eingriff werden nach GOZ-Nr. 3300 abgerechnet. d) Für das Legen einer zusätzlichen Naht in getrennter Sitzung ist die GOZ-Nr. 3310 abrechenbar. e) Nachbehandlungen können maximal 1x je Sitzung je Kieferhälfte oder Frontzahnbereich abgerechnet werden.	**Antwort:** ______________
9. **Bei dem GKV-Patienten Paul Pauker wird der Zahn 46 durch Osteotomie entfernt. Der Röntgenbefund zeigt, dass der Zahn tief frakturiert ist. Es wird eine Leitungsanästhesie gelegt.** **Welche Leistung rechnen Sie ab?** (2 Antworten)	a) 41a - L1 b) 48 - Ost2 c) 40 - I d) 45 - X3 e) 47a - Ost1 f) 44 - X2	**Antwort:** ______________
10. **Die GKV-Patienten Sibel Sahin kommt mit Schmerzen oben links in die Praxis. Folgende Leistungen werden durchgeführt:** • **eingehende Untersuchung,** • **Zahn 24 Röntgenaufnahme,** • **Infiltrationsanästhesie,** • **Entfernung des Zahnes,** • **Nachbehandlung,** • **Naht gelegt.** **Welche Leistung rechnen Sie ab?** (1 Antwort)	a) 01, Ä 925b - Rö5, 40 - I, 45 - X3 b) 01, Ä 925a - Rö2, 40 - I, 43 - X1 c) 01, Ä 925d - Stat, 40 - I, 44 - X2 d) 01, Ä 925a - Rö2, 41a - L1, 44 - X2 e) 01, Ä 925a - Rö2, 40 - I, 44 - X2	**Antwort:** ______________

5. Behandlungsfälle aus den Lernfeldern 4, 5 und 6

Herr Mario Schlager kommt am 11.04. zur eingehenden Untersuchung in die Praxis.

Folgender Befund wird festgestellt: 18, 16, 15, 12, 11, 21, 25, 26, 27, 28, 47, 48 fehlen; 41, 31, 34 kariös; Zahnstein und Mundkrankheit vorhanden. Die Zahnärztin berät Herrn Schlager über den Behandlungsablauf.

Die Stiftkosten betragen 1,60 € je Stift.

Datum	Zahn	Behandlung
11.04.		...
	18, 14, 13, 23	Röntgenaufnahmen, Befund: 18 im Durchbruch; 14, 13 beherdet; 23 Zyste
	41, 31	41, 31 Sekundärkaries
		Vitalitätsprüfung an allen geröntgten Zähnen positiv
	18	Tamponade gelegt wegen Dentitio difficilis
15.04.	41, 31	intraligamentäre Anästhesien
	41, 31	Kofferdam gelegt, indirekte Überkappungen, provisorischer Verschluss
	18	Tamponade entfernt
18.04.		Zahnsteinentfernung unter Oberflächenanästhesie an allen Zähnen
		Mundschleimhautbehandlung
20.04.	14, 13, 22, 23	Infiltrationsanästhesien, Durchtrennen der Brücke an 14, 13, 22, 23
	14, 13, 22, 23	Extraktion der Zähne
	23	Zystektomie, Nähte, Abdruck für provisorische Prothese
21.04.	14, 13, 22, 23	Nachbehandlungen, provisorische Prothese eingegliedert
21.04.		19:50 Uhr außerhalb der Sprechstunde
		telefonische Beratung durch die Zahnärztin wegen leichter Blutung
23.04.	18	Exzision von Granulationsgewebe wegen Dentitio difficilis
25.04.	14, 13, 22, 23	Infiltrationsanästhesien, Alveolotomie, Nähte
26.04.	14, 13, 22, 23	Nachbehandlungen
02.05.	41, 31	Kofferdam, separiert, Füllungen je approximal-labial
	14, 13, 22, 23	Nähte entfernt
10.05.	41, 31	Politur der Füllungen
	18	Infiltrationsanästhesie, Osteotomie des Zahnes, Nähte
12.05.	18	Nachbehandlung, Wundspülung
17.05.	18	Nähte entfernt

Behandlungsfall Nr. 96

Frau Gerlinde Bachlinkowski erscheint am 02.01. mit Schmerzen in regio 14 - 16. Das Zahnfleisch ist stark geschwollen und entzündet. Der Zahnarzt untersucht die regio 14 - 16 und behandelt die Mundschleimhaut. Das angefertigte Röntgenbild ergibt folgenden Befund: 14, 15 apikale Aufhellung. Die Zähne reagierten auf die Vitalitätsprüfung positiv.

Datum	Zahn	Behandlung
02.01.		...
		Beratung über den weiteren Behandlungsverlauf
	14, 15	Infiltrationsanästhesie, Vitalexstirpationen
	14, 15	Wurzelkanalaufbereitungen, medikamentöse Einlagen
	14, 15	provisorischer Verschluss
05.01.		medikamentöse Behandlung einer Mundschleimhaut
		Zahnsteinentfernung regio 44 - 34
07.01.		eingehende Untersuchung und Beratung
		Befund: 14, 15, 26, 27, 45 kariös; 18, 28, 48, 35 fehlen
	14, 15	Messaufnahme, medikamentöse Einlagen, provisorischer Verschluss
10.01.	26, 27	Infiltrationsanästhesie
	26, 27	Stillung einer übermäßigen Papillenblutung
	26	Füllung o-d
	27	Füllung m-o-d mit einer parapulpären Stiftverankerung
	25	Politur der Füllung o-d
		Zahnsteinentfernung im Oberkiefer
12.01.	14, 15	Wurzelfüllungen, Kontrollaufnahme, Wurzelfüllung bis Apex
	14, 15	provisorische Füllung
		Aufklärung über WR an Zahn 14
20.01.	14	Infiltrationsanästhesie
	14	Wurzelspitzenresektionen von bukkal
	14	Infiltrationsanästhesie wiederholt, Kontrollaufnahme
	14	kleine Zyste ausgekratzt, Nähte gelegt
21.01.	14	Nachbehandlung
25.01.	45	intraligamentäre Anästhesie
	45	Füllung o-ling
27.01.	14	Nähte entfernt, alles ohne Befund
		HKP für Brücke von 34 - 36 ausgestellt
30.01.		ZE-Beratung

Herr Luca Libicki kommt am 30.08. in die Sprechstunde. Die Zahnärztin nimmt die eingehende Untersuchung auf, Befund: 38, 48, 46, 16: fehlen; 18, 28: im Durchbruch; 14, 13, 26, 45: zerstört, Zahnstein und Mundkrankheit vorhanden.

Nach der Anfertigung eines OPG liegt der Röntgenbefund vor: 18, 28: verlagert; 45, 26: tief frakturiert; 14, 13: tief zerstört; leichter Knochenabbau.

Herr Libicki wird über die Therapiemöglichkeiten aufgeklärt und beraten.

Die Stiftkosten betragen 1,60 € je Stift.

Datum	Zahn	Behandlung	BEMA	Bemerkung	GOZ/GOÄ
30.08.		eingehende Untersuchung und Beratung			
		OPG angefertigt			
		Zahnsteinentfernung und medikamentöse Behandlung der Mundschleimhaut			
05.09.	18, 14, 13	Infiltrationsanästhesien			
	18	Entfernung durch Osteotomie			
	18	Infiltrationsanästhesie wiederholt, Nähte gelegt			
	14, 13	Extraktion der Zähne, Nähte			
05.09.		18:30 Uhr außerhalb der Sprechstunde			
		Anruf des Patienten, hat leichte Nachblutung, Beratung durch die Zahnärztin			
05.09.		20:45 Uhr außerhalb der Sprechstunde			
	18	Stillung einer übermäßigen Nachblutung durch Nähte			
06.09.	18	Nachbehandlung, Wunde ohne Befund			
	14, 13	Spülung der Wunden, Speisereste entfernt			
08.09.	18	Nachkontrolle			
	14	Infiltrationsanästhesie, Auskratzen der Wunde, Nähte gelegt			
11.09.	18, 13	Nähte entfernt			
	14	Wundkontrolle, ohne Befund			
15.09.	14	Nähte entfernt			
20.09.	26, 28	Infiltrationsanästhesien			
	26	Entfernung des Zahnes			
	28	Entfernung durch Osteotomie, Wundversorgung, Nähte			
23.09.	26, 28	Nachbehandlung			
25.09.	26, 28	Nähte entfernt			
30.09.	45	Leitungsanästhesie, Entfernung des Zahnes			
05.10.	45	Nachbehandlung, HKP für Brücke 47 - 44 ausgestellt			

Behandlungsfall Nr. 98

In der Notdienstsprechstunde am 02.11. um 12.30 Uhr meldet sich der neue Patient Arnold Leise an. Die lokale Untersuchung ergibt eine tiefe Karies an 35 und 36. Die Röntgenaufnahme zeigt eine Caries profunda an beiden Zähnen. Unter Leitungsanästhesie werden die Zähne mit je einer indirekten Überkappung versorgt, die Kavitäten werden mit Cavit verschlossen.

Die Stiftkosten betragen 1,40 € je Stift.

Datum	Zahn	Behandlung
02.11		...
05.11.		Patient möchte in der Praxis bleiben
	35	immer noch Schmerzen, Leitungsanästhesie
	35	Vitalexstirpationen (Zahn hat zwei Kanäle),
	35	Wurzelkanalaufbereitungen, medikamentöse Einlage, pV
08.11.		eingehende Untersuchung, Befund: 18, 28, 38, 48 fehlen
		35, 36, 14, 11, 25 kariös; Zahnstein vorhanden
		OPG angefertigt: 38 angelegt und retiniert
		Zahnsteinentfernung, Behandlung einer Gingivits
10.11	35	Messaufnahme, Wurzelfüllungen, Füllung o-d
	36	Füllung m-o-d mit einer parapulpären Stiftverankerung
		Hinweis auf Krone an 35, 36, Patient will noch warten
18.11.	14, 11	Infiltrationsanästhesien
	14	Stillung einer übermäßigen Papillenblutung
	14	Füllung m-o-buk
	11	Kofferdam, mesialer Eckenaufbau mit einer parapulpären Stiftverankerung
22.11.	14, 11	Politur der Füllungen
	15, 16	Politur einer alten Amalgamfüllung 15 m-o, 16 m-o-d
28.11.	25	Infiltrationsanästhesie
	25	Füllung m-o-d, separiert mit Holzkeil
30.11.		Beratung und Aufklärung über Ost 38
05.12.	38	Leitungsanästhesie
	38	Osteotomie des Zahnes, Leitungsanästhesie wiederholt
		Patient fällt in Ohnmacht, erheblicher zusätzlicher Zeitaufwand für den Zahnarzt, Nähte gelegt
06.12.	38	Nachbehandlung, Wunde ohne Befund
10.12.	38	Nähte entfernt

Am 10.02. kommt die Patientin Wibke Dörfler zu ihrem Untersuchungstermin.

Die eingehende Untersuchung wird wie folgt dokumentiert: 18, 38 fehlen; 14, 15, 13, 34, 35, 45 zerstört; 26, 27 kariös; Zahnstein vorhanden.

Die Stiftkosten betragen 1,60 € je Stift.

Datum	Zahn	Behandlung
10.02.		...
		Zahnsteinentfernung
	14, 15, 13, 26, 27, 45, 34, 35	Röntgenaufnahmen, Befund: 15: tief frakturiert; 34, 35: zerstört; 45: tief zerstört
15.02.	14, 15, 13	Infiltrationsanästhesien
	14, 15, 13	Entfernung der Zähne
	15	während der Extraktion abgebrochen und muss durch Osteotomie entfernt werden, Nähte gelegt
16.02.	15	Infiltrationsanästhesie, eine Naht hat sich gelöst, Legen einer neuen Naht
	14, 13	Nachbehandlung
20.02.	11	Fraktur nach Treppensturz
	11	Röntgenaufnahme: apikal ohne Befund, Vitalitätsprüfung positiv
	11	Infiltrationsanästhesie, Trepanation des Zahnes
	11	Vitalexstirpation, Wurzelkanalaufbereitung
	11	Messaufnahme, Wurzelfüllung, Kontrollaufnahme, Matrize angelegt
	11	mesialer und distaler Eckenaufbau mit zwei parapulpären Stiftverankerungen
	21	inzisale Kante eingeschliffen
22.02.	15, 14, 13	Nähte entfernt, Wunden ohne Befund
26.02.	26, 27	Infiltrationsanästhesie
	26	Kofferdam gelegt, Füllung mesial-okklusal
	27	direkte Überkappung, Füllung okklusal
01.03.	34, 35	Leitungsanästhesie
	34, 35	Entfernung der Zähne, Wundversorgung
03.03.	34, 35	Wundkontrolle
15.03.	45	Leitungsanästhesie
	45	Entfernung des Zahnes, Wundversorgung
18.03.	34, 35, 45	Kontrolle der Wunden, ohne Befund

Behandlungsfall Nr. 100

Frau Babette Babel kommt am 02.07. zur Notdienstsprechstunde in die Praxis.

Die Stiftkosten betragen 1,85 € je Stift.

Datum	Zahn	Behandlung
02.07.		Sonntag 10:00 Uhr, Notdienst
	14	symptombezogene Untersuchung und Beratung
	14	Vitalitätsprüfung positiv, Röntgenaufnahme, Befund: ohne Befund
	14	Infiltrationsanästhesie, Trepanation des Zahnes
	14	Vitalexstirpationen, Wurzelkanalaufbereitungen
	14	Röntgenmessaufnahme, medikamentöse Einlage
	14	provisorischer Verschluss
03.07.		Telefonische Beratung durch den Zahnarzt, Patientin hat Schmerzen
05.07.		HKP für Krone 14 ausgestellt
08.07.		eingehende Untersuchung und Beratung
		Befund: 18, 28, 38, 48 fehlen
	14	Wurzelkanalfüllungen, Röntgenaufnahme, Befund: Wurzelfüllung bis Apex
	14	Infiltrationsanästhesie
	14	plastische Aufbaufüllung m-o-d-pal
	14	OK/UK-Abdrücke, Präparation des Zahnes
	14	Retraktionsfäden gelegt, Korrekturabdruck
	14	provisorische Krone angefertigt und eingesetzt
12.07.	14	Infiltrationsanästhesie
	14	Metallkeramikkrone eingegliedert
31.07.	21	Röntgenaufnahme, Befund: Zyste
	21	Infiltrationsanästhesie
	21	Operation der Zyste durch Zystektomie
	21	Wundversorgung, Naht gelegt
02.08.	21	Infiltrationsanästhesie, chirurgische Wundrevision
10.08.	21	Naht entfernt
	14	ZE-Kontrolle
		Zahnsteinentfernung und Mundschleimhautbehandlung

Der langjährige Patient Adalbert Kreissler kommt am 15.04. mit Schmerzen in die Sprechstunde. Die Zahnärztin untersucht die schmerzende Stelle an 35 und 36, die durchgeführte Vitalitätsprüfung ist positiv. Nach der angefertigten Röntgenaufnahme liegt folgender Befund vor: 35, 36: Caries profunda.

Die Stiftkosten betragen 1,40 € je Stift.

Datum	Zahn	Behandlung
15.04.		...
	35, 36	Leitungsanästhesie
	35, 36	indirekte Überkappungen, provisorischer Verschluss
15.04.		17:00 Uhr, telefonische Beratung wegen Schmerzen durch den Zahnarzt
17.04.	35	Leitungsanästhesie
	35	Vitalexstirpation, Wurzelkanalaufbereitung
	35	Messaufnahme, Wurzelkanalfüllung, Kontrollaufnahme
	35	Füllung okklusal
18.04.	36	starke Schmerzen in der Nacht um 22.00 Uhr außerhalb der Sprechstunde, druckempfindlich
	36	Leitungsanästhesie, Entfernung des Zahnes
	36	Wundversorgung
19.04.	36	Nachbehandlung
21.04.	36	Leitungsanästhesie, Sequester entfernt, Nähte
25.04.		eingehende Untersuchung und Beratung
		Befund: 18, 28, 38, 48 fehlen; 14, 26 kariös
		Zahnsteinentfernung, medikamentöse Mundschleimhautbehandlung
28.04.	36	Nähte entfernt
30.04.	14	Infiltrationsanästhesie
	14	Stillung einer übermäßigen Papillenblutung
	14	Füllung m-o-d mit einer parapulpären Stiftverankerung
03.05.	26	Infiltrationsanästhesie
	26	Matrize angelegt und mit Holzkeilen verkeilt
	26	Füllung m-o und buk

Behandlungsfall Nr. 102

Frau Violetta Voigt kommt mit einem abgebrochenen Zahn 35 am 05.08. in die Praxis. Nach der Röntgenaufnahme liegt folgender Befund vor: 35 tief frakturiert.

Die Stiftkosten betragen 1,40 € je Stift.

Datum	Zahn	Behandlung
05.08.		...
	35	Leitungsanästhesie
	35	Entfernung des Zahnes, Granulationsgewebe ausgekratzt
	35	Wundversorgung
05.08.		20:30 Uhr außerhalb der Sprechstunde
		Anruf der Patientin, Gespräch mit Zahnarzt
		hat mehrere Aspirin® genommen und jetzt eine Nachblutung
		soll in die Praxis kommen
05.08.		21:15 Uhr außerhalb der Sprechstunde
	35	Stillung einer übermäßigen Nachblutung mit drei Nähten
06.08.	35	Nachkontrolle, alles ohne Befund
10.08.		eingehende Untersuchung
		Befund: 28, 38, 35, 48 fehlen; 24, 25 kariös
		Zahnstein vorhanden, Mundkrankheit
12.08.	35	Nähte entfernt
20.08.	24, 25	Infiltrationsanästhesie
	24, 25	separiert, Kofferdam gelegt
	24	Füllung d-o-pal
	25	Füllung m-o mit einer parapulpären Stiftverankerung
27.08.		Zahnsteinentfernung
		Behandlung einer Gingivitis
		OPG angefertigt: 18 verlagert
30.08.	18	Infiltrationsanästhesie
	18	Osteotomie des Zahnes, Infiltrationsanästhesie wiederholt, drei Nähte
02.09.	18	Wunde leicht entzündet, Wundspülung
03.09.	18	Infiltrationsanästhesie, Nähte entfernt
	18	Wunde ausgekratzt
05.09.	18	Nachbehandlung, jetzt alles ohne Befund

Behandlungsfall Nr. 103

Frau Angelika Wächter kommt am 02.12. mit einer starken Zahnfleischentzündung im Unterkiefer links in die Praxis. Nach der lokalen Untersuchung und Beratung wird eine Röntgenaufnahme von regio 38 angefertigt, Befund: 38 retiniert. Die Zahnfleischtasche wird mit einem Medikament gespült und es wird eine Tamponade gelegt.

Die Stiftkosten betragen 1,40 € je Stift.

Datum	Zahn	Behandlung
02.12.		...
04.12.	38	Tamponade gewechselt
06.12.	38	Tamponade entfernt
		eingehende Untersuchung und Beratung
		Befund: 18, 28, 48 fehlen; 38 im Durchbruch; 26, 25, 46 kariös
		Zahnstein vorhanden
		OPG angefertigt, Befund: 18, 28, 48 angelegt; 38 retiniert
		25, 26, 46 apikal ohne Befund
		Zahnsteinentfernung im gesamten Gebiss
10.12.		Aufklärung über die geplante Osteotomie an 38 und Beratung
12.12.	38	Leitungsanästhesie, Entfernung des Zahnes durch Osteotomie
	38	zusätzliche Infiltrationsanästhesie notwendig, zwei Nähte
		Arbeitsunfähigkeitsbescheinigung ausgestellt
12.12.		12:45 Uhr in der Mittagspause, Beratung am Telefon durch den Zahnarzt
		Patientin hat Schmerzen
13.12.	38	Leitungsanästhesie, Wunde ausgekratzt
15.12.	38	Nähte entfernt, Patientin jetzt ohne Beschwerden
18.12.	25, 26	Infiltrationsanästhesie
	25, 26	Vitalitätsprüfung beide positiv
	25	indirekte Überkappung, Füllung m-o
	26	Füllung m-o-d
20.12.	25, 26	Politur der Füllungen, medikamentöse Mundschleimhautbehandlung
23.12.	46	Leitungsanästhesie, Stillung einer übermäßigen Papillenblutung
	46	Füllung d-o-ling
27.12.		Abschlussuntersuchung, alles ohne Befund

Behandlungsfall Nr. 104

Herr Dennis Dachmann kommt am 02.05. zu seinem Aufklärungs- und Beratungsgespräch über die Entfernung des retinierten Zahnes 28 in die Praxis.

Nach der Anfertigung eines OPGs liegt folgender Befund vor: 28 verlagert; 14 apikale Aufhellung mit Zyste; 45 tiefe Karies; Zahnstein vorhanden.

Die Stiftkosten betragen 1,90 € je Stift.

Datum	Zahn	Behandlung
02.05.		...
		Termin ausgemacht für die Ost an 28
05.05.	28	Infiltrationsanästhesie, Osteotomie des Zahnes, Röntgenaufnahme
	28	während der OP: Verdacht auf Wurzelrest,
	28	Infiltrationsanästhesie wiederholt, drei Nähte
05.05.	28	nachmittags, Stillung einer übermäßigen Blutung durch Knochenbolzung
		Arbeitsunfähigkeitsbescheinigung
07.05.	28	Nachbehandlung, Wunde ohne Befund
		Aufklärung über Behandlung an Zahn 14
15.05.	14	Vitalitätsprüfung positiv, Infiltrationsanästhesie
	14	Vitalexstirpationen, Wurzelkanalaufbereitungen, Messaufnahme
	14	Wurzelfüllungen, Kontrollaufnahme, Füllung okklusal
	14	Infiltrationsanästhesie zusätzlich
	14	Wurzelspitzenresektionen zwei Zugänge (bukkal und palatinal)
	14	Zystektomie, vier Nähte
15.05.		Telefonanruf in der Sprechstunde, Beratung über Schmerzmittel durch den Zahnarzt
17.05.	14	Nachbehandlung
22.05.	14	Nähte entfernt
02.06.	45	soll eine Krone bekommen, HKP erstellt
	45	intraligamentäre Anästhesie, plastische Aufbaufüllung m-o-d-ling
	45	mit einer parapulpären Stiftverankerung, Stillung einer übermäßigen Papillenblutung
	45	Präparation, Abdrücke, provisorische Krone eingesetzt
08.06.	45	Krone eingesetzt
10.06.		ZE-Kontrolle, Patient ist zufrieden
		Wunden ohne Befund

Herr Maxi Miller kommt am 06.03. als Neupatient in die Praxis.

Es wird die eingehende Untersuchung und Beratung durchgeführt, Befund: 18, 17, 16, 21, 24, 26, 28 fehlen; 11, 22, 23, 25, 46, 42, 41, 32 kariös. Herr Miller leidet unter Zahnfleischbluten und hat eine Gingivitis.

Die Stiftkosten betragen 1,50 € je Stift.

Datum	Zahn	Behandlung
06.03.		...
		Zahnsteinentfernung, medikamentöse Behandlung der Mundschleimhaut
		Aufklärung über Putztechniken
		Erhebung des PSI-Code
	25, 46	Röntgenaufnahme, Befund: 25 alte Wurzelfüllung vorhanden, nicht vollständig
13.03.		medikamentöse Mundschleimhautbehandlung
20.03.	11, 22, 23	Infiltrationsanästhesien
	11, 22, 23	Kofferdam gelegt, Stillung einer leichten Papillenblutung an Zahn 23
	11	distaler Eckenaufbau
	22	Füllung m-lab-d
	23	Zahnhalsfüllung zervikal/vestibulär
22.03.	25	Trepanation des Zahnes
	25	Wurzelkanalaufbereitung, Messaufnahme
	25	Wurzelfüllung, Kontrollaufnahme, Füllung o-d
25.03.	42, 41, 32	Leitungsanästhesien, Kofferdam gespannt
	42, 41, 32	Zahnhalsfüllung lab/zervikal
	32	Stillung einer übermäßigen Papillenblutung
	32	Faden gelegt
28.03.		Notdienstsprechstunde, 10:00 Uhr
		Patient hat sich Zahn 36 angebrochen
	36	Röntgenaufnahme: ohne Befund
	36	plastische Aufbaufüllung mit zwei parapulpären Stiftverankerungen
	36	m-o-ling, Zahn muss überkront werden
30.03.		ZE-Beratung, HKP ausgestellt

Behandlungsfall Nr. 106

Bei Frau Christine Kaltmann wird am 02.01. folgender Befund der eingehenden Untersuchung festgestellt: 18, 28, 48, 38 fehlen; 13, 25, 26, 33 kariös; 45, 44, 37 zerstört. Die Zähne 11, 21, 37 werden geröntgt, Befund: 11, 21 alte Wurzelfüllung vorhanden; 37 tief frakturiert.

Die Stiftkosten betragen 1,80 € je Stift.

Datum	Zahn	Behandlung
02.01.		...
		Aufklärung über den Behandlungsablauf
05.01.	13, 25, 26	Infiltrationsanästhesien
	25, 26	separiert
	13	Füllung distal-labial-palatinal
	25	Füllung mesial-distal-palatinal
	26	Füllung mesial-okklusal-bukkal, eine parapulpäre Stiftverankerung der Füllung
09.01.	33	intraligamentäre Anästhesie
	33	mesialer Eckenaufbau
13.01.	45, 44	Leitungsanästhesie
	45, 44	Entfernung der Zähne, Wundversorgung
14.01.	45, 44	Wundkontrollen
19.01.	11, 21	Infiltrationsanästhesien
	11, 21	Wurzelspitzenresektionen, retrograde Füllungen
	21	Zystektomie, Nähte
19.01.		21:30 Uhr außerhalb der Sprechstunde
		Beratung durch den Zahnarzt wegen Schmerzen
20.01.	11, 21	Nachbehandlung
25.01.	11, 21	Nähte entfernt
09.02.	37	Leitungsanästhesie
	37	Osteotomie des Zahnes, Wundversorgung, Naht gelegt
11.02.	37	Nachbehandlung
14.02.	37	Naht entfernt

Behandlungsfall Nr. 107

Bei Frau Katja Krüger wird am 05.07. folgender 01-Befund dokumentiert: 18, 28, 38, 48 fehlen; 34, 36 tief zerstört. Nach der Beratung durch die Zahnärztin werden Bissflügelaufnahmen der Zähne 47 - 45 und 35 - 37 angefertigt, Befund: 46 alte Wurzelfüllung; 34, 36 tief zerstört.

Die Stiftkosten betragen 1,90 € je Stift.

Datum	**Zahn**	**Behandlung**
05.07.		...
		Oberflächenanästhesie, Zahnsteinentfernung
		medikamentöse Mundschleimhautbehandlung
09.07.		Beratung wegen Ost an 48
15.07.	48	Leitungsanästhesie und Infiltrationsanästhesie
		OPG angefertigt: 48 verlagert
	48	Entfernung des Zahnes durch Osteotomie
	48	Wundversorgung, Nähte gelegt
16.07.	48	Leitungsanästhesie, Nähte erneuert
20.07.	48	Nähte entfernt
25.07.	16, 25	Beseitigung von scharfen Zahnkanten
	42 - 32	Behandlung überempfindlicher Zahnflächen
10.08.	34, 36	Leitungsanästhesie
		Entfernung der tief zerstörten Zähne, Wundversorgung
10.08.		17:30 Uhr innerhalb der Sprechstunde
		telefonische Beratung durch die Zahnärztin wegen starker Schmerzen
12.08.	34, 36	Leitungsanästhesie
	34, 36	chirurgische Wundrevisionen
18.08.	34, 36	Nachbehandlungen
01.09.		Schmerzen an Zahn 24
	24	Vitalitätsprüfung positiv
	24	Infiltrationsanästhesie, direkte Überkappung
	24	provisorischer Verschluss
09.09.	24	ohne Beschwerden
	24	Infiltrationsanästhesie, Füllung m-o

Behandlungsfall Nr. 108

Frau Sandra Schuster kommt am 02.07. zu ihrem Termin zur Behandlung des Zahnes 14 in die Praxis, die eingehende Untersuchung wurde schon im letzten Quartal vorgenommen.

Die Stiftkosten betragen 1,40 € je Stift.

Datum	Zahn	Behandlung
02.07.	14	lokale Untersuchung und Beratung
	14	Röntgenaufnahme, Befund: ohne Befund
	14	Infiltrationsanästhesie, Vitalexstirpationen
	14	Wurzelkanalaufbereitung, Messaufnahme
	14	medikamentöse Einlage, provisorischer Verschluss
02.07.		17:00 Uhr in der Sprechstunde, telefonische Beratung wegen Schmerzen
		soll provisorischen Verschluss entfernen
08.07.	14	Wurzelkanalfüllungen
	14, 21	Röntgenaufnahme, Befunde: 14 Wurzelfüllung bis Apex; 21 Zyste
	14	Füllung mesial-okklusal-distal mit einer parapulpären Stiftverankerung
13.07.	48, 45 - 41	Leitungsanästhesie
	31, 32	Infiltrationsanästhesie wegen Anastomosen
	48	Entfernung des verlagerten Zahnes durch Osteotomie
	45 - 32	Knochenresektion am Alveolarfortsatz zur Formung des Prothesenlagers
	45 - 32	Nähte gesetzt
13.07.	45 - 32	Stillung einer übermäßigen Nachblutung
14.07.	48, 45 - 32	Nachbehandlungen
20.07.	45 - 32	Nähte entfernt
13.08.	21	2x Infiltrationsanästhesie
	21	Operation einer Zyste durch Zystektomie, Naht
18.08.	21	Nachbehandlung
27.08	21	Naht entfernt
31.08.		Zahnersatzberatung für Versorgung im Unterkiefer

Behandlungsfall Nr. 109

Frau Giulia Graf kommt am 01.08. um 20:15 Uhr in die Notdienstsprechstunde. Sie gibt Schmerzen an Zahn 36 an, nach der lokalen Untersuchung und Beratung wird der Zahn trepaniert und offen gelassen.

Die Stiftkosten betragen 1,20 € je Stift.

Datum	Zahn	Behandlung
01.08.		...
02.08.	36	Leitungsanästhesie, Röntgenaufnahme: tief zerstört
	36	Entfernung des Zahnes durch Aufklappung, Naht gesetzt
03.08.	36	Leitungsanästhesie, Stillung einer übermäßigen Nachblutung durch Gefäßnaht
04.08.	36	Nachbehandlung
09.08.	14	Röntgenaufnahme: Zahn hat nur einen Kanal
	14	Infiltrationsanästhesie, Vitalexstirpation,
	14	Wurzelkanalaufbereitung, medikamentöse Einlage, pV
		Behandlung einer Gingivitis
	33	überempfindliche Zahnhälse touchiert
	36	Naht entfernt, Wunde ohne Befund
22.08.	14	Wurzelfüllung, Kontrollaufnahme: Wurzelfüllung bis Apex
		Unterfüllung mit Harvard, Füllung d-o-buk
	38	Behandlung einer Dentitio difficilis
30.08.	13, 22	Infiltrationsanästhesien
	13, 22	Zahnfleisch zurückgedrängt
	13	Füllung lab-mesial
	22	Füllung distal-lab
	38	Behandlung einer Dentitio difficilis
15.09.	38	Leitungsanästhesie, Exzision der Zahnfleischkapuze
	38	Röntgenaufnahme: verlagert und retiniert
18.09.	38	Leitungsanästhesie, Entfernung des Zahnes durch Osteotomie, Nähte gesetzt
20.09.	38	Nachbehandlung
22.09.	38	Leitungsanästhesie, Nähte entfernt
	38	chirurgische Wundrevision
25.09.	38	Wundkontrolle, alles ohne Befund

Behandlungsfall Nr. 110

Bei dem 13-jährigen Patienten Markus Jansen müssen die Zahnkeime 18 und 28 entfernt werden. Es wird ein Orthopantomogramm angefertigt, Befund: 18, 28, 38, 48 angelegt; 36, 47 kariös.

Die Stiftkosten betragen 1,40 € je Stift.

Datum	**Zahn**	**Behandlung**
01.09.		eingehende Untersuchung und Beratung
		Befund: 18, 28, 38, 48 fehlen; 36, 47 kariös
		13: verlagert
		Zahnsteinentfernung
05.09.		Beratung und Aufklärung der Mutter
		Einverständniserklärung unterschrieben
10.09.	18	Infiltrationsanästhesie
	18	Entfernung des Zahnkeims, Nähte
	18	Infiltrationsanästhesie wiederholt, Wundversorgung
11.09.	18	Nachbehandlung
15.09.	36	Leitungsanästhesie, Stillung einer leichten Papillenblutung
	36	Füllung okklusal-mesial
	18	Nähte entfernt
19.09.	28	Infiltrationsanästhesie
	28	Entfernung des Zahnkeims, Nähte, Wundversorgung
20.09.	28	Infiltrationsanästhesie, eine zusätzliche Naht gelegt
25.09.	47	Füllung m-o-d
	28	Wundkontrolle
28.09.	28	Nähte entfernt
29.09.	13	Infiltrationsanästhesie
	13	Freilegen des Zahnes zur orthopädischen Einstellung
	13	dabei Kieferhöhle eröffnet, plastische Deckung der Kieferhöhle
	13	Nähte
30.09.	13	Nachbehandlung, Nähte werden im nächsten Quartal entfernt

Behandlungsfall Nr. 111

Am 02.04. kommt Herr Olaf Brandt mit Schmerzen in die Praxis. Nach der lokalen Untersuchung wird an den Zähnen 35, 36, 37 eine Vitalitätsprüfung durchgeführt, Befund: 35, 36 negativ; 37 positiv. Herr Brandt hat einen Abszess unten links.

Die Stiftkosten betragen 1,40 € je Stift.

Datum	Zahn	Behandlung
02.04.		...
	35, 36	Oberflächenanästhesie, Inzision des submukösen Abszesses
	35, 36	Tamponade gelegt
04.04.	35, 36	Tamponade gewechselt
	35, 36	Trepanation der Zähne, Wurzelkanalaufbereitungen
	35, 36	medikamentöse Einlagen (Watte)
07.04.	35, 36	Tamponade entfernt
	35, 36	Zähne bleiben nicht ruhig, Messaufnahme: bis Apex
	35, 36	medikamentöse Einlagen, provisorischer Verschluss
10.04.	35, 36	Leitungsanästhesie
	35, 36	Extraktion der Zähne, Wundversorgung
		Lücke soll mit einer Brücke von 34 - 37 geschlossen werden
11.04.	35, 36	Nachbehandlung, HKP mitgegeben
15.04.	35, 36	Leitungsanästhesie, Alveolotomie, Nähte gesetzt
18.04.		HKP genehmigt, Termin ausgemacht
	35, 36	Nachbehandlung
25.04.	34, 37	Leitungsanästhesie, OK/UK-Abdrücke
	34, 37	Präparation der Zähne, Retraktionsfäden zur Darstellung der Präparationsgrenze gelegt, Korrekturabdruck,
	34, 37	provisorische Brücke angefertigt und eingesetzt
	35, 36	Nähte entfernt
30.04.	34 - 37	Gerüstanprobe
05.05.	34 - 37	Leitungsanästhesie, Brücke eingesetzt
		Patient ist zufrieden
06.05.		ZE-Kontrolle

Behandlungsfall Nr. 112

Bei Herrn Robert Frankowski soll eine neue Prothese im Unterkiefer angefertigt werden. Die Zähne 45, 44, 41, 31, 32, 34 sind abrasiert bzw. zerstört und werden entfernt. Die vorhandene Prothese ist nicht mehr erhaltungswürdig und es wird eine neue Totalprothese beantragt.

Die Stiftkosten betragen 1,40 € je Stift.

Datum	Zahn	Behandlung
05.11.		eingehende Untersuchung und Beratung
		Befund: OK Totalprothese, 45, 44, 41, 31, 32, 34 zerstört; Rest durch eine Modellgussprothese ersetzt
		HKP für neue Totalprothese ausgestellt
10.11.	45, 44, 41, 31, 32, 34	Leitungsanästhesien
	41, 31	zusätzliche intraligamentäre Anästhesie zur Ausschaltung der Anastomosen
	45	Entfernung des tief frakurierten Zahnes
	44, 41, 31, 32	Entfernung der Zähne
	34	Entfernung des tief zerstörten Zahnes
	45, 44, 41, 31, 32, 34	Alveolotomie, Patient wird ohnmächtig, erheblicher, zusätzlicher Zeitaufwand für den Zahnarzt
		Wundversorgung
		Patient in Begleitung entlassen
10.11.		20:30 Uhr außerhalb der Sprechstunde
		Anruf des Patienten, hat Nachblutung
		Beratung durch den Zahnarzt, soll in die Praxis kommen
10.11.		21:15 Uhr
	45, 44	Stillung einer übermäßigen Nachblutung, Nähte gesetzt
11.11.	45, 44	Nachbehandlung
	41, 31, 32, 34	Nachkontrolle
13.11.	45	intraligamentäre Anästhesie, eine neue Naht gelegt
15.11.	45	Nachbehandlung
17.11.	UK	Nähte entfernt
23.11.	OK, UK	Abdrücke für neue Prothese
27.11.	UK	Abdruck mit individuellem Löffel
		Weiterbehandlung im neuen Jahr

Erfassungsbogen – BEMA

für gesetzlich versicherte Patienten

Behandlungsfallnummer:	
Patientenname:	

Datum	Zahn	BEMA	Anzahl	Bemerkung

Erfassungsbogen – BEMA
für gesetzlich versicherte Patienten

Spalte Datum
- die Angabe des Behandlungsdatums erfolgt einmalig pro Behandlungssitzung
- die Angabe des Behandlungsdatums wird wiederholt, wenn weitere Sitzungen an demselben Tag folgen
- Behandlungstag und Monat sind vierstellig anzugeben, z. B. 01.04.

Spalte Zahn
- die Zahnangabe erfolgt nach dem FDI-System
- eine Zahnangabe ist immer anzugeben.

Spalte BEMA
In dieser Spalte können Sie aus zwei Eintragungssystemen wählen. Bitte erfragen Sie bei Ihrem Fachlehrer, welches System bei Ihnen das Richtige ist.

Entweder Eintragung der Behandlungsleistungen nach den Abkürzungen aus dem einheitlichen Bewertungsmaßstab für zahnärztliche Leistungen (BEMA)
- einflächige Füllung - F1
- Vitalitätsprüfung - ViPr

oder Eintragung der Behandlungsleistungen nach den Leistungsnummern aus dem einheitlichen Bewertungsmaßstab für zahnärztliche Leistungen (BEMA)
- einflächige Füllung - 13a
- Vitalitätsprüfung - 8

Hinweis
- Behandlungsleistungen, die mit keinen originalen Abkürzungen bezeichnet sind, werden als reine BEMA-Nummern eingetragen
  - PSI-Code - 04
  - Orthopantomogramm - Ä 935d
- gleiche Leistungen können zusammengefasst werden.

Spalte Anzahl
- die entsprechende Anzahl ist immer anzugeben, auch bei Anzahl 1.

Spalte Bemerkung
- Angabe der Füllungslagen in Ziffern oder Abkürzungen
- Angabe der Behandlungsgebiete in Ziffern bei Röntgenaufnahmen
- Angabe der Uhrzeit bei der BEMA-Nr. 03, wenn erfordelich
- Angabe der Stiftkosten bei der Ordnungszahl 601 in Cent.

Diese Eintragungshinweise gelten für den Abrechnungsbereich der Zahnärztekammer Westfalen-Lippe. Besonderheiten für Ihr Abrechnungsgebiet erfragen Sie bitte bei Ihrem Fachlehrer.

Kopiervorlage Privatabrechnung

Datum	Zahn	Gebührennummer	Anzahl	Faktor

Bildquellenverzeichnis

B. Braun Melsungen AG, Sparte Aesculap, Tuttlingen: S. 148/1
Brügge, Michael, Herne/ Monka-Lammering: S. 119; 143
Brügge, Michael, Herne: S. 63/1, 2; 86/1; 157/1, 2
Coltène/Whaledent AG, Altstätten, Schweiz: S. 146
Deutsche Gesellschaft für Parodontologie (DG PARO) e. V., Regensburg: S. 15
Erkodent® Erich Kopp GmbH, Pfalzgrafenweiler: S. 148/2
Grafische Produktion Neumann, Rimpar: S. 16; 23; 145
Kassenzahnärztliche Bundesvereinigung, Berlin: S. 20
Kaufmann, Dr. Manfred, Gemeinschaftspraxis Kaufmann & Dellwig, Ammersbek: S. 37/2
Monka-Lammering, Sabine, Herne: S. 17; 33/2 – 4; 34/1, 2; 36/1 – 3; 37/1; 61/1 – 3; 89/1, 2; 90/1, 2; 93; 142; 144/1 – 3; 170; 171; 178
Shutterstock Images LLC, New York, USA: S. 21 (schankz); 33/1 (Sergii Kuchugurnyi); 60/1 (charnsitr); 60/2 (PhilipYb Studio); 86/2 (Lorenzo Sala); 158 (Rames Khusakul); 177 (CooperP); 181 (TRIG); 213 (TRIG)
stock.adobe.com: S. 182 (jovannig)

Notizen